새로운 의학, 새로운 삶

이제 건강에 대한 생각을 바꿔라

새로운 의학, 새로운 삶

이제 건강에 대한 생각을 바꿔라

전세일·전홍준·오홍근 엮음

창비

엮은이 서문
새로운 의학의 창출을 위하여

사람들이 진정으로 두려워하는 것은 죽음이라기보다는 오히려 고통이다. "죽는 것은 두렵지 않은데 아프지만 말았으면 좋겠다"라든가 "죽을 때 죽더라도 고통 없이 죽었으면 좋겠다"는 말을 우리는 자주 듣는다. 호전될 가능성이 희박한 통증을 경험하는 환자들은 한결같이 '이런 고통을 참고 사느니 죽음을 택하고 싶다'는 투로 의사표시를 한다.

사람을 괴롭히는 감각 중에 대부분의 사람들이 가장 두려워하는 것은 '아픔'이다. 그런데 아픔이라는 것은 우리와 떼어놓을 수 없는 생활의 일부이며, 생명현상의 일부이기도 하다. 이 세상의 삶이란 실제로 괴로움(苦)과 아픔(痛)으로 특징지어지는지도 모르겠다. 종합병원에는 많은 사람들이 항상 모여서 웅성거리는 곳이 두 군데 있다. 하나는 신생아실이요, 또 하나는 영안실이다. 신생아실은 이 세상으로 새로 오는 손님들을 맞이하는 장소요, 영안실은 이 세상을 떠나는 손님들을 배웅하는 곳이다. 신생아실 주변의 모습은, 이 세상으로 오는 사람들은 울고, 창밖에서 이들을 맞는 사람들은 웃는다. 반면에 영안실의 모습은, 이 세상을 떠나는 사람들은 편안해 보이는데 이들을 보내는 사람들은 울고 있다. 이 세상으로 오는 사람은 울고 이 세상을 떠나는 사람은 편안해한다면 이 두 장소는 이 세상이 고통스러운 곳이라는 사실을 단적으로 보여주는 게 아닐까.

통증의 구조는 양파처럼 여러 꺼풀로 둘러싸여 있다. 한가운데가 '생리적인 감각으로서의 통증'이고, 이를 둘러싸고 있는 첫번째 꺼풀이 '증상으로서의 통증'이며, 두번째 꺼풀이 '고통으로서의 통증'이고, 세번째 꺼풀이 '사회적 행태로서의 통증'이다. 모든 동물은 이 통증구조의 한복판인 '감각으로서의 통증'만 지니고 있다. '아프다'고만 느끼지 '괴롭다'고 느끼지는 않는 것이다. 다시 말해서 맹수에게 잡힌 짐승들은 잡아먹히는 그 순간에도 괴로워하지는 않는 것이다. 오직 사람만이 생리적 감각 이상의 통증으로 고생하는 셈이다. 질병의 일부로서 고통을 받고, 심리적 아픔으로 고통받고, 사회적 기능의 상실로 고통받는다.

인간의 기억으로 더듬어볼 수 있는 데까지 거슬러올라간 아득한 옛날부터 사람은 고통 없는 삶, 즉 '편안함'(ease)을 추구해왔다. '안(dis-) 편안함(-ease)'이 '병(disease)'이다. 즉 불편이 병이란 뜻이다. 이 '불편'(不便, disease)에서 '불(不, dis-)'을 떼어주고 '편(便, ease)'을 지켜주는 것이 의술(醫術)이다.

의술은 지역마다 있었고, 시대마다, 문화권마다 있어왔다. 시대의 흐름과 상호교류에 따라 전승되고, 영향을 주고, 변화해왔다. 그리고 인류는 의술을 더 잘 이해하고 발전시키기 위해 많은 도구를 사용해왔다. 무속·종교·철학·과학 등이 그 도구들이다. 본질적으로 정신문화권인 동양에서는 세계의 모든 종교를 탄생시켰고, 의술에 있어서도 철학적·형이상학적 사고로 지식체계를 구축하였다. 반면에 본질적으로 물질문화권인 서양에서는 물질문화의 극치인 과학과 기술을 탄생, 발전시켰고, 의술에 대해서도 과학적·객관적 사고로 지식체계를 개발하였다. 따라서 과학과 기술을 바탕으로 한 이러한 의술은 주로 서양문화권에서 개발되었고, 철학과 형이상학을 바탕으로 한 의술은 주로 동양에서 개발되었다.

서양의학은 항생제의 개발로 전염병 퇴치를 주도하게 되었고, 마취술과 외과적 수술의 발달은 응급환자와 중환자 구조(救助)를 가능하게 하였다. 이러한 서양의학의 우수성은 나아가 세계의학을 주도하기에 이르렀다. 그 결과 나름대로 전통의학을 뿌리깊게 정착시킨 동양권에서도 서양의학이 안방을 차지하는 결과를 낳았다. 그러나 1970년대 초반을 기점으로 동양의학은 나름의 특징과 우월성을 인정받기 시작했고, 동양의학에 대한 연구열이 서양세계로까지 확산되기에 이르렀다. 그리고 이러한 변화와 때를 같이하여 전세계적으로 다양하고 생소하기까지 한 많은 의술이 그 정체를 드러내기 시작하였다. 나라마다 문화권마다 나름대로의 전통의술이 있는 터에, 교통수단의 발달과 정보화시대의 여파로 이제 지구촌 구석구석의 의학정보가 홍수처럼 쏟아져나오게 된 것이다. 이러한 시점에서, 그간 세계의학을 주도해온 서양의학계는 자신들의 관점에서 주관적이고 일방적인 잣대로, 서양의학을 정통의학(正統醫學, conventional medicine)이라 하고 그외의 모든 의술을 통틀어 대체의학(代替醫學, alternative medicine) 또는 보완의학(補完醫學, complementary medicine)이라 부르기 시작했다. 그 결과 현재는 대체의학의 테두리 안에서 많이 입에 오르내리는 의술의 종류만도 수백 가지나 된다. 더욱이 이러한 의술의 검증 여부라든가 면허 여부가 정리되지 않은 상태에서 확산된 까닭에 사뭇 혼란스럽기까지 하다. 이러한 현상에 대한 경고의 소리도 만만치 않다. 대체의학이란 만병통치도 획기적인 해결사도 아니며, 정통의학에 대한 경시 풍조와 비윤리적 상술을 경계해야 한다는 것, 신빙성 있는 검증을 거쳐야 한다는 것이 바로 그런 주장들이다.

요사이 의료인이나 비의료인 모두를 혼란스럽게 하는 것은 이밖에도 많다. 의학을 문화권의 구별에 따라 동양의학과 서양의학으로 나누어 생각하고, 동양의학에는 동양의학대로 전통의학과 현대의학이 있고, 서양의학은 서양의학대로 전통의학과 현대의학이 있다는 식으로 자의적으로 구분하는 사고방식이 한 예이다. 또한 최근 국제보건기구(WHO)에서는 건강에 대한 정의를 종래의 "건강의 상태는 육체적·정신적·사회적으로 건강함을 말한다"에서 "육체적·정신적·사회적으로 건강할 뿐만 아니라 영적으로도 건강해야 참으로 건강하다고 할 수 있다"고 새롭게 규정하였다. 여기서 특히 "영적(靈的)으로 건강해야 한다"는 대목은 '그러면 영적으로 건강하다는 것은 구체적으로 어떤 상태를 말하며, 영적으로 건강하지 않은 것을 어떻게 찾아내며, 영적으로 건강하지 않은 것을 어떻게 건강하게 만들며, 그런 역할은 누가 할 것인가?' 하는 문제들을 제시하는 것이다. 한편 지금까지의 의학은

'병 중심의 의학'이었기 때문에 질병과 건강관리는 주로 의료인들의 손에 맡겨왔으나, 21세기에 접어들면서 '건강 중심의 의학'으로 그 축이 옮겨지고 있으며, 이러한 추세에 편승하여 제도권 의료계 밖의 많은 비의료인들이 건강증진에 관한 연구와 시술에 참여하는 현상이 확산일로에 있다.

이와같이 복잡하고 혼란스러운 가운데 급변하는 오늘의 의료현실을 분석하고 문제점을 지적하며 건전한 발전방향을 제시해보려는 의도에서 이 책은 기획되었다. 여기에는 편집의도에 맞추어 새로 쓴 글들도 있지만, 각 분야에 예리한 통찰력과 충분한 경험과 식견을 가진 전문가들이 강연이나 지면을 통해 발표한 자료를 재정리한 글들도 포함되어 있다. 따라서 이 책에 실린 글 하나하나가 정리된 논문의 형식을 띠면서도 알기 쉽게 되어 있기 때문에, 차례대로 읽지 않고 원하는 대목을 골라가며 읽어도 좋을 것이다.

이 책은 모두 5부로 나누어 정리했는데, 제1부는 의학 전반의 흐름과 그 변화의 의미를 고찰하는 가운데 신과학(新科學)과 신(新)의학적 사고체계로의 전환을 살피고, 암치료를 실례로 하여 전체성의학의 다차원적 접근법을 제시하며, 대체의학의 등장배경과 정체를 조명한 글들이다. 의학의 새로운 흐름이 실제로 건강한 몸의 구현에 기여할 수 있으려면, 건강을 단순히 의학·의술·의료의 측면에서가 아니라 보건의료·복지·환경·노동을 포괄하는 새로운 틀 속에서 사회·경제적 발전과 연계시켜 생각해야 한다는 점을 강조하고 있다. 제2부는 흐트러져 있는 서양의학과 동양의학의 현재를 재조명하고 그 속에 산재한 문제점들을 체계적으로 점검하여, 다종다양한 의술들을 어떻게 융합하여 바람직한 모습의 종합의학(integrative medicine) 또는 전일의학(holistic medicine)을 창출할 수 있을까에 대한 나름의 모색이다. 이 말은 의학 자체가 흐트러져 있다는 뜻이 아니라 의(醫)를 이해하려는 마음이 흩어져 있다는 뜻이다. 기존 의료제도의 틀 속에서 상이하게 받아들여지는 의술이나 혹은 자신의 분야와 비슷한 인접분야의 의술이라 하더라도, 열린 마음으로 관찰하고 연구한다면 상호보완적인 요소들을 추출해낼 수 있다는 믿음 속에서, 이러한 과정을 통해 한차원 높은 세계의학으로의 융합 가능성을 제시하고자 했다. 제3부는 세계적으로 만만

찮은 힘으로 번지고 있는 사회의학(social medicine) 또는 사회생물학(social biology)의 측면에서 우리의 환경, 지역사회, 생활양식 등과 건강의 상관관계를 살펴보았다. 여기서는 환경위험(environmental risk) 요인을 분석하고 이를 개선하여 삶의 질을 높이는 새로운 방안을 제시하고, 질병의 생물학적 치료에만 집중하는 의료의 틀에서 벗어나 건강 중심(health oriented)의 새로운 생활양식과 지역보건정책을 실천·수립하기를 강조한다. 여기까지의 논의를 토대로 독자들의 좀더 구체적인 이해를 돕기 위해 제4부와 5부에서는 몇가지의 건강증진방법을 집중적으로 제시하였다. 자연요법을 이용하여 어떠한 임상체험을 했으며 이를 어떻게 생활화하는가 하는 등의 내용을 소개하였다. 또 명상이 어떻게 건강을 도울 수 있는가와 카이로프랙틱 치료, 에너지 치료, 음악치료, 자기(磁氣)를 이용한 경락요법 등을 대체의학의 실례로 들어 소개하였다.

이 책이 제시하는 '의학의 새로운 흐름'의 내용은 획기적이고 새로운 그 무엇이라기보다는 차라리 낡은 것에 대한 새로운 조명이라 할 수 있다. 이를테면 기존의 낡은 도구의 새로운 사용법을 제시한 것과 흡사하다. 그러나 이 책에서 시종일관 강조하고자 한 것은 건강과 질병에 대한 사고체계(paradigm)만은 아주 새로워져야 한다는 점이다. 그리고 독자들에게 이 책이 작으나마 자극제가 되어 새로운 사고체계의 필요성에 동조하고 '의학의 새로운 흐름'에 동참하는 계기가 되기를 바라는 것이 편자 모두의 기대이다.

끝으로 이 책의 출간을 위해 오래 전부터 관심을 가져주신 창작과비평사와 특히 기획부터 편집작업에 이르기까지 애써주신 장철문 씨께 깊은 감사를 드리는 바이다.

2000년 12월

전 세 일

차례

엮은이 서문 새로운 의학의 창출을 위하여·전세일 4

1

패러다임의 전환, 건강과 치료의 새로운 이해·방건웅 15
    들어가며 15
    물질론과 현대의학의 상관성 17
    신과학의 형성, 세계관의 전환 22
    글을 맺으며 29

전체성의학의 다차원적 접근: 암치료를 중심으로·전홍준 32
    전체성의학이란 무엇인가 32
    전체성의학은 암치료에 어떻게 접근하는가 35
    전체성의학은 암을 근본적으로 퇴치할 수 있는가 45

대체의학, 개념과 발전방향·오홍근 48
    들어가며 48
    질병에 대한 새로운 접근방법 49
    한국적 대체의학의 향방 55
    글을 맺으며 61

2

현대의학의 특성과 전망·황상익 65
    들어가며 65
    의학발전의 역사, 빛과 그림자 67
    맺음말: 현대의학의 변신을 위해 79

전통의학을 보는 오늘의 시각: 동아시아 의료를 중심으로·이종찬 81
    역사적 컨텍스트 81
    동아시아, 전통의학의 보고 87

전통의학의 사활(死活) 92

한의학의 어제와 오늘·정우열 94
　들어가며 94
　한의학(漢醫學)의 성립 96
　한의학(韓醫學)의 변천과정 99
　글을 맺으며 105
　참고문헌

동서의 만남과 하나의 의학·전세일 108
　들어가며 108
　동양의학과 서양의학의 차이 110
　동서의학 접목의 문제점과 개선방향 115
　글을 맺으며 119

3
환경위기 시대와 현대인의 건강: '환경위험' 담론을 중심으로·김영치 125
　들어가며 125
　'환경위험' 담론과 새로운 건강 개념 126
　환경위험으로서의 병든 생태계 128
　병든 생태계의 여섯 가지 증상 130
　현대 보건의료의 반성 134
　건강의 새 지평을 열며 136
　참고문헌

지역사회의 건강증진을 위하여·김혜경 140
　지역보건이란 무엇인가 140
　대표적인 지역보건사업 144
　지역보건사업의 문제점과 발전방향 154

생활양식과 건강·김광기 157
　　왜 생활양식인가 158
　　생활양식이란 무엇인가 160
　　건강생활양식의 구체적인 증거 164
　　건강생활양식의 실천, 누구의 책임인가 168
　　참고문헌

4
자연요법의 임상체험 이야기·전홍준 175
　　병은 자신이 만든다 175
　　자연요법을 처음 접하다 177
　　자연요법을 임상에 응용하다 178
　　자연요법, 서양의학의 한계를 뛰어넘는 탁월한 의학 180
　　약의의 한계를 넘어 식의와 심의의 길로 186
　　쉽고 재미있는 방법이 효과도 크다 190

스트레스와 명상·장현갑 194
　　명상의 의미 194
　　이완반응법 196
　　주의집중명상법 202
　　새로운 의학으로서의 명상의학 207
　　참고문헌

생활 속의 자연요법·임준규 210
　　왜 자연요법인가 210
　　자연요법의 실제 211
　　맺음말 224

자기(磁氣)로 치료한다: '한서생체자기경락요법'을 중심으로 · 구한서 225
　전자기요법과 한서생체자기경락요법 225
　한서요법의 질병관과 체질론 227
　한서요법의 치료법과 임상실적 230
　한서요법의 체질진단법과 기본개념 233
　임상사례 238
　21세기 의학혁명을 위해 242

5
카이로프랙틱이란 무엇인가 · 이승원 247
　들어가며 247
　카이로프랙틱의 기본이론 250
　카이로프랙틱의 접근방법 253
　카이로프랙틱의 적용 257
　글을 맺으며 265
　참고문헌

에너지 치료란 무엇인가: 동종요법과 아로마치료를 중심으로 · 오홍근 267
　동종요법 268
　아로마치료법 274

예술과 질병의 치료: 음악치료를 중심으로 · 하은경 280
　들어가며 280
　음악치료의 이해 282
　글을 맺으며 296

글쓴이 소개 297

1

패러다임의 전환, 건강과 치료의 새로운 이해 · 방건웅
전체성의학의 다차원적 접근: 암치료를 중심으로 · 전홍준
대체의학, 개념과 발전방향 · 오홍근

패러다임의 전환, 건강과 치료의 새로운 이해

방건웅 한국표준과학연구원 책임연구원.

들어가며

19세기말 현미경의 발명에 따라 병원균이 발견된 이후 급속도로 진보하기 시작한 서구의학은 플레밍(A. Fleming, 1881~1955)에 의해 페니실린이 발견되면서 정복하지 못할 질병은 없다고 여겨왔다. 서구의학의 눈부신 발전은 영유아의 사망률 저하와 평균수명 연장이라는 결과를 가져왔다. 그러나 오늘날의 상황을 보면 현대식 최첨단장비를 갖추고도 아직껏 해결하지 못하는 질병들이 많으며, 최근에는 에이즈(AIDS)와 같은 신종 질병까지 등장하여 의학계에 종사하는 사람들을 괴롭히고 있다.

이들 질병을 '정복'하기 위한 노력이 끊임없이 펼쳐지고 있으나 그 전망은 그리 밝지 않다. 예를 들어 미국에서는 암 치료법을 개발하기 위해 1971년 닉슨 대통령 재임시 법을 제정하면서까지 10여년 이상의 기간 동안 250억 달러가 넘는 연구비를 쏟아부었으나 결국 실패로 끝나고 말았다. 이제는 미국인 3명 중 1명이 암에 걸리고, 5명 중 1명이 암으로 죽을 것이라는 통계까지 나오고 있다.

만족할 만한 치료법을 개발하지 못한데다 의료비용은 천문학적인 수준으로 계속 늘고 있어, 의료기술이 아무리 발전한다 해도 그 혜택을 입는 사람의 비율은 매우 낮을 것이라는 의학계의 암울한 전망이 현대의학의 또다른 문제점으로 지적되고 있다. 대다수 서민들로서는 과중한 의료비를 감당하기 벅차 병원 문턱을 넘기도 쉽지 않다. 미국의 경우 의료비용이 국방비의 3배, 교육비의 19배 규모이며 GNP의 14% 정도를 차지하는 것으로 추정된다. 이러한 상황은 다른 선진국들에서도 오십보 백보이다. 이와 같은 문제점들을 극복하기 위한 대안으로서 대체의학에 대한 관심이 날로 증가하고 있으며 세계보건기구(WHO)에서는 전통의학을 긍정적으로 수용하는 자세로 전환한 지 벌써 10여년이 넘는다. 최근에는 여기에서 더 나아가 영적(靈的) 건강까지 거론되고 있는 추세이다.

 무소불위로 여겨지던 현대의학이 왜 한계를 보이고 있는가? 그 원인에는 여러가지가 있겠지만 첫째로 손꼽을 수 있는 것은 인체에 대한 물질론적 관점이다. 물질론적 관점이 의학의 발전에 크게 기여하였으나 이 개념에 바탕을 둔 치료법이 더이상 개선될 여지가 없을 정도로 발전함에 따라 역설적이게도 이제는 이 관점이 오히려 걸림돌로 작용하고 있다. 이제는 물질론적 관점으로 인체(human body)를 보는 데서 벗어나 더 넓은 관점에서 인간(human being)을 바라보고 이해하는 패러다임의 전환이 필요하며 이에 바탕을 둔 새로운 해결책을 모색해야 하는 시점에 와 있다. 이와 동시에 치료의 개념뿐만 아니라 건강의 개념도 점차 바뀌고 있는 것이 오늘날의 추세이다.

 이 글에서는 물질론적 개념의 인체관에 바탕을 두고 있는 현대의학의 특징을 분석하고, 그 한계점을 지적함과 동시에 새로운 패러다임으로 등장하고 있는 신과학적 사고에 바탕을 둔 치료법의 개념과 그 구체적 내용을 살펴보고자 한다.

물질론과 현대의학의 상관성

물질론적 세계관의 등장과 그 내용

근대 과학기술의 발전과정을 검토할 때 빼놓을 수 없는 것이 종교와 과학의 갈등이다. 서양의 역사적 배경을 고려하면 근대과학이 급속하게 발전한 시기는 과학이 신과 종교의 영역에서 벗어나기 시작한 때부터라고 할 수 있다. 로마제국 초기에 박해를 받으면서 지하에 숨어 있던 기독교는 꼰스딴띠누스(Constantinus, 274?~337) 대제의 공인으로 지상으로 나오게 되자 다시는 이러한 박해를 받지 않기 위한 제도적 장치로서 정치권력과 교회의 결합을 도모하였다. 그 결과 테오도씨우스 1세(Theodosius I, 346~95) 때는 기독교가 로마제국의 국교로 인정되었고 나중에는 황권보다 교황권이 더 우세해지는 현상까지 낳게 되었다. 교회가 절대권력을 장악하자 과학기술계를 포함해 뭇사람들의 인식체계까지도 교회의 지배를 받았으며 이후로 교회의 권위를 위협하는 과학적 연구결과는 사실 여부와 관계없이 무조건 비판과 숙청의 대상이 되었다. 그 대표적인 예로 갈릴레이(G. Galilei)의 지동설을 들 수 있다. 갈릴레이가 천동설은 틀린 것이며 지동설이 맞다고 주장했다는 이유 하나만으로 종교재판을 받았다는 사실은 서양에서 교회가 차지한 위치를 짐작케 한다.

갈릴레이 이후에 데까르뜨(R. Descartes)는 물질과 마음을 분리된 존재로 간주하면서 재현성이 없고 구체적인 수치로 나타내기 어려운 마음을 과학기술의 연구대상에서 제외하는 것이 타당하다고 주장하였다. 데까르뜨의 세계관은 물질과 마음이 별개의 존재라는 물심이원론(物心二元論)으로 표현할 수 있다. 그는 세계가 물질로 구성되어 있어 몰가치적·합리적이며(과학적 자연관, 형이하학) 마음은 물질과 관계가 없으므로 그 내면성(정신의 형이상학)이 중요하다는 것을 강조하였다. 정신과 물체를 서로 독립된 실체로 여기는 이 물심이원론에 의해 기계론적 자연관의 기초가 구성되었다.

데까르뜨가 몸과 마음은 별개라는 이원론적 세계관을 주장한 배경에 대해 역사가들은 16세기에 오래 지속된 종교전쟁으로 인해 생긴 혼란스러운 사회분위기 때문에 확실성을 추구하려는 경향에서 비롯된 것이라고 해석한다. 그러나 이밖에도 당시 종교재판을 받은 갈릴레이를 떠올리지 않을 수 없다. 종교재판을 받은 후 세상을 떠날 때까지 핍박당하면서 무덤조차 어디에 있는지 모를 정도로 비참하게 말년을 보낸 갈릴레이의 예를 목격한 과학자들은 당시의 절대적 권위였던 교회와의 타협을 생각하지 않을 수 없었을 것이다. 자신들이 연구한 결과가 아무리 진실이라 해도 교회와 충돌할 경우 어떻게 될 것인가는 갈릴레이 하나로 충분했던 것이다. 이것이 동기가 되어 과학계에서는 타협안으로서 물질론을 주장하면서 과학과 신학의 경계선을 그었다고 볼 수 있다. 과학은 육체의 영역을 다루며 정신은 과학의 영역이 아니라고 선언함으로써 이 부분을 신학의 영역으로 남겨두었던 것이다. 정신을 교회와 신의 영역에 두고 육체를 이와 분리한 것은 어떻게 보면 교회의 영향권에서 벗어나기 위한 현명한 대응책임과 동시에 인류의 의식수준이 발전하는 데 있어 필연적으로 거쳐야 하는 과정이었다고도 할 수 있다.

데까르뜨의 이원론은 주관과 객관의 양면성에 대한 철학적 근거가 되었으며, 이 결과 과학은 인간의 오감(五感)으로 관찰할 수 있는 객관적 대상에 대해서만 집중적으로 연구하기 시작했고 이것은 오늘날 수많은 과학기술분야로 발전하였다. 데까르뜨의 이원론으로 말미암아 서양에서는 마음과 같이 재현성이 없는 대상에는 관심을 기울이지 않고 숫자로 나타낼 수 있는 객관적 연구대상에만 노력을 기울이게 되었던 것이다. 객관성은 곧 연구대상의 독립성을 의미함과 동시에 분리되어 있는 존재임을 뜻한다. 객관적 대상은 주관에 영향을 받지 않는다는 관점을 강조하여, 물질론적 세계관을 절대론적 세계관이라고도 부른다. 또한 모든 것이 분리되어 있으므로 자연히 원인과 결과 간에는 1 대 1의 대응관계가 성립하며 이를 가리켜 인과론적 세계관 또는 결정론적 세계관이라고도 한다. 몸과 마음, 인간과 자연, 그리고 인간 개개인을 분리된 존재로 보는 관점이야말로 물질론적 세계관에서는 필연적이다.

물질론적 세계관에 따른 방법론

데까르뜨의 이원론 이후 뉴튼(I. Newton)에 의해 탄탄한 기초를 다진 물질론적 과학문명은 산업혁명을 거치며 약 2,3백년 전부터 꽃피기 시작하였다.

물질론적 세계관에서는 자연을 톱니바퀴와 피댓줄로 이루어진 정교한 기계장치로 보기 때문에 이를 탐구하는 연구방법론 또한 기계장치를 구성요소별로 분해·조사하는 요소환원주의(要素還元主義, Reductionism)를 수용하였다. 이는 구성요소들끼리 서로 맞닿은 부품 외에는 직접적인 상호관계가 없으므로 각 부품들에 대한 연구결과를 모으면 전체를 이해할 수 있다는 전제 위에서 성립하는 것이다. 한 예로서 자동차를 전체적으로 이해하려면 그것을 부품별로 나누어 연구한 다음 각 부품에서 얻어진 지식을 종합하면 된다고 생각하는 논리와 같다.

인체에 대해서도 그 당시 가장 정교한 기계인 시계에 비유하면서 일종의 생체기계(生體機械)로 인식했기 때문에 기계장치와 마찬가지로 인체를 각 부분별로 나누어 연구하면 인체 전체를 파악할 수 있다고 보았다. 인체에 이상이 생겼어도 기계와 마찬가지로 고장난 부분만을 찾아 고치면 된다고 생각하였다. 즉 인체의 고장난 부분만을 고치거나 교체하면 수리가 완료된 것이므로 예전과 같이 잘 움직일 것이라고 믿었다. 이러한 사고방식에 따라 외과적 수술이 발전했고 오늘날에는 장기를 이식하는 단계에까지 이르렀다. 가장 고난도의 수술이라고 알려져 있는 장기이식수술의 기본전제는 곧 인체의 장기를 단순한 기계부품과 똑같은 것으로 보는 것이다. 동일한 사고방식의 연장선상에서 이야기되고 있는 것이 바로 복제인간을 만들어 고장난 장기를 교체한다는 발상이다. 그러나 우리는 실제로 복제인간의 예를 주위에서 쉽게 찾아볼 수 있다. 즉 일란성 쌍둥이가 그것이다. 일란성 쌍둥이는 유전자 정보가 똑같다. 그러나 이들을 누가 복제인간이라고 하는가? 장기 공급을 위해 복제인간을 만든다는 발상은 서양의학이 가진 물질론적 인체관의 극치를 보여주는 것이며 동시에 그 자체가 물질론적 인체관의 한계를 드러내는 것이기도 하다. 물질적인 유전자 정보가 똑같다해도 쌍둥이는 서로 다른 인격체이다. 다시 말해 쌍둥이는 인간이 단순한 물질적 존재 그 이상이라는 사실을 분명하게 보여주고 있다. 아무리 복제인간이라 해도 그 탄생과정만 다를 뿐 엄연히 보통사람들과 똑같은 인격을 지닌 존재인 것이다.

요소환원주의의 또다른 영향으로서 국소적(局所的)·직접적 특성을 갖는 치료법의 발전을 들 수 있다. 인체를 구성요소별로 쪼개어 연구하다보니 치료방법도 국소적 경향을 띠게 된다. 인체의 질병을 기계장치의 어떤 부속품이 고장난 것처럼 생각하고 접근하기 때문에 질병을 고치는 데도 그것의 고장원인만 알면 된다고 판단한다. 그리고 부속품이 고장나게 된 직접적 원인을 제거하여 재발 가능성이 없어지면 병이 치료된 것으로 여긴다. 따라서 질병의 원인이 되는 병원균이 발견되자 이를 제거하면 병이 치료될 것으로 보고 병원균을 없애는 방법을 강구하였으며 그 결과 발견된 것이 페니실린이다.

이러한 접근방법이 효력을 발휘하려면 원인 규명이 선결되어야 한다. 원인이 분명해야 목표가 뚜렷해져 국소적인 치료가 가능해진다. 만약 목표가 분명하지 않으면 크루즈 미사일을 갖고 있어도 쏘지 못하는 것과 같아서 그때그때 상황에 대처하는 대증요법(對症療法)을 시행하는 외에 달리 방법이 없다. 혈압이 오르면 혈압을 내리는 약을 복용하고, 혈당치가 높아지면 혈당량을 줄이는 것이 그 대표적인 예이다. 이러한 만성질환들의 공통점 가운데 하나가 아직껏 그 원인을 규명하지 못하고 있다는 점이다. 또한 국소적 치료법의 단점으로는 병소(病巢)의 치료를 중시하여 여기에만 집중하다보니 몸 전체에 대한 상황판단이나 주의를 소홀히하기 쉽다는 것이다. 근본적으로 물질론적 세계관은 자연계의 변화나 진보를 분리된 개체들간의 경쟁원리에 입각하여 해석하기 때문에 물질론에 입각한 치료법도 투쟁적인 방향으로 전개된다. 즉 약육강식의 논리, 힘의 논리에 의한 치료법이라고 할 수 있다. 문제는 질병에 대한 인간의 기술이 항상 강하다면 좋겠지만 자연계에는 영원한 승자가 없기 때문에 인간의 기술이 아무리 뛰어나다 해도 오래가지 못한다는 데 있다. 예를 들어 페니실린이 개발된 초기에는 그 효과가 뛰어났으나 병원균들이 곧 돌연변이를 일으켜 내성(耐性)을 갖게 되었고 이 때문에 더 강력한 항생제를 개발하지 않으면 안되었다. 이런 엎치락뒤치락하는 과정이 계속된 끝에 지금은 제4세대 항생제라 불리는 벤코마이신(Benco-mycin)이 개발되었다. 이것이 개발되었을 당시에는 이제 더이상 강력한 항생제는 없다고 평가받을 정도였으나 얼마 안되어 여기에 내성을 보이는 수퍼균이 발견되었다. 결국 이 끝없는 반복은 투쟁의 원리에 바탕을 둔 치료방법이 단기적으로는 효과가 있지만, 자연계에는 절대우위란 없기 때문에 우위를 계속 유지하기 위해서는 부단히 노력해야만 한다는 결론이 나온다. 혼자서만 살아남겠다는 논리에 따른 피곤한 여정이 아닐 수 없다.

또한 질병치료를 고장난 기계장치를 수선하는 관점에서 보기 때문에 개개인의 특성이나 상태는 고려하지 않고 동일한 질병에 대한 처방이 일률적이다. 이를 비꼬아 '요리책 처방'(Cookbook remedy)이라고 혹평하기도 한다. 요소환원주의적 접근은 급성질환과 외과적 질환의 치료에서는 좋은 성과를 올렸다. 그러나 이와 다른 만성질환이나 심인성(心因性) 질병들에 대해서는 별다른 뾰족한 방도가 없는 것이 현 상황이다.

건강에 대한 관점도 마찬가지여서 질병에 걸리지 않은 상태, 즉 기계장치가 잘 돌아가고 있는 상태를 건강하다고 보는 개체적·소극적 관점에 머물러 있다. 따라서 환자가 고통을 호소해도 인체라는 기계장치에 이상이 없다고 진단이 내려지면 그 환자는 건강한 것으로 취급된다. 인체를 개별적 기계장치로만 보기 때문에 건강에 영향을 미치는 요인도 물질론적 관점에서만 본다. 그래서 기계장치가 잘 돌아가도록 하는 데 필요한 물질을 공급하는 측면을 중시하는 영양학이 등장하였다. 영양학에서 다루는 내용은 하루에 필요한 지방·탄수화물·단백질 등의 양과 비타민·미네랄 등을 얼마나 섭취해야 하는가이다. 당연히 심리적 건강상태와 같은 개념은 고려하지 않고 있다.

이런 문제를 어떻게 해결할 것인가? 이제는 이를 진지하게 고민하고 모색해야 할 때이다. 즉 새로운 발상에 의하지 않고는 문제를 근본적으로 해결할 수 없는 지점에 도달한 것이다.

신과학의 형성, 세계관의 전환

새로운 패러다임의 등장과 그 내용

뉴튼에 의해 성공적으로 뿌리를 내린 기계론적 세계관의 기초를 뒤흔든 주요 연구결과들 중의 하나는 빛이 파동과 입자의 특성을 동시에 지니고 있다는 것이었다. 뉴튼역학으로 설명할 수 없는 이 문제를 해결하기 위하여 노력한 결과 확립된 것이 20세기 초에 등장한 양자역학이다. 모든 물체는 파동의 특성을 포함하고 있다는 연구결과는 만물을 구성하는 기본입자가 있을 것이라고 보았던 물질론적 세계관에 큰 영향을 미쳤다. 나아가 양자역학은 뉴튼역학에서 주장하는 것처럼 주체와 관계없는 절대적 객체란 실재하지 않으며 객체는 주체의 심상(心象)에 나타난 존재에 지나지 않는다는 결론에 이르게 되었다. 자연은 주체가 측정하는 방식대로 자신을 드러낼 뿐이라는 이 결론은 과연 객관적인 실체가 존재하는가, 또한 객관적 측정이라는 것이 가능한가에 대한 심각한 의구심을 불러일으켰다. 절대적이고 기계적인 존재를 상정해온 서구의 학자들에게 주체의 마음에 따라 객체가 영향받는다는 주장은 매우 받아들이기 어려운 것이었다.

또한 뉴튼역학에서 시간과 공간은 상호연관이 없는 절대적 존재였는데, 하이젠베르크(W. Heisenberg)의 불확정성 이론이 나오면서 시공간의 절대성이 무너지고 시공간 연속체의 개념이 등장하게 되었다. 시간을 정확하게 알려면 운동량을 제대로 알 수 없고, 반대로 운동량을 정확하게 알려면 시간을 제대로 알 수 없다. 더욱이 소립자를 연구하게 되자 허공중에서 입자가 생겨났다 사라지는 현상에 대해 달리 설명할 방도가 없었다. 한계에 부닥친 현대과학은 방향을 틀지 않으면 안되는 상황에 봉착하였다.

측정자의 의도에 따라 실험결과가 달라진다는 사실은 자연스럽게 의식과 물질의 관계를 다시 생각하게 만드는 계기가 되었다. 몸과 마음은 데까르뜨가 말한 대로 정말 아무런 연관성이 없는 것인가? 나아가 사람이 몸과 마음으로 되어 있듯이 우주도 마찬가지가 아닌가 하는 생각이 확산되기 시작했다. 이와같은 변화와 함께 물질론적 세계관에 바탕을 둔 과학기술문명이 발전하면 할수록 일상생활은 편리해지는 반면 전지구적인 환경문제는 더욱 심각해지는 현상이 벌어지자 많은 학자들이 무엇이 잘못된 것인지 탐구하기 시작하였다. 이 과정에서 세계가 물질만으로 이루어져 있다고 보는 서구의 기존 세계관과 달리 모든 만물은 마음에 의해 만들어진 것이며, 우리가 실체로 여기는 이 세계도 상대적으로 존재한다는 의미에서 허상에 지나지 않는 것으로 간주하는 동양의 전통사상이 서양의 관심을 끌게 되었다.

이러한 움직임에 부응하여 프랑스 국영문화방송에서는 1979년에 '과학과 의식'이라는 주제로 심리학·철학·물리학·의학·생물학 등 여러 분야의 전문가들을 초빙하여 에스빠냐의 꼬르도바(Cordova)에서 일주일간 씸포지엄을 열었다. 물질과 의식은 별개라고 여겨온 서양의 의식체계에서 볼 때 이것은 엄청난 변화이자 사건이었다. 뒤이어 1984년에는 일본의 쯔꾸바(筑波) 대학교에서 프랑스의 문화방송과 공동으로 '과학기술과 정신세계'라는 주제의 국제 씸포지엄을 열었다. 이러한 움직임과 함께 의학·생물학·심리학·물리학 등에서 이루어진 연구성과를 기초로 학자들은 점차 몸과 마음이 서로 영향을 주고받는 관계에 있음을 깨닫게 되었다. 따라서 우리 몸과 마음이 서로 독립적인 존재라고 여겼던 데까르뜨의 주장이 맞지 않는다는 사실이 입증되었다. 나아가 가이아(Gaia) 이론, 생태환경론 등이 등장하면서 우주만물은 근본적으로 서로 고립적인 존재가 아니라는 데까지 사상이 확장되었다. 이렇게, 만물은 살아 있으며 서로 연결되어 있다는 결론에 이르게 된 과학기술분야의 연구성과들을 기초로 새로 전개되는 과학을 '신과학(新科學)'이라고 부른다. 과학기술계에서 이루어지는 패러다임의 전환은 여기서 연유한 것이며, 21세기에는 이러한 변화의 조짐이 더욱 뚜렷해지면서 과학기술계뿐만 아니라 정치·경제·사회·문화·교육 등 사회 전반에 걸쳐 전개될 것으로 예상된다. 독일어권에서 발행되는 과학기술용어사전은 '신과학'에 대해 다음과 같이 정의하고 있다.

> 전통적인 뉴튼식 기계론의 맹점에서 벗어난 여러 학문의 총체적 개념. ①사물이나 사태를 분석하여 그 개별적 요소를 파악하는 것이 아니라 이들을 전체적인 관계 및 상호연관성의 측면에서 하나의 씨스템으로 보는 관점, ②주체는 만들고 객체는 만들어진다는 개념에서 벗어나 제 스스로를 만들어간다는 '자기조직'(自己組織, autopoiesis)의 생명체적 관점, ③모든 것은 다른 모든 것과 연결되며 기대어 존재한다는 생태론적 관점과 같은 새로운 패러다임으로 전개되는 학문의 제분야. 대표적인 예로는 양자론·카오스론·초끈(bootstrap)이론·초심리학(超心理學, transpersonal psychology)·형태장(形態場, morphogenic field)이론·신경망(neural network)이론·홀로그램(hologram)이론·가이아론 등이 있다.

사전에 그 정의가 실릴 정도로 '신과학'이라는 용어는 이미 학계에서뿐 아니라 일상 언어생활에도 자리를 잡았다. 이 정의의 내용을 잘 살펴보면 한마디로 만물은 살아 있는 유기체임을 알 수 있다. 컴퓨터에 비유해 설명한다면 지금까지 물질론적 세계관에서는 우주를 컴퓨터의 하드웨어라고만 보고 연구해왔으며 쏘프트웨어와 전기에너지에 대해서는 애써 관심을 표명하지 않거나 무시해왔다. 인체의 질병에 대해서도 하드웨어가 고장난 것으로만 여기고 이러한 관점에서 치료하려고 애써왔으며 쏘프트웨어나 전기에너지의 흐름이 잘못되었을 가능성에 대해서는 고려하지 않았다. 쏘프트웨어에 해당하는 의식이나 정보, 전기에너지에 해당하는 기(氣)에 대해서는 최근에야 비로소 새롭게 인식하고 있다.

신과학적 세계관의 특징은 '살아 있는 우주'라는 말로 요약되며, 살아 있음의 특징으로는 무엇보다 의식이 있고 씨스템 구조로 이루어져 자기조직하면서 새로운 기능을 창출하는 창발성(創發性, emergent)을 꼽는다. 창발성은 개체와 개체 간의 연결이 이루어지지 않고서는 나타날 수 없는 특성이다. 예를 들어 인간의 몸을 구성하는 약 6,70조개의 세포들이 단순히 모여 있는 것이라면 인체는 살덩어리에 지나지 않을 것이다. 마치 박테리아 세포들이 모여서 이루는 군락처럼 말이다. 그러나 인간의 몸을 이루는 세포들은 서로 협력하여 자기조직하면서 장기를 이루고 나아가 육체를 이룬다. 예컨대 세포들이 모여서 간(肝)이라는 장기를 구성함으로써 간 기능이라는 새로운 기능이 만들어지는데 이는 세포 차원에서는 없었던 기능이다.

간에서처럼 새로운 기능이 발현되려면 개체와 개체 간의 관계가 매우 중요하다. 따라서 상호의존하면서 하나의 유기체로 작동하는 자연계에서 외따로 떨어진 개체란 존재하지 않음을 알 수 있다. 모두가 서로 정보를 교환하면서 보이지 않는 에너지의 차원에서 영향을 주고받는 관계에 있다. 인간과 자연의 관계도 상호협동하고 의존하는 관계로 파악되며, 자연은 이제 더이상 정복의 대상이 아니라 더불어 살아갈 동반자로 이해된다. 이러한 관계는 자연에 대해서뿐 아니라 다른 모든 생명체에도 그대로 적용되며 이는 병원균에 대해서도 예외가 아니다.

인체에 대해서도 인체를 물질적 존재로만 보는 것이 아니라 마음이 몸의 상태에 미치는 영향을 인정하고 그 관계를 중시한다. 또한 기(氣)의 흐름도 건강을 유지하는 데 있어 무시할 수 없는 요소가 된다. 만물이 서로 기대어 존재한다는 관점을 강조하여 이러한 세계관을 생태론적 세계관이라고 한다. 또는 데까르뜨가 말한 물심이원론에 반대되는 것으로서 일원론적 세계관이라고도 부른다. 물질론적 세계관에 대치되는 개념으로서 에너지론적 세계관이라고도 한다. 더 나아가 봄(D. Bohm)은 만물이 서로 연결되어 있어 아주 작은 하나의 부분이라 해도 전체에 대한 정보를 공유하고 있다는 내용의 홀로그램(hologram, 온그림) 우주론을 주장하였다. 그의 주장에 따르면 하나하나의 세포가 온몸의 정보를 공유하면서 몸의 상태를 항상 파악하고 있다는 것이다.

이러한 사상적 발전에 따라 마음과 몸은 별개의 분리된 존재가 아니라 상호의존적이면서 서로 영향을 주고받는 존재로 파악된다. 또한 만물은 개별적 개체가 아니므로 개체간의 투쟁의 논리, 승패의 논리로 우주를 파악하지 않고 전체적인 조화와 공존의 논리로 이해한다. 정치·경제·사회·문화 그리고 교육의 방법도 모두 이러한 공존의 논리에 바탕을 둔 승승(勝勝)의 방향으로, 더불어 살아가는 지혜를 터득하는 쪽으로 전개될 것이다. 이와같은 패러다임의 변화는 필연적으로 질병에 대한 관점, 치유방법, 건강 개념 등에서 많은 변화를 불러일으킬 것이다.

새로운 패러다임에 따른 방법론

인간의 몸과 마음은 상호연결되어 있으며 인간(人間)이라는 한자말 그대로 모든 사람이 서로 영향을 주고받는다는 관점은 질병의 치료방식에도 변화를 가져온다. 또 인간과 자연이 연결되어 있다는 것도 중요한 고려사항이다. 우선 서구의학에서 나타나는 주요한 변화의 하나는 스트레스로 인한 발병 가능성을 인정하기 시작했다는 점이다. 물질론적 관점에서는 몸과 마음이 별개이므로 기계장치인 몸이 마음 때문에 고장난다는 것은 상상조차 하지 못할 일이었다. 예를 든다면 자동차를 운전하는 사람의 마음상태가 어떻게 자동차를 고장나게 할 수 있겠는가 하는 생각과 같다.

몸과 마음의 상호작용이 밝혀지면서 진단과 치료법에서도 심리적 상태를 고려하는 변화가 일고 있다. 아직은 조직병리학적 진단과 치료가 주류를 이루고 있지만 서서히 스트레스성 질병을 인정하는 추세이다. 이에 대한 처방에는 마음을 어떻게 하라는 주문이 따른다. 심지어 이러한 질병 치료에는 세포 하나하나와 그리고 각 장기와 대화하는 모습을 상상하면서 내적으로 평화와 안정을 찾아가는 것이 도움이 된다는 연구결과도 발표되었다.

세포 및 각 장기들이 서로 연결되어 있다고 보는 관점은 필연적으로 각 장기 및 세포들 간의 정보의 유통과 에너지[生氣]의 흐름, 그리고 이러한 기능이 원활하게 작동할 수 있도록 하기 위한 내적 균형을 중시할 수밖에 없다. 서양 의학계에서는 이러한 관점을 대체의학의 일부 정도로 생각하고 있으나 동양의 오랜 의학적 전통에 익숙한 우리들로서는 이것이 생소하게 느껴지지 않는다. 닉슨 대통령의 중국 방문 당시 서양의학계가 중국의 침술 마취를 보고 경악한 것에서 알 수 있듯이 그들로서는 이러한 관점을 받아들이기가 무척 힘든 것이다. 이 관점에서 동서양은 상호보완적인 특성이 있어 앞으로 대등한 위치에서의 협력에 의한 발전이 기대되는 분야이기도 하다.

세포 차원을 넘어 개인과 개인의 관계에서도 개개인이 독립된 존재가 아니므로 가족관계 그리고 사회관계가 중시된다. 따라서 질병의 원인으로서 사회적 요인을 생각지 않을 수 없다. 개인이 속한 사회와 문화의 특징적 행태, 예를 들어 공격적 성향의 유행이나 사회적 안정도 등이 집단적 건강에 영향을 미칠 것은 충분히 예상할 수 있다. 이러한 관점에서 본다면 융(C. Jung)이 말하는 집단무의식이 건강에 미치는 영향도 배제할 수 없을 것이다. 이 경우의 질병은 개인 차원에서와는 달리 유행을 타는 씬드롬과 같은 형태로 나타날 것이다. 사회의 집단 질병이 바이러스 감염 등과 같은 직접적 형태로 나타날 수도 있겠으나 그 이면에는 불안·스트레스 등과 같이 개개인간의 관계와 충돌에서 유발되는 원인도 있을 수 있으므로 의료계에만 그 해결방안을 요구하기는 무리다.

주위와의 상호작용은 인체를 통해서보다도 의식을 통해 이루어지므로 의식이 몸에 영향을 미치는 메커니즘에 대한 이해와 이를 바탕으로 전개되는 사회적 운동이 중요한 치료법이 될 수도 있다. 예를 들어 '친절한 사회를 만듭시다'와 같은 캠페인도 이러한 측면에서 새롭게 이해할 수 있다. 더 깊게는 우리의 문화적 배경과 세계화시대에 물밀듯이 밀려드는 다른 문화와의 충돌, 그리고 이를 어떻게 소화·흡수하는가 하는 것도 사회적 질병의 확산을 줄일 수 있는 심층적 처방이 될 수 있다. 이 과정에서 중요한 것은 균형을 유지하는 데 필요한 중심을 잃지 않으면서 혼란에 빠지지 않고 내적 질서를 유지하는 것이다.

인간과 자연의 관계에서도 마찬가지의 논리가 성립된다. 인간과 자연 간의 동일체의식을 확보함으로써 생성되는 어머니 지구에 대한 한없는 믿음과 안정감이 결국은 인간의 근원적 안정성을 회복하는 데 크게 기여할 것이다. 따라서 환경과 건강의 분리는 원천적으로 불가능함을 알 수 있다. 최근 들어 급속도로 늘고 있는 만성질병들은 대부분 개개의 인체에 국소적으로 이상이 생겨서 일어난 질병이라기보다 주위환경과의 내적 부조화에 기인한 환경적 요인이 큰 것으로 분석된다. 따라서 치료법 역시 국소적 대응에 의한 물질적 처방이 아닌 자연과의 조화, 심신적(心身的) 조화를 회복하는 방법이어야 할 것이다. 그러므로 치료와 생활 그리고 환경은 분리할 수 없다.

'창발'이 일어나려면 내적 질서가 회복되어 소통이 원활해지고 하나의 전체로서 움직일 수 있어야 한다. 더 나아가서는 개개인간의, 그리고 자연과의 소통과 유대관계의 회복이 전일적(全一的)인 건강의 유지와 회복에 필수적이다. 우주는 서로 연결된 하나의 거대한 정보체이자 학습체이다. 창조주와 피조물로 분리되는 것이 아니라 스스로 자기조직하면서 새로운 정보를 습득한다. 따라서 자신과 주위의 원활한 정보관계의 구축이 중요하다. 이것은 구체적으로는 타인과의 그리고 자연과의 일체감을 확인하는 과정을 통해 나타난다. 그 방법 가운데 하나로 동양에서 오랫동안 전수되어온 명상과 수행을 들 수 있다.

따라서 앞으로의 의학은 질병에 대한 응급처방과 그후 근본적인 치료를 거치는 2단계로 구성될 것이다. 지금의 의료기술은 1단계에만 치중하는

'절반의 의학'이라고 할 수 있다. 2단계의 치료방법은 하나의 유기체적인 관점에서 이루어지는 것이다. 이것은 달리 보면 개인 차원에서뿐만 아니라 사회 전체, 더 나아가서는 자연과 인간 그리고 생태계 전체의 총체적인 건강을 유지하는 것이라고도 말할 수 있다. 이제 의료계에만 질병 치료를 의존하거나 건강에 대한 책임을 묻는 시대는 물러가고 있다.

글을 맺으며

앞서 살펴보았듯이 신과학의 내용을 한마디로 표현한다면 온 우주는 하나로 연결되어 있다는 것이다. 자연과 인간이 분리되어 있다고 생각하던 시대에는 모든 것이 인간 위주의 사고방식에 따라 전개되었으며 분리된 존재들간의 생존경쟁이 우주의 작동원리로 이해되었다. 따라서 지금까지의 문명은 인간 위주의 문명이었다고 할 수 있다.

그러나 신과학에서 밝혀진바 온 우주가 하나로 연결되어 있다면 인간 위주의 사고방식은 심각한 문제를 내포하게 된다. 인간도 우주를 구성하는 하나의 연결고리에 불과하기 때문에 인간 위주로 문명이 발전한다면 균형을 상실하고 고리가 끊어져 지구는 더이상 제 기능을 발휘할 수 없게 된다. 그리하면 인간을 포함한 모든 생명체는 세포 수준의 의식 차원에서 서로 다투게 된다. 이는 멀리 갈 것도 없이 전쟁으로 점철된 인류의 근대 역사가 웅변하고 있다.

모두가 하나이며 서로 연결되어 있다는 견지에서 볼 때 우주와 동떨어진 개체란 생각할 수 없다. 자연계의 생물·무생물 모두가 지구상에 존재할 이유와 권리가 있기 때문에 인간 위주의 사고방식에 따라 유해균·무해균 등으로 구분하는 것 자체가 무의미하다. 질병이 직접적으로는 이들 병원균에 의해 발생했다 해도 그 근본원인은 인체 자체에 있다. 이들과 화해하여 적대감을 덜어내고 더불어 사는 지혜를 익히지 못한다면 인간은 아주 짧은 시간 안에 멸종할 것이다. 반대로 WHO에서 말하는 것처럼 영성을 계발하여 이들과의 연계성을 회복한다면 인간은 한층 더 건강하고 행복한 삶을 누릴 수 있을 것이다. 이를 위해서는 온 우주가 연결되어 있음을 이해하고 다른 생명체들의 존재를 인정하여 자연계의 다양성을 받아들이며 생태계를 유지해가는 것이 얼마나 중요한 것인지 깨닫는 것이 필요하다.

교회의 간섭에서 벗어나기 위해 마음과 몸의 분리를 주장하던 과학은 패러다임의 변화와 함께 이제 그 영역이 넓어지면서 자연스럽게 자신의 영역이 아니라고 주장하던 영역에 다시 들어서고 있다. 사물을 독립된 물질적 개체로만 보고 연구하다가 종국에는 그것이 아니라는 것을 깨닫고 있는 것이 지금의 상황이다. 이것은 WHO에서 처음에는 육체적 건강을 이야기하다가 차츰 정신적 건강을 중시하고, 그 다음에는 사회적 건강을 언급했으며, 최근에는 영적 건강을 거론하는 단계에까지 이르게 된 과정에서 잘 나타난다.

인간과 자연이 하나라는 동일체의식의 회복이야말로 건강한 삶의 관건이며 사회생활 자체가 그대로 의료이고 건강이 될 수 있다. 따라서 병원의 형태와 조직도 의사들이 중심이 되어 환자의 몸만을 다루는 것이 아니라, 의사와 환자 간에 정이 흐르고, 스스로의 힘에 의한 치유를 조장하는 환경을 만들어가야 한다. 근본적인 건강의 회복은 이를 돕는 여러 분야의 전문가들, 특히 심리상담과 기(氣)치료 분야의 전문가들이 서로 협력하는 체계에서만 가능하다. 병리학적인 관점에 한정된 질병의 개념을 넘어서 사후치료보다 예방의학을 중시하는 방향으로 사회 공공의학 분야를 더욱 발전시켜야 할 필요성이 너무나 절실하다.

앞으로는 몸이라는 하드웨어에만 치중하는 것이 아니라 몸과 마음, 사회관계, 그리고 자연과의 관계회복이라는 관점에서 치료가 이루어지고 건강의 개념도 바뀔 것이다. 그러나 이 모든 변화는 사실상 의료계의 노력만으로 이루어지기 어렵다. 이미 경제체제를 포함한 다른 모든 분야가 서로 긴밀히 얽혀 있기 때문에 궁극적으로는 개개인의 가치관·윤리관의 변화, 그리고 사고방식과 행동양식의 변화를 수반하는 사회 조직과 구조의 총체적인 재편성이 진행되어야만 현대판 만성질병들의 대다수가 사라질 수 있을 것이다.

전체성의학의 다차원적 접근

암치료를 중심으로

전홍준 광주한방병원·자애병원 원장.

전체성의학이란 무엇인가

전체성의학(全體性醫學, holistic medicine)이란 총체적 의학·전일(全一)의학·전인(全人)의학 등으로 일컬어지기도 하며, 현대 서양의학과 같은 기계론적 생의학(生醫學, biomedicine)에 대응하는 용어이다. 사상적 배경에서 볼 때 근간에 세계적으로 논의되고 있는 다양한 형태의 대체·보완의학도 전체성의학에서 출발하고 있다.

과학주의적 현대의학의 중심사상은 분석주의적인 기계론이다. 현대의학에서는 사람의 몸을 마치 기계부속품처럼 분해하여 과학적인 방법으로 측정, 측량하고 인간을 분절화·객관화하여 관찰한다. 생체와 환경을 둘로 나누고 몸과 의식을 이분화함으로써 여기서 얻은 실증적 정보들을 집적, 환원하여 사람의 생명을 이해하는 방식이다. 따라서 기계론적인 의학은 특정병인설(特定病因說)의 관점에서 질병을 바라본다. 특정병인설이란 모든 질병에는 특정한 원인이 있으며, 그 원인을 찾아내서 제거하면 병이 낫는다는 이론이다. 예를 들어 세균성 질환의 경우, 그 병을 일으키는 원인균을 찾아내서 그 균을 죽일 수 있는 화학약품을 써야 병이 낫는다는 식이다. 현대의학의 이런 발상은 암에 대응하는 데 있어서도 일관되게 나타난다. 암의 병소를 수술로 제거하고, 제거할 수 없는 암세포는 화학약품이나 방사선치료 같은 방법으로 소멸시키겠다는 전략이다.

기계론적 의학에서 질병이란 곧 몸의 생물학적 기능의 이상이며 건강은 병이 없는 상태로 정의한다. 따라서 건강과 질병을 규정할 때 일직선을 그어놓고 한쪽 끝은 건강이고, 그 반대쪽 끝은 질병이라는 식으로 일차원적이고 단선적으로 해석한다. 그러나 전체성의학은 자연과 인체를 기계와 같은 고정된 실체로 여기지 않고 한순간도 머무름이 없이 변화해가는 역동적인 흐름으로 이해한다. 자연과 인체는 수많은 요소가 통합된 그 자체가 분해할 수 없는 하나의 생명단위이므로 전체 그대로를 보아야 한다는 것이다. '나무+나무+나무+……=숲'이 아니듯 '뇌+심장+위+신장+……=사람'이라는 등식은 성립하지 않으며, 인체 역시 요소와 요소를 연결하는 마음·정보·자연치유력·기(氣) 등을 매개로 하여 하나로 어우러진 전일적 에너지체로 보아야 한다.

이와같은 전체론적인 의학의 경향은 새삼스러운 것이 아니다. 오랜 의학의 역사 속에서 전체론은 의학의 중심사상 가운데 하나였고 그러한 사상적 경향은 현대 서양의학 중에도 어느정도 남아 있다.

근대의학의 성립과 발전과정에서 줄곧 지속되어온 기계론(機械論, mechanism) 대 생기론(生氣論, vitalism)의 논쟁이 기계론의 절대우위로 완결된 것처럼 보였을 때도 신생기론(新生氣論, neovitalism)과 같은 전체론적 생명관은 여전히 영향력을 갖고 있었다. 전체론(全體論, holism)이라는 용어는 20세기초 스머츠(J. C. Smuts, 1870~1950) 같은 신생기론자들에 의해 처음으로 쓰였다.

생체(生體)는 단지 세포 하나하나가 모여서 나타나는 것이 아니라 하나의 생체 그 자체가 하나의 단위이며, 그것을 분해, 분석하자마자 생체로서의 특질을 상실하기 때문에 항상 전체로서 관찰할 수밖에 없다. 그래서 분석된 생물학적·화학적 작용이 아무리 명확하더라도 그러한 실증과학적인 정보를 통해서는 전체로서의 생명을 이해할 수 없다는 것이 전체론의 요체이다. 따라서 전체론적 의학의 관점에서는 건강이든 질병이든 생리와 심리, 생활양식·자연환경·사회환경·문명구조·대중의식 등 헤아릴 수 없을 만큼 많은 차원과 요인이 그물처럼 연결되어 나타나는 다차원적 현상으로 이해한다. 전체론은 각각의 생체란 통일적 전체와 하나로 연결되어 있는 동시에 개체이기도 하다는 점, 전체 자연계와의 일체감 속에서 다시 개체의 자리로 돌아가 새로운 개체를 자기재생(再生)한다는 관점이다.

의학의 사상적 경향을 기계론 대 생기론, 근대의학 대 전통의학, 서양의학 대 동양의학, 물질문명 대 생태주의적 패러다임으로 거칠게 대비해볼 때 전체성의학은 생기론·전통의학·동양의학·생태주의와 맥을 같이한다고 하겠다. 건강과 질병에 대한 전체성의학의 관점은 대체로 다음의 다섯 가지로 요약할 수 있다.

첫째, 생명의 실체는 단지 현상적인 몸만이 아니고, 몸을 포함한 마음과 생명에너지, 영성(靈性) 등이 하나로 통합되어 있는 유기체이다. 마치 양파처럼 육체 너머에 몇겹으로 중층화되어 있는 다차원적이고 복합적인 통일체인 것이다. 정신과 육체, 심리와 생리, 각 기관과 각 조직은 상호작용하고 상호제약하는 불가분의 통일체로서 전체적으로 관찰해야 한다. 그 개체와 환경을 융화하고 통일적인 평형상태로 유지시키는 것이 건강에 이르는 최선의 길이다.

둘째, 질병의 병증만을 제거하려 하지 않고 건강을 전체적으로 회복하는 데 초점을 맞춘다. 현대의학의 의사들은 대체로 질병에 대한 지식은 해박하면서도 건강에 대해서는 무지한 편이다. 그렇기 때문에 현대의학은 진정한 치유의 열쇠인 자연치유씨스템(spontaneous healing system)을 도리어 파괴하는 치료행위도 서슴지 않고 감행하는 경향이 있다. 질병을 치유하고 진정으로 건강을 회복하기 위해서는 자연치유씨스템을 치료의 중심고리로 보고 이를 활용하여 자연치유력을 증대하는 일을 치료의 최대 목표로 삼아야 한다.

셋째, 환자 스스로가 자신의 질병을 치유하고 건강을 회복하는 치료의 주체가 되고 의사는 이를 도와주는 입장에 서야 한다. 종래의 의학은 환자를 기계적 대상으로 객체화함으로써 정작 환자 자신은 철저히 소외시키고 있다. 치유효과를 높이고 삶의 질을 개선하기 위해서는 환자가 치료의 중심에 서서 자신의 병은 자신이 치료한다는 관점과 의지를 가져야 한다. 이렇게 될 때만이 진정으로 환자의 인간성이 회복될 수 있을 것이다.

넷째, 다양하고도 다차원적인 치료방법들을 총체적으로 조화시킨다. 심리요법, 식이·영양요법, 운동요법 기타 자연요법 등 도움될 수 있는 모든 치료법들을 통합, 활용한다. 필요하다면 기계론적 의학방법까지도 동원하여 함께 활용한다.

다섯째, 환자는 질병을 자기실현 과정의 일부로 간주하고 환자로서의 체험을 통해 자기 삶을 변화시킬 수 있는 계기로 활용한다. 질병을 부정적으로만 평가하는 것이 아니라 자신에게 왜 이런 병이 생겼을까를 성찰하면서 자신의 삶을 근본적으로 변화시키는 기회로 삼는다. 적극적으로 해석하면 질병이란 자신의 영성과 삶의 질을 더 높은 차원으로 발전시켜주는 선물이라고도 할 수 있다.

전체성의학은 암치료에 어떻게 접근하는가

모든 만성퇴행성 질환과 마찬가지로 암치료에 있어 전체성의학이 추구하는 바는 앞에서 보인 전체성의학의 특성을 환자의 구체적 사정에 맞게 창조적으로 적용하는 것이다. 기계론적 의학이 암의 국소 부위를 주로 물리적 수단으로 공격하는 데 반해 전체성의학에서는 암을 직접 공격하는 방식은 가급적 피하고 암환자의 육체·마음·영성·생활양식·주변환경과의 관계 등을 총체적으로 변환시키려고 한다. 암의 병변만을 보고 그것을 고치겠다는 것이 아니라 인간 전체를 보고 그의 삶에 영향을 미치는 모든 요인을 변화시키겠다는 관점이다.

물론 수술·화학약품·방사선 치료와 같은 기계적 방법을 완전히 배제하지는 않지만 우선적으로는 암환자의 자연치유씨스템을 회복하는 데 초점을 맞춘다. 암의 진행정도와 관계없이 암의 발병 자체가 이미 면역체계 곧 자연치유씨스템이 붕괴되었음을 의미하기 때문이다.

기계론적 의학에서처럼 환자가 객관화·대상화되어 치료의 주체로 나서지 못하는 상황에서는 자연치유씨스템의 재활 가능성을 기대하기 어렵다. 환자가 치료의 능동적 주체로 나설 때 비로소 자신의 의지에 따라 삶 전반을 변화시킬 수 있다. 이렇게 되어야 붕괴된 자연치유씨스템의 회복 가능성이 커지고 생체가 암으로부터 스스로를 방어할 수 있는 힘이 생기는 것이다. 이 힘을 자연치유력 또는 면역력이라고 부른다.

과학적 서양의학은 이제까지 1백년 이상 전세계적으로 가장 강력한 영향력을 행사해왔지만 20세기 후반부터는 이러한 기계론적 생의학을 비판하고 그 대안으로서 전체성의학을 추구하는 의사들의 수가 점점 늘어나고 있다. 그만큼 전체성의학의 사회적 영향력도 확대되어가는 중이다. 세계적으로 많은 의과대학에서 전체성의학을 교과목으로 채택하여 가르치기 시작하고, '대체의학'이라는 이름으로 전체성의학에 대한 사회적 논의 역시 활발해지고 있다. 이제 여러 전체성의학자들 가운데 두드러지게 영향력을 행사하고 있는 의사들의 암치료에 대한 관점과 접근방식의 공통점을 살펴보자. 이들은 대체로 마음의 치유, 몸의 치유, 영성의 치유라는 세 개의 차원을 상호조화시켜 활용하고 있다.

마음의 치유

여기서 마음이란 한 개인의 의식(意識)이 지닌바 다양한 관점·신념·생각·감정·의지 등을 포괄하는 의미이다. '마음의 치유'에서 제시하는 명제는 '몸을 변화시키고자 한다면 먼저 마음을 변화시켜라'이다. 기계론적 생의학의 한계 가운데 하나는 인체 내에서 진행되는 질병 또는 그에 대한 치유는 그 사람의 의식과는 별 상관이 없다는 전제이다. 서양의학은 아직도 인체를 마치 마음이 없는 기계처럼 취급하는 경향이 있다. 그러나 환자의 의지·신념·상상·기대와 같은 의식상태가 환자의 건강상태에 큰 영향을 미치는 것은 의심의 여지가 없다. 암을 절망적이며 낫지 않는 병으로 생각하는 부정적인 태도를 가진 환자보다 삶에 대한 목적의식이 뚜렷하고 적극적인 태도를 가진 환자 쪽이 훨씬 경과가 좋다는 것은 이미 잘 알려진 사실이다.

하녹 탈머(Hanock Talmor)[1]가 지난 10여년간의 임상경험을 통해 관찰한 결과에 따르면, 첫째 그룹은 '암은 낫기 어렵다'는 보편적인 믿음을 그대로 받아들인 나머지 자신의 병에 대해서도 그러한 인식을 바꾸지 못하는 환자들이다. 이 환자들은 생존율이 제일 낮을 뿐 아니라 가장 극심한 고통을 경험한다.

둘째 그룹은 그러한 집단신념을 버리지 못하면서도 한편으로 자기만은 꼭 치유될 수 있다고 믿는 환자들이다. 이들은 어느정도 정신적·감정적 개선을 경험하게 되고 임종 때까지 비교적 덜한 육체적 고통을 겪는다.

셋째 그룹은 암이 난치병이라고 믿는 대중들의 집단신념을 결코 받아들이지 않는 환자들이다. 이들은 암을 만들어낸 자기의식 속의 신념들을 근본적으로 바꾸며 자신의 병과 삶 전반에 대해 책임을 진다. 이런 환자들 가운데서 암이 완전히 사라지는 경우가 제일 많다. 따라서 환자의 의식을 바꾸는 것이야말로 치유를 향한 가장 중요한 디딤돌이다.

마음의 치유에 있어 가장 많이 사용되는 정신적 테크닉의 하나는 싸이먼튼 암연구소[2]에서 개발한 '긴장이완과 시각화'(relaxation and

---

[1] 이스라엘 태생으로 예루살렘 하다싸대학을 졸업하고 미국 플로리더대학과 마이애미대학에서 소아과를 전공했다. 이후 다시 응급의학과 전문의가 되었으나 이에 만족하지 않고 전체성의학 전문가가 되었다. 특히 교육심리학자 해리 파머(Harry Palmer)가 개발한 '아바타 프로그램'(Avatar Program)이라는 영적 진화와 자기각성의 도구를 동종요법·영양요법과 결합하여 암이나 에이즈 환자들에게 응용함으로써 탁월한 성과를 얻고 있다. 지금은 플로리더주 게인즈빌에서 '전체성의학연구소'를 운영하며 세계적으로 이 프로그램을 전파하고 있다. 자기치유를 주제로 한 카세트테이프 씨리즈 'Healing balance, Peace and love'가 있다.

visualization)이다. 일종의 상상법인데, 편안한 환경에서 심신의 긴장을 이완시킨 후 암세포들이 소멸해가는 구체적 모습이나 완쾌된 자신의 영상이미지를 상상하는 것이다.

디팍 초프라(Deepak Chopra)[3]는 이런 방법을 통해 놀라운 체험을 한 두 명의 암환자를 소개하고 있다. 첫번째는 폐암으로 항암제 투여와 방사선 치료를 받았으나 경과가 좋지 않아 '긴장이완과 시각화' 방법을 시행한 뒤 경이로운 반응을 보인 중년 여성환자였다. 그녀는 눈을 감고 앉아서 한 번에 약 10분씩 일종의 자기암시를 하였다. '나는 낫는다, 반드시 완쾌한다' 라고 진심으로 믿으며 자신의 암이 마치 아이스크림이 녹아내리듯 사라지는 것을 하루에 수차례씩 상상하였다. 약 3년 후 암의 임상적 흔적이 말끔히 사라져버렸다. 그녀가 다른 환자들에게 주는 충고는 이 방법을 실천할 때는 아무에게도 이야기하지 말고 비밀리에 하라는 것이다. 의사나 가족들의 부정적인 신념이 치유효과를 경감시킬지도 모르기 때문이다.

또다른 경우는 비(非) 호지킨림프종이라는 진단을 받은 20대의 젊은 여성이었다. 한때 그녀는 암이 제4단계 B까지 진행되고 골수에까지 전이되어 절망적이었다. 그때 항암제 치료의 부작용으로 전신이 극도로 쇠약해진 나머지 좌절하여 모든 치료를 중단하려고까지 했으나 다시 도전의지를 회복하여 실행한 방법이 이 시각화였다. 그녀는 유럽의 한 조용한 마을에

---

2) 칼 싸이먼튼(Carl Simonton)은 미국 오리건대학을 졸업하고 같은 대학병원에서 방사선 종양학을 연구하며 주로 암환자를 치료하는 일에 종사했다. 그는 암을 신체의 부분적인 문제로만 취급해온 기계론적 의학의 시각에서 벗어나 환자의 정신·신체·주변환경 등을 다각적으로 연결하는 정신·신체의학(Mind-Body medicine)을 독창적으로 개발하였다. 지금은 미국 캘리포니아에서 '싸이먼튼 암연구소'를 개설하고 다양한 암치료 상담프로그램을 실시하고 있다. 관련 저서로는 *Stress, Psychological factors, Cancer* (Banthum 1980) 등이 있다.

3) 인도 태생으로 뉴델리대학을 나와 미국 보스턴대학에서 주로 내분비학을 공부하고 같은 대학에서 교수로 재직한 바 있다. 그후 미국 국립보건연구소(NIH)의 대체의학 특별연구원으로 일했다. 현재는 쌘디에이고우에서 심신의학연구소 소장으로 활동하고 있다. 지난 10여년 동안 인도의 전통의학인 아유르베다(Ayurveda)를 서양문화권에 소개하여 이 분야에 대한 베스트셀러 작가로도 유명하다. *Perfect Health* (Harmony Books 1991)를 비롯해 많은 저작이 있다.

머물면서 오로지 이 방법에만 열중하였다. 약 1년 후 처음 진료를 받은 병원에서 진찰을 했는데 암이 흔적조차 없어져서 담당 의사도 의아해할 정도였다.

어떻게 이같은 치유가 가능한가? 이는 결국 암이란 단순히 발암물질 같은 물리적 요인이 생물학적 메커니즘에 작용하여 발병하는 것이 아님을 알려준다. 다시 말하면 물리적·사회적·문화적 제조건에 가득 찬 부조화와 불균형이 배경이 되고, 이러한 혼란스런 환경에 대응하는 개인의 심리 상태가 핵심적 발병원인이 되는 것이다. 정신적 스트레스가 신체의 면역체계를 약화시키고 내분비계의 균형을 파괴함으로써 암세포가 발생할 수 있는 최적의 조건을 형성하는 것이다.

암에 대한 통념은 암세포는 그 힘이 매우 강하고 무섭다는 것이다. 그러나 이러한 생각은 사실과 다르며 암세포란 매우 약하고 혼란스런 세포일 뿐이다. 침략하고 공격하고 파괴하는 세포가 아니라 다만 세포분열을 제대로 할 수 없어서 미숙한 세포를 과다생산하고 있는 것일 뿐이다. 암은 잘못된 유전정보를 담고 있는 하나의 세포에서 시작한다. 유전자 차원에서 볼 때 암은 혼란된 정보(information)와 비뚤어진 지성(intelligence)을 가지고 있으며 성숙한 세포분열을 할 수 있는 능력을 상실한 상태이다. 이런 혼란스런 정보와 지성은 암환자 자신의 의식이 만들어낸 결과로 볼 수 있다.

앞서 얘기한 바와 같이 멘털 테크닉(mental technique)을 통해서 환자가 자신의 의식을 각성시키고, 나아가 상실한 지성을 회복한다면 유전자가 담고 있는 정보와 지성도 변화할 것이다. 이것이 정신적 테크닉으로 치유되는 배경이다.

발암물질을 똑같이 투여한 쥐라도 지속적으로 스트레스를 준 쥐와 그렇지 않은 쥐의 암 발생률을 비교해보면 전자의 경우에 훨씬 많이 발병한다는 것은 잘 알려진 사실이다. 스트레스가 발암 유전자와 이를 차단하는 억제 유전자 간의 균형을 파괴하는 방아쇠 역할을 하고 있는 것이다. 멘털 테크닉은 스트레스가 암을 일으키고 진행시키는 메커니즘을 역으로 활용하는 방식이다.

싸이먼튼 암연구소의 조사에 의하면 이러한 멘털 테크닉을 활용한 암환자의 평균 생존기간은 최첨단 의학기술로 치료받은 암환자의 2배이며, 미국 전체 암환자의 평균생존기간의 3배에 이른다. 더욱 경이로운 것은 치료불능으로 판정받은 환자들이 이 방법을 통해 남은 생을 훨씬 풍요롭게 보냄으로써 삶의 질이 향상되고 덜 고통스럽게 임종을 맞이할 수 있었다는 사실이다.

대부분의 사람들에게 암은 곧 죽음과 동의어이다. 그러나 암환자가 두려움·분노·절망에서 벗어나 관용과 희망과 용기를 회복할 때 치유의 힘은 믿을 수 없을 만큼 커진다. 마음의 치유란 한마디로 '암은 절망적이다'라는 비관적인 생각에서 벗어나 '암은 반드시 낫는다'는 의지를 가지고 암이 치유된 상태를 상상하는 것이다. 이 방식에 동의한다면 환자이건 치료자이건 누구라도 자신에게 맞는 효율적인 방법들을 개발하여 활용할 수 있을 것이다.

몸의 치유

몸의 치유가 추구하는 목표는 인체 내에 독성(毒性)의 유입을 예방하는 일과 이를 제거하는 일, 호르몬계의 기능과 각 기관의 대사작용을 원활히 하는 것 그리고 그에 따른 면역력의 증강에 두고 있다. 이러한 목표에 도달하기 위한 방법은 바른 섭생과 균형잡힌 영양의 유지, 운동과 휴식, 기타 자연요법 등 세 가지로 나누어 살펴볼 수 있다.

①음식과 영양

전체성의학에서 몸을 치유하는 방법 가운데 식이요법의 중요성이 가장 크게 강조되고 있다. 『의사들이여, 네 자신의 병부터 고쳐라』(*Physicians, heal thyself*)라는 책을 쓴 의사 앤터니 스테이틀리어(Anthony Statelier)는 자신의 전립선암이 현대의학으로 낫지 않자 식이요법을 통해 생명을 연장할 수 있었다고 한다. 그래서 그는 '무엇이나 가리지 말고 많이 먹어라'라고 무책임하게 가르치고 있는 의사들을 비판하고 있다. 많은 의사들이 환자들에게 체중이 줄지 않게끔 무엇이든 잘 먹도록 권하고 있다. 또 더러는 정맥주사를 통해서 영양을 공급하기까지 하지만 이런 방식이 암환자의 생존율을 높이는 데 도움이 되기는커녕 오히려 해가 된다는 것이다.

무엇이나 맘껏 먹도록 허용한 쥐들과 굶주림만 면할 정도로 적은 양의 곡류만을 섭취한 쥐들을 비교했을 때 전자의 암 발병률이 현저하게 높다는 사실도 잘 알려져 있다. 지방질이 적고 섬유질이 풍부한 음식 곧 곡류·야채·과일류의 음식을 주식으로 할 때 암 발병이 크게 줄어든다는 것은 공인된 사실이다. 동물성 지방 섭취를 줄이고, 섬유질이 많은 채식 위주의 식사를 하면 발암물질이 세포의 DNA에 입히는 손상을 줄여 변이된 유전자가 암으로 발전하는 것을 막을 수 있다고 추정하고 있다. 이러한 원리를 암치료에 응용한 것이 바로 식이요법이며, 그 요점은 다음과 같다.

- 섭취하는 총칼로리를 줄인다. 경우에 따라서 절식(絶食, fasting)이나 생식(生食, wheatgrass diet) 같은 적극적인 방법을 활용한다.
- 동물성 지방 섭취를 피하고 필요할 때는 식물성 지방을 섭취한다.
- 모든 종류의 단백질 섭취량을 줄인다. 필요하다면 콩과 같은 식물성 단백질을 섭취한다.
- 흡연·음주·약물·소금에 질인 것·화학 조미료·기타 화학물질로 오염된 음식을 일체 금한다.
- 정백(精白)하지 않은 곡류와 야채·해조류·과일 등 섬유질이 풍부한 음식을 주식으로 섭취하며 천연 유기농산물이면 더욱 좋다.
- 흰 설탕과 정제된 흰 소금을 피하고 천일염을 사용한다. 화학물질로 오염되지 않은 청정한 물을 음용한다.
- 필요한 만큼의 천연약초(natural herb)나 건강보조식품을 쓸 수 있다.

②운동과 휴식

적당한 운동과 충분한 휴식이 자연치유력을 향상시킨다는 것은 의심할 여지가 없다. 육체적 운동은 호흡기가 정상적으로 작용하도록 해주고 혈액순환을 좋게 한다. 따라서 체내의 독소가 제거되고 혈중 산소량이 높아지며 각 장기의 대사활동이 활발해진다. 운동은 근육뿐 아니라 내장의 활동도 증가시키고 땀을 흘리게 함으로써 체내의 노폐물 배설을 촉진한다. 또한 엔도르핀(endorphine) 같은 호르몬 분비를 증가시켜 스트레스를 해소해줌으로써 깊은 수면과 휴식이 가능하도록 이끌어준다.

운동은 반드시 휴식과 균형을 이루며 해야 한다. 운동의 중요성을 강조한 나머지 충분한 휴식을 취하지 못할 때는 신체의 에너지체계 조절과 대사활동에 혼란을 가중시킬 것이다. 균형잡힌 운동과 휴식을 위한 프로그램이 많이 있지만 그 가운데 가장 쉽고도 효과적인 방법은 '낮에 충분히 걷고 밤에 숙면을 취하라'는 것이다. 자연환경이 좋은 산길이나 숲속을 택해서 걷는 것이 가장 권장할 만하며 규칙적으로 일광욕을 겸하면 더욱 좋다.

요가·기공·호흡법 등을 통해 몸의 각 부위를 자극하고 이완하는 것도 하나의 방법이다. 이런 방법들 역시 호흡과 에너지체계를 고르게 하고 마음의 평화와 자연치유력을 높이는 데 도움이 된다.

③기타 자연요법

과거의 생활환경과 낡은 생활습관에서 벗어나 오염이 없는 청정한 생활환경에서 자연과 조화를 이루는 다양한 생활방법을 실행한다.

척추 교정법·장세척과 관장법·목욕요법·반사요법·찜질법·동종요법·향기요법·온열요법 등 많은 종류의 자연요법들이 쓰이고 있다. 이들 중에서 자신에게 도움될 만한 치료법을 선택하기 위해서는 효과적인 치료법에 대한 정보를 모으고 치유된 사람들을 적극적으로 찾아보고 자기자신에게 가장 적합한 방법을 스스로 결정해야 한다. 가장 알맞은 방법이란 누가 뭐라 해도 그 방법에 믿음이 가고 그것을 실행할 때 즐겁고 행복감을 주는 것이라고 말하는 사람도 있다. 그 어떤 방법도 모든 사람에게 만능일 수는 없으며 모든 방법들은 각자에게 도움이 되고 유용한 만큼만 가치가 있다.

몸의 치유에 있어서 많은 치료사례와 괄목할 만한 성과를 보여주고 있는 의사라면 단연 코오다 미쯔오(甲田光雄)[4]를 들 수 있다. 그는 절식(絕食)과 생채식(生菜食)의 저칼로리요법 그리고 독특한 운동과 자연요법을 결합한 일종의 생활요법을 체계화했다. 이러한 요법은 암환자들의 생존율과 삶의 질을 현저히 개선하는 것으로 평가받고 있다.

영성의 치유

여기서 말하는 영성(靈性, spirituality)이란 공상소설 같은 데서 흔히 접하는 죽은 자의 떠돌아다니는 영혼을 뜻하는 것이 아니다. 육체와 정신을 넘어선 생명 창조의 총체적인 배경을 의미한다. 시간과 공간으로 한정지을 수 없으며, 물질도 에너지도 어떤 차원도 아닌, 그래서 실증과학으로 측량하거나 측정할 수 없는 어떤 것을 말한다. 그것은 모든 개별 생명체들 속에 고루 스며 있는 생명에너지의 무한한 근원이다. 모든 이가 마음 깊숙한 곳에 공유하고 있는 '의식의 통일장'(unified field of consciousness) 또는 '순수한 의식'(pure awareness)이라고 표현되기도 한다. 그러나 사실은 어떤 정의를 내리거나 한정짓기 힘든 묘사 불가능한 힘이다. 그러나 이러한 영성이 바로 모든 생명력, 자연치유력의 생성배경이다. 누구나 영성을 가지고 있으므로 이것을 바로 자각할 때 경이로운 치유가 일어나기도 한다. 이러한 자각의 상태를 경험하게 되면 그동안 육체와 자신을 동일시해 온 것은 다만 하나의 생각일 뿐임을 깨닫게 되고 따라서 육체적 질병에 대한 불안감, 몸에 대한 집착에서 벗어나 근원적인 평화를 회복할 수 있다.

---

4) 일본 오오사까대학 의학부를 졸업하고 같은 대학 미생물병연구소의 교수를 역임한 바 있다. 어려서부터의 지병을 현대의학으로 치료했으나 실패하자 전통의학과 각종 민속의학을 연구하여 스스로 건강을 회복하였다. 그후 서양의학의 약점을 보완하는 독창적인 '자연치유의학'의 체계를 세워 지난 50년 동안 많은 난치병을 해결하는 데 공헌하였다. 『암 예방의 길(癌豫防への道)』(春秋社 1985) 외 많은 저작이 있다.

이런 영성의 자각상태에서는 몸이 실존적 존재라기보다는 하나의 생각이나 인상, 신념에 불과하므로 육신의 죽음에 대한 공포도 사라지게 된다.

영성의 자각상태에 이르는 방법들로는 여러가지 명상법, 호흡관찰법, 의식개발프로그램 등이 있는데 이들은 마치 종교적·영적인 수련법들과 비슷해보이기도 하고 어떤 것들은 실제로 관련있는 것도 있다.

후지나미 죠오지(藤波襄二)[5]는 현대의학이 눈에 보이는 육체만을 다루는 것은 넌센스이며 의학이 육체 너머의 마음이나 정신, 영성까지를 모두 포괄하여 다룰 때 치유의 효율성이 극대화된다고 강조한다. 그는 미래의 의학은 꼭 이러한 모습으로 그 영역이 확대될 것이라고 전망하고 있다.

하녹 탈머는 자신이 운영하는 영성개발프로그램의 '몸 다루기'(body handling) 연습을 통해 암환자가 자신과 몸을 동일시해온 끈질긴 신념에서 벗어나 자신이 물질적 존재 너머의 죽음이 없는 영성적 존재임을 자각하게 될 때 놀라운 치유가 일어나는 경우가 있음을 보고하고 있다.

싸이먼튼이 개발한 긴장이완과 시각화요법의 하나인 '죽음 예행연습'은 자신이 죽어가는 과정, 장례 절차, 그후 천상에 안주하거나 지상에 재래하는 모습들을 반복해서 상상함으로써 죽음에 대한 두려움을 크게 경감시키는 것이다. 내가 이대로 죽어도 좋고 암에서 회복되어도 좋다고 생각할 만큼 생사에 대한 집착이 없을 때 놀라운 치유가 일어나고 나아가 남은 생의 삶의 질이 크게 향상된다. 삶의 질만이 아니라 죽음의 질도 향상된다.

자연치유력의 근원인 영성의 존재를 한정된 실증과학의 잣대로 확인하려 하거나 객관적으로 입증하려는 것은 무의미하다. 영성과 자연치유씨스템은 실증과학의 한계 너머에 있으며 객관적으로 검증될 수 있는 성질의

---

5) 일본 토오쿄오대학 의학부를 졸업하고 같은 대학에서 공중위생학 교수를 역임하였다. 그는 현대 서양의학의 기계론적 한계를 극복하기 위한 대안으로서 '예방의학' '건강증진의학' '생명의 질을 높이는 의학'이라는 새로운 차원의 의학체계를 제시해왔다. 현재는 국제의료복지대학의 교수로 재직하면서 일본 전체성의학학회 회장, 자연치유의학협회 회장을 맡고 있다. 관련 저서로는 『총체적인 치료를 위하여(ホリスティック存癒しのために)』(日本敎文社 1995) 등이 있다.

것이 아니다. 이것은 '머리로 알기'를 통해서는 알 수 없으며 오직 '직접 경험하기'를 통해서만 알 수 있다.

　전체성의학이 암 치료에 있어 이같이 마음과 몸과 영성의 치유라는 전일적 접근을 강조한다고 해서 수술·화학요법·방사선 치료와 같은 기계적 방법을 무조건 배제하는 것은 아니다. 그러나 화학요법과 방사선 치료법은 어느정도 치료효과가 인정되는 몇가지 종류의 종양을 제외하고는 일반적으로 부정적으로 평가한다. 이 두 가지는 DNA에 손상을 입혀 면역체계를 포함한 정상적인 세포분열에 악영향을 미쳐 결국 암환자의 삶의 질을 파괴할 수 있기 때문이다. 따라서 이 두 요법은 머지않아 사라질 원시적인 요법으로 간주하기도 한다.

　전체성의학자들이 수술 같은 기계적 방법을 선택하는 과정에서 일반 의사들과 다른 점은 수술에 앞서 자연치유법을 먼저 실행한다는 점이다. 수술이 틀림없이 도움된다고 판단되는 경우일지라도 전체성요법을 먼저 실행하여 자연치유씨스템을 재활시킨 다음, 수술을 하고 이어서 전체성요법을 계속해가는 방식을 취한다. 이렇게 할 때 기계적 방법이 입힐 수 있는 자연치유씨스템에 대한 손상을 최소화하고 면역력을 높여갈 수 있기 때문이다. 이런 총체적 접근방법은 단순한 기계적 대응방법보다는 암환자의 생존율도 높일 수 있고, 더욱 중요하게는 삶의 질을 높일 수 있다.

전체성의학은 암을 근본적으로 퇴치할 수 있는가

　이 물음에 대한 답은 한마디로 '알 수 없다'이다. 장구한 의학의 역사가 보여주는 가장 큰 교훈은 건강과 질병을 완벽하게 이해하는 것은 불가능하며, 보건과 의료를 설명할 수 있는 단일이론은 영원히 존재하지 않는다는 것이다.

　암은 이 시대를 특징짓는 하나의 중대한 사변(事變)이다. 어느 시대나 그 시대를 대변하는 질병이 있어왔는데 그런 질병들은 한결같이 당대 문명과 사람들의 삶을 반영하고 있다. 암은 우리 시대의 상징인 물질문명과 그에 상응하는 대중의식이 만들어낸 피조물이다. 이렇게 말할 수 있는 근거는 의학의 비약적 발전에도 불구하고 암의 발생률은 오히려 이전보다 크게 증가하고 있다는 데서도 찾을 수 있다.

따라서 암을 근원적으로 퇴치하는 일은 의학만의 과제가 아니다. 오히려 의학 외적인 부분의 역할을 더 크게 고려해야 한다. 즉 문명이 바뀌어야 암도 감소할 것이라는 이야기이다.

암치료에 대한 현대 서양의학의 과학적인 방법은 그 성과가 만족스럽지 못하다. 이러한 한계를 보완하기 위해서 전체성의학이 좀더 포괄적인 방법으로 접근하고 있지만 이것 역시 만족할 만한 수준이라고 평가하기는 어렵다. 다만 전체성의학이 기계론적 의학에 비해 다차원적이고 총체적으로 암치료에 접근하고 있으며, 사람들의 삶을 근본적으로 바꾸며, 나아가 문명을 전환하는 데까지 의학의 영역을 확대해가고 있다는 점은 주목할 만하다.

암은 우리 곁에 함께 있다. 앤드루 와일(Andrew Weill)[6]의 말처럼 암은 인류의 영원한 맞수인지도 모른다. 암을 치료하는 여러 의학적 도구들이 암 앞에 무력하며 오히려 암이 의학을 앞서가고 있다고 느끼는 사람들도 많다.

어떠한 의학도 결코 만능일 수 없으며 그 나름의 한계를 갖고 있다. 모든 의학체계들은 각각의 제한된 관점에 입각한 신념체계들이며 어떠한 의학도 상대적 진실일 뿐이다. 따라서 서로 다른 관점과 차원에서 모든 의학체

---

6) 하버드대학을 졸업하고 15년 동안 하버드식물원에서 약리학연구원으로 종사하였다. 세계 각지를 돌아다니며 약용식물의 성분과 치유효과에 대한 정보를 수집하여 독창적인 치료체계를 세웠다. 미국 국립정신보건연구원에서 재직한 바 있고 지금은 애리조너대학의 통합의학과정(The Course of Intergral Medicine)의 책임연구원으로 일하면서 주로 자연치유적인 방법으로 환자를 치료하고 있다. 관련 저서로는 *Spontaneous healing* (Ballantine Books 1996) 등의 저서가 있다.

계의 성과를 총체적으로 조화시켜나갈 때 암치료의 새로운 전망도 떠오를 것이다.

현재로선 예방이 최상의 전략이며 이를 위해서는 자연치유씨스템을 건강하게 관리할 줄 알아야 한다. 우리 시대의 문명·사회구조·삶의 양식 등은 인간의 세포들이 악성으로 변형되기 쉬운 환경적 요인을 조장, 증가시키고 있다. 따라서 인체의 자연치유씨스템이 손상받지 않도록 그 예방법을 개발하여 활용하는 일이 무엇보다 중요하다.

지금 기계론적 의학이나 전체성의학은 한결같이 면역체계와 면역력을 향상시킬 수 있는 치료법을 개발하는 방향으로 나아가고 있다. 이 치료법은 자연치유 메커니즘을 활용하여 정상적인 세포에는 피해를 주지 않으면서 악성세포만을 선택적으로 약화 또는 소멸시키는 것을 궁극적인 목표로 삼고 있다. 이를 위해서는 치료사례들을 많이 찾아보고 이를 적극적으로 연구·분석하려는 노력이 필요하다.

현존하는 많은 암치료법들 가운데 무엇을 선택할 것인가? 현명한 결정을 내리기 위해서는 각 치료법들의 이해득실과 장단점에 대한 믿을 만한 정보를 갖고 있어야 한다. 그리고 어떤 방법을 택하기 전에 전제해야 할 점은 그 방법이 자연치유씨스템을 활성화해 암의 확산을 멈추고 건강을 전체적으로 개선할 수 있어야 한다는 것이다.

대체의학, 개념과 발전방향

오홍근 오홍근 신경과의원 원장.

> 자연은 결코 우리를 배반하지 않는다.
> 우리를 속이는 것은 항상 우리들 자신이다.
> —— 장 자끄 루쏘

들어가며

최근 의료계와 일반인들 사이에서 대체의학이라는 말이 자연스럽게 사용되기 시작했다. 이미 매스컴에서 경쟁적으로 보도한 바 있고, 몇몇 의사들도 전문학회를 만들어 활발한 활동을 벌이고 있다. 그러나 단편적인 소개에 그치고 있을 뿐 대체의학을 개념적으로 명확하게 정립하지는 못한 실정이다. 주류 의료계에서도 깊은 관심을 갖고 토론의 장에 들어온다거나 적극적인 자세를 보이지 않고 있다. 이는 대체의학이 개념이나 실제에 있어 낯선 새로운 분야인데다 접근방식과 공식이 달라 연구할 엄두를 내지 못하거나, 또는 아예 논의할 가치가 없는 수준이라고 폄하하기 때문일 것이다.

하지만 대체의학의 출현은 현재의 의료씨스템 내부의 모순, 의학 외적인 사회·문화현상과 불가분의 관계에 있으며, 우리나라뿐만 아니라 유럽과 북미 등지에서도 벌어지고 있는 세계적인 현상이기도 하다. WHO의

* 이 글은 한국대체의학회 편 『대체의학』 제1권 1호(1998)에 수록된 것을 보완·정리한 것이다.

자료에 의하면 세계 의료형태의 30~40%만이 서양 정통의학(conventional western medicine)을 따르고 나머지는 보완의학 또는 대체의학(complementary and alternative medicine)을 따르고 있다고 한다. 미국의 경우 3명 중 1명이 대체의료를 찾고 있으며 우리나라의 통계도 이와 비슷한 수준이다.

　대체의학을 염두에 두는 전문의료인들은 주류 의료계의 불신에 더해 대체의학에 대한 비의료인들의 무분별한 신뢰나 무지, 남용 등에 우려의 목소리를 높이고 있다. 따라서 대체의학의 본질에 대해 생각해보는 기회가 절실히 필요하다. 여기서는 대체의학이 생겨난 역사적 배경과 개념 그리고 앞으로의 전망을 조망해보고자 한다.

질병에 대한 새로운 접근방법

대체의학의 개념

　인간은 단순히 세포들의 집적물만은 아니다. 자연과 더불어 존재하는 생명체이며 자연의 창조물이다. 인간이 병들었다는 것은 자연과 그 창조물 사이의 관계에 문제가 생겼다는 의미이므로 병든 기관이나 조직만을 뜯어볼 것이 아니라 그를 둘러싼 주변의 모든 환경과 사회에도 관심을 갖고 살펴보아야 한다.

　오늘날의 환경문제, 날로 심각해져가는 대기오염과 공해물질의 범람은 인간의 생명에 광범위하면서도 깊은 영향을 미친다. 예컨대 지난 세기만 해도 세균감염에 의해 사망하는 경우가 제일 많았으나 이제는 스트레스, 오염물질, 영양불균형에 의한 질병으로 사망하는 경우가 대부분이다. 미국의 캘리포니아대학 공중보건학과의 통계는 적어도 사망원인의 50%가 공해물질이나 환경오염과 관련이 있으며 감염에 의한 경우는 불과 3%에 불과하다고 밝히고 있다. 이와같은 상황은 인간을 병적 상태로 만드는 환경적·사회적 요인을 가려내고 환자의 면역성과 저항력을 중요시하는 의학을 필요로 한다.

현대의학에서는 단편적이고 부분적인 분석으로 문제에 접근해가는 방식이 지배적이다. 그러나 그러한 환원주의적 분석방법은 전체를 보는 통합적인 능력을 갖지 못한다. 과학에서는 기계적인 메커니즘의 발견과 원리에 기초를 둔 지식의 체계화가 무엇보다도 중요하지만, 인간의 질병을 다루는 의학에 있어서는 종합적이고 전인적인 접근방식이 필요하다. 미국의 노벨상 수상자인 폴링(L. C. Pauling) 박사는 현대의학의 너무 세분화된 전문성을 지적한 바 있다. 현대의학적 방법은 인간의 건강을 증진하는 데 오히려 방해가 된다는 것이다. 또한 현대의학이 질병을 예방하고 교육하는 쪽에 관심을 두지 않는 이상 그 미래는 희망적이지 못할 것이라고 경고하고 있다.

실제로 의학의 메카라고 할 수 있는 미국의 경우 74세가 되기 전까지 3명 중 1명이 각종 암에 걸리고 매년 50만명 이상이 뇌졸중으로 쓰러지며 3만 5천명의 고혈압과 심장질환자가 발생한다는 통계가 나와 있다. 의학의 발달에도 불구하고 사람들이 병에 걸리는 비율은 점점 더 높아지고 있다. 특히 암이나 정신질환 등의 발병률이 꾸준히 증가하고 있으며 심장혈관질환도 약물요법이나 수술기법의 발달에 아랑곳없이 줄어들지 않는 실정이다. 이는 이들 질병이 현대인의 생활환경과 식생활, 스트레스, 환경오염, 방사선물질, 정신건강상태 등과 밀접하게 관련되어 있기 때문이다. 따라서 이러한 요인에 대한 인식 없이는 진정한 의학적 발전을 이룰 수 없다. 최근 들어 대체의학에 대한 관심과 연구가 활발해지는 것은 이와같은 인식 때문이다.

대체의학이란 한마디로 인간의 온갖 질병과 고통을 자연치유능력에 맞추어 조율하고 복원하는 의학이다. 그러기 위해 인체의 면역기능과 회복능력을 증강해주는 여러가지 자연적인 접근방식을 동원하고 있다. 즉 환자를 전체성을 가진 인간으로 보고, 그 신체적인 병변 부위에만 치중하는 치료가 아니라 정신적·사회적·환경적인 부분까지 관찰하여 조화를 이루게 하는 치료를 행한다. 폐렴환자를 예로 들어보자. 현대의학적 치료법은 폐렴균을 죽일 수 있는 항생제를 투여하는 것이다. 이에 비해 자연의학적 치료법은 환자가 폐렴균에 노출되었을 때 병균의 침입에 저항하지 못한 면역기능의 허점을 중요시한다. 따라서 면역성이 떨어진 원인을 찾아내어 저하되어 있는 치유능력을 높여주는 여러가지 대체의학적 방법들을 동원한다. 이는 항생제의 부작용을 막고 면역성의 저하를 방지해 또다시 병균에 노출되더라도 스스로 이겨낼 수 있도록 해준다.

질병에 대한 접근방식에 있어서 현대의학은 진단된 병에 대해서만 부분적 처치를 행할 뿐 그 병을 앓고 있는 환자의 모든 면을 충분히 고려하지 못한다는 문제가 있다. 반면에 대체의학은 개개인의 생활패턴과 주위환경 또는 성격과 정서적 상태까지 참고하여 치료와 예방에 이용한다.

현대의학은 근시안적인 처방을 내리는 데 익숙해져 있다. 면역기능이 떨어지고 정상세포가 손상을 입는 것은 돌아보지 않고 항생제나 호르몬제를 오·남용하고 있다. 이러한 행위는 인체가 가진 방어능력과 면역력을 떨어뜨리고 자연치유력을 약화시켜 회복속도를 오히려 더디게 한다.

대체의학의 역사

대체의학은 사실상 인류의 역사와 함께 시작되었다 해도 과언이 아니다. 기원전 이집트인들은 뼈를 맞추는 법을 알고 있었으며, 이스라엘인들은 오염의 원리를 알고 위생관리법 등을 개발하였으며 식이요법을 종교적 규범으로 삼았다는 것을 구약성경을 통해 알 수 있다. 러시아와 불가리아에서는 증기를 이용한 목욕법을, 그리스인들은 운동과 물리치료법을 발전시켰고, 로마인들은 그들의 건축물 구조를 통해 냉온욕법을 널리 사용하였음을 알 수 있다. 중국에서는 5천년 이상 식물의 잎·열매·뿌리를 질병치료에 이용하여 약용식물에 대한 방대한 지식과 경험을 축적해왔고, 지금도 동양인들은 이에 대해 무한정이라 할 만큼 강한 신뢰감을 가지고 있다.

히포크라테스나 파라첼수스(Paracelsus)와 같은 의성들은 모두 위대한 자연치료의학자였으며 자연의 이치를 깨닫고 자연치료적인 방법들을 개발했다. 이러한 의학형태는 세기를 거듭하며 면면히 이어졌고 근래에까지도 실제적으로 애용되었다.

동물들에게 행해온 자연치료법을 예로 들어보자. 동물이 병들거나 상처를 입으면 약초를 먹이고 진흙팩을 하고 물속에 집어넣어 물치료를 해준다. 당분간 음식을 먹이지 않는 단식치료를 하고 혀와 몸을 깨끗이 씻어주는 소독과 목욕법을 실시하고 몸을 마사지해준다. 이것은 처음부터 끝까지 완벽한 자연치료법이다.

그러나 이러한 초기 의학의 자연주의 정신은 인류사의 전개와 더불어 많은 변화를 겪었다. 유럽에서는 17세기의 과학혁명을 거치면서 '과학적 의학'이 절대우위에 서게 되었다. 미국의 경우는 1800년대 중반에 의사협회가 탄생하고 면허제도가 생기면서 과학적인 의학교육과정을 강조하게 된다. 1900년초에는 플렉스너(S. Flexner)라는 의과대학 평가위원이 커리큘럼 기준을 마련함으로써 대부분의 자연치료법이 설자리를 잃었다. 이후 수술기법이 본격적으로 발달하고 화학약품이 개발되었다. 나아가 약물을 대량생산하는 제약회사의 등장으로 사람들은 화학약물과 수술로 병을 쉽게 치료할 수 있다고 믿게 되었다.

지금의 의학은 그간의 막대한 연구비 지출에도 불구하고 암과 성인병 등을 제대로 치료하지 못하고 있다. 미국의 경우 닉슨 대통령 재임시절 '암과의 전쟁'을 선포한 이래 10년 동안 250억 달러 이상을 지출했음에도 아직도 3명 중 1명이 암에 걸리고 5명 중 1명꼴로 암으로 사망하고 있다. 미국의 군사비 300억 달러의 세 배에 달하는 자금이 의료비로 지출되고 있으며 이는 교육비의 19배가 넘는 규모이다. 1940년 의료비 지출은 40억 달러로 GNP의 4%였으나 1992년에는 8천억 달러로 GNP의 14%에 육박했다. 그러나 아직도 3천 3백만명이 고혈압·관절염·암·우울증 등으로 고생하고 있고 이러한 질병으로 지출되는 비용이 전체 의료비의 70%에 해당한다.

 지금 미국에서는 현대의학에 실망한 일부 국민들이 대체의학운동을 전개하고 있다. 그들은 과학적 검증이 부족하다는 이유로 도외시되는 대체요법들을 선호하고 대체의학적 치료법을 선택할 수 있는 권리를 주장한다. 특히 암치료를 위한 대체의학이 성행하고 있는 멕시코와 유럽을 향해 '미국을 탈출하는' 엑소더스 현상도 일어나고 있다.

 이에 비해 유럽의학은 전통적인 대체요법들을 비교적 융통성있게 유지, 발전시켜왔으며 국민들 역시 자연스럽게 이 혜택을 받고 있다. 약용식물에 대한 연구와 동종요법, 침술에 대한 연구를 오래 전부터 계속해와 지금은 많은 연구실적을 축적하게 되었다.

 대체의학의 개념과 역사의 흐름에서 또 한가지 주목해야 할 것은 문화·사상적 영향에 대한 부분이다. 즉 포스트모더니즘 같은 사상적 조류라든가 신과학운동의 영향이 의학에도 미쳤다는 사실이다. 이들 조류는 다양성을 강조한다.

 '대체의학'이라는 용어는 미국 국립보건원(NIH)의 기준에 따른 것으로, 문자 그대로 기존의 의학을 대신하고 대안을 제시하는 학문이라는 뜻이다. 1992년 국립보건원에 대체의학연구위원회(Office of Alternative Medicine)가 설립되면서 대체의학이 본격적으로 논의되기 시작했고, 이후 여러 대체의학적 치료법들을 검증해왔다. 이제는 그 행정과 예산 규모도 늘어나 보완·대체의학연구회(Center for Complementary and Alternative Medicine)가 모든 것을 관장하고 있다. 이는 훨씬 적은 의료비 지출로 효과적인 질병 퇴치를 할 수 있는 가능성을 찾기 위한 다분히 미국적인 정책이기도 하다.

 미국의 의료보험회사들은 대체요법에 대한 치료비를 지출하기 시작했고 정부에서도 의료비 절감 노력의 일환으로 대체의학에 관심을 갖기 시작했다. UCLA, 뉴욕의대, 하버드의대 등의 여러 의과대학에서도 강좌를 개설하고 대체의학의 치료법들에 대한 개발·연구에 박차를 가하고 있다.

한편, 대체의학이란 용어는 다분히 기존 의학체계와 다른 새로운 의학적 개념과 씨스템을 갖고 있는 것처럼 보이며 기존의학에 대한 공격적인 대응을 내포한다는 인상을 준다. 이에 비해 유럽 등지에서 사용되는 통합의학(Integrative medicine), 보완의학(complimentary medicine), 비제도권의학(unorthodox medicine) 등의 용어는 기존의 의학형태에서 보완해야 할 부분, 또는 이를 통합해서 총체적으로 활용하려는 의지가 포함된 좀 더 우호적이고 중립적인 표현이다. 각각의 용어가 의미하는 바가 약간씩 다르긴 하지만 현대의학적 개념과 방법론 그리고 그 필요성을 전면적으로 무시하고 새로운 의철학적 이론과 기법으로 대신하려는 형태는 아니라는 데서 그 공통점을 찾을 수 있다.

대체의학적 치료법의 여러 종류

대체의학 치료는 인체 내의 자연적 생명력을 보강하고 활성화하는 방법을 선택한다.

첫째, 우리 체세포의 에너지패턴과 동일한 유기물질로 된 생물학적 산물을 이용한다. 생물학적으로 활성화되어 살아 있는 식품은 그 분자와 생체의 분자 사이에 비슷한 활성작용을 교환하게 되고 에너지를 전달한다. 체내에 독성물질이 축적되지 않고 부작용을 일으키지 않도록 하는 약용식물요법이 이에 속한다.

둘째, 대체의학은 예방의학적인 입장을 중요시한다. 예방교육을 통해 건강한 생활습관과 올바른 식품선택 그리고 행동치료를 해준다.

셋째, 건강한 식생활과 영양학에 관심을 둔다. 식품영양학적인 입장에서 편파적이고 해로운 음식을 섭취하면 각 조직세포의 단계에서 이미 영양불량상태를 일으키고 면역성을 떨어뜨린다. 영양분석을 거쳐 양질의 식품과 효소를 선택해 섭취한다면 자연스럽게 건강을 되찾을 수 있다. 생활습관 조절법, 행동치료법, 영양식이요법 등이 이에 해당한다.

넷째, 환자의 척추를 비롯한 골격과 근육을 치료자의 손동작을 통해 정상적인 상태로 교정해준다. 근육의 이완과 함께 골격의 교열을 정비하여 각 내부장기의 기능을 활성화하는 카이로프랙틱(chiropractic) 치료법이 이것이다.

다섯째, 물을 이용하여 몸의 순환과 배설기능, 면역기능을 촉진하는 수(水)치료법이 있다.

여섯째, 자연산물에서 추출한 성분을 고도로 희석하여 미세분자량의 에너지 단계에서 신체적 단계로 치유시켜가는 동종요법과 향을 내는 식물에서 추출한 에센셜오일을 이용한 아로마(aroma) 치료법이 있다. 이 치료법은 물질이 가진 생리화학작용에 의미를 두던 기존의 치료방식과는 달리 물질의 전자기적 에너지의 치료효과를 이용한 것이다.

일곱째, 생물질에서 나오는 전자기장력뿐만이 아니라 인체의 기(氣)에너지를 치료에 응용한 에너지의학이다.

여덟째, 한의학적 방법들로 침술과 약초학 등도 중요한 대체의학적 요법들이며, 이밖에도 색깔치료, 바크약물치료(정서상태를 조절해주는 꽃추출물을 이용한 치료법), 근육응용조절요법(근육과 내부장기 사이의 반사점을 이용한 치료법) 등이 있다.

대체의학의 특징 중 하나는 정신과 신체 사이의 기능적 상호관계가 병의 발생뿐만 아니라 치료과정에도 서로 깊이 관여한다는 사실을 중요시한다는 것이다. 예컨대 암환자의 치료에 명상과 영상치료 등을 이용하는 경우를 들 수 있다.

한국적 대체의학의 향방

한국 대체의학의 현황

우리나라에서는 지금껏 대체의학에 대한 활발한 움직임이 없었으며 단지 동서의학의 접목에 초점을 맞춘 행사들이 주를 이루어왔다. 다시 말해서 한의학이 대체의학의 전부인 것처럼 인식되어 있고 외국에서 이미 자리잡은 다양한 종류의 대체요법에 대해서는 덜 알려진 실정이다.

미국 의사의 50% 이상이 대체의학적 치료법을 활용하고 있으며 네덜란드 의사의 40%가 동종요법을, 독일의사의 70% 이상이 통증 치료에 침을 사용한다는 통계가 있다. 의학 학술지나 참고도서목록 싸이트(www.medline.com)에서도 대체의학에 해당하는 인용구가 1986년 이후 매년 17%씩 증가하고 있다는 통계도 있다.

이에 비해 우리나라의 대체의학적 치료와 응용은 극히 미미하다. 이러한 현실은 이원화된 의료제도의 영향 때문이기도 하다. 즉, 한의학적 치료와 임상에 대해서는 제도적으로 한의사들만이 광의적인 시술을 할 수 있으며 서양의학을 전공한 의사들은 의료법상 대체의학과 한의학을 적용하지 못하게 되어 있는 것이다. 따라서 우리나라의 대체의학적 치료 및 응용에 대한 연구도 환자들의 한의학 및 민간요법 이용실태 조사 등에 대한 것만 있을 뿐, 정밀하고 포괄적인 조사·연구는 지금까지 이루어진 바 없다. 참고로 한국 대체의학회에서 1997년 1월부터 1998년 10월까지의 씸포지엄, 워크샵, 세미나 등을 통해 논의된 논제들을 분류해보면 다음과 같다.

1. 대체의학의 임상적 활용을 위한 개념정리, 제도적 보완문제, 한국적 대체의학에 대한 논의
2. 기 치료와 생체전자기장 진단 및 치료법(Bioenergy, Bioelectromagnetic therapy)
3. 킬레이션 치료법(Chelation therapy)
4. 현미경적 생혈진단 치료법(Somatid live cell microscopy)
5. 임상영양요법(Clinical nutrition)
6. 봉독요법(蜂毒療法, Apitherapy)
7. 약용식물요법(Botanical medicine)
8. 동종의학(Homeopathy)
9. 아로마요법(Aromatherapy)
10. 음악·댄스치료법(Music & Movement therapy)

11. 카이로프랙틱(Chiropractic)과 기타 수기치료법
12. 정신심리치료법(Psychotherapeutic approaches)
13. 호흡·명상치료법(Relaxation technique, meditation)
14. 음성분석치료법(Bioresonance therapy)
15. 자석치료법(Magnetic therapy)
16. 대체의학적 암 치료법(Alternative medicine for Cancer patients)

여기서 특이한 점은 아직은 우리나라에서 생소한 대체요법까지를 망라하여 주제로 다루고 있다는 것이다. 이러한 결과가 한국의 대체의료 전체의 경향을 대변한다고 볼 수는 없다. 그러나 논제를 선택하는 데 있어 경험을 가진 의사들이 있느냐 없느냐를 기준으로 삼았던 점으로 보아 현재 우리나라 의사들이 관심을 갖고 있는 대체의학의 종류를 파악하는 데 도움이 되는 중요한 정보라고 할 수 있다. 이러한 자료에 따라 우리나라 의료계에서 대체의학의 위상과 그 의미를 정리해보면 다음과 같다.

첫째, 현대의학적 입장에서 적절한 진단과 치료방법이 정립되어 있지 않은 기능성 질환과 병전(病前)상태, 또는 만성퇴행성 질환 내지 말기 암 상태의 환자들 관리에 효율적이다. 이 부분은 현대의학적 방법이 더이상 희망을 주거나 효과를 보장하지 못하기 때문에 과학적 검증을 거쳐 치료효능을 확인하면서 보조적인 치료법으로 대체의학이 선택되는 경향을 보인다.

둘째, 대체의학의 인간중심적 진료와 폭넓은 인간이해 방식은 큰 가치를 지닌다. 질병에 국한하여 공격적인 치료를 하기보다는 인간 전체의 삶의 질을 보호하면서 전인적인 보살핌을 주는 대체의료의 내용은 많은 이들의 호감과 공감을 불러일으킨다.

셋째, 대체의학적 치료법은 인공화학약물이나 수술이라는 극단적 방식의 폐해를 막아주고 장기적으로 치료에 적용해도 부작용이 적다. 항암제나 스테로이드제제가 갖고 있는 부작용의 위험성에서 완전히 벗어나거나 적어도 경감시켜줄 수 있다는 것은 대체의학요법 고유의 장점이다. 물론

모든 대체의학적 치료약제와 방법들이 부작용이 없고 후유증을 남기지 않는다는 보장은 없다. 그러나 의약품으로서보다는 식이요법이나 보조식품 또는 보조치료와 같은 개념으로 투여·시술되므로 어느정도 안심할 수 있다는 것이다.

넷째, 의료비용을 절감할 수 있다. 대체의학요법의 상당수가 민간요법·전통의료 형태에서 비롯되었기 때문에 일상생활 속에서 혼자서 또는 기존 진료체계의 도움을 받더라도 의료비용을 줄이면서 시행할 수 있다.

요즘의 과학적 연구방법을 동원하여 밝혀지고 있는 효과적인 치료법들은 주로 약용식물에서 추출되는 생약성분들에 대한 것이다. 치매치료에 효과가 있는 징코(ginko) 물질, 전립선 비대증 초기에 대한 팔메토(palmetto) 성분, 관절염 통증에 대한 캡시쿰(capsicum) 성분 등이 그것이다. 또한 하이페리쿰(hypericum)과 같은 동종약물도 우울증 치료에서 화학성분의 항우울증 치료약물과 동일한 효과를 내면서도 부작용은 1/4밖에 안되며, 가격면에서는 1/3에 불과하다는 이점이 있다.

다섯째, 무엇보다 질병 예방과 건강증진 차원에서 도움이 된다. 현재의 의료형태가 질병 발생 이후에 치중하는 치료 위주의 의학이어서 질병을 예방하고 건강을 보강하는 데 중점을 두는 대체의학은 한층 큰 호소력을 갖는다.

한국 대체의학의 문제점

현대의학이 정통성을 앞세워 전세계적인 우위를 차지할 수 있는 가장 큰 힘 중의 하나가 과학이라는 절대적 가치이다. 앞서 보았듯이 20세기 이전까지도 세계 각 지역의 전통의학체계는 독자적인 역사와 위상을 유지하고 있었으나 과학의 권위를 등에 업은 '과학적 의학'이 이를 대체하여 자신의 영역을 확장한 것이다.

한편 대체의학은 대부분 경험에만 의존함으로써 이러한 과학적 검증방식에 절대적인 부적응현상을 보여온 게 사실이다. 이는 실험적 검증방법이나 과학적 통계학의 필요성을 절감하지 못하고 그 적용을 게을리한 데서 온 결과이다.

현대의학이 거두어온 성과와 위용은 대단한 것이다. 아직 근본적으로는 퇴치하지 못했다 하더라도 각종 암의 조기발견 방법과 위암·유방암·자궁암·백혈병 등의 조기치료와 완치율은 놀라울 정도로 높아졌다. 또한 그에 따른 부수적 치료법들의 응용과 예방법상의 발전은 대체의학에서 과소평가할 수 없는 것이다.

임상현장에서 대체의학이 가장 크게 호소력을 갖는 이유는 몇가지 난치병에 대한 치료효과 때문이다. 그러나 그것도 확실한 성과를 거두었다고 단정하기는 어렵다는 보고가 대부분이어서 그 신빙성을 의심하게 하는 문제점들이 남아 있다. 또 대체의학계의 일부에서 치료결과를 과장하여 오히려 신뢰감을 떨어뜨리고 있는 점도 문제이다.

또다른 문제점은 전문의료인이 아닌 비의료인들이 대체의학이라는 이름하에 무책임하게 비과학적·비의학적 시술을 행하고 있으며 한국적 사회풍토가 이를 옹호하거나 눈감아주고 있다는 점이다. 그러나 이러한 문제점들은 오히려 전문의료인들이 적극적으로 대체의학을 연구함으로써 해결해야 할 병폐들이다.

한국적 대체의학의 정립을 위해

우리는 이제 단순히 한의학적 이론과 실기의 도입·수용만이 아니라 세계적인 대체의학 프로그램에 대한 광범위한 소개와 교육, 그리고 연구발전이 시급한 단계이다. 나아가 한국적 대체요법들을 발굴하고 이론화하여 발전시켜나가는 것이 중요하다. 이미 세계의 유수한 의과대학이 대체의학에 대한 강좌와 교육프로그램을 준비하고 연구부서를 만들어 프로젝트를 실행하고 있다. 현재 우리의 실정은 매우 고립적이고 폐쇄적이지만 앞으로 대체의학에 대한 정책적인 후원과 학문적 관심을 갖는다면 진보적이고 선도적인 의학을 창출해낼 수 있는 가능성은 크다. 제도권 밖에서 임상적으로 가치가 있는 대체의학적 치료법들을 많이 발견할 수 있으며, 실험적 연구와 임상검증을 거쳐 이들을 확고한 과학적 의학으로 정립할 수 있기 때문이다.

대체의학의 대명사라고 할 수 있는 약용식물학이나 본초학(本草學)을 예로 들어보자. 우리나라의 지역적 식물분포, 성분비교, 생산량 점검, 임상평가를 시행하고 해당 지역의 풍속·계절별 행사·농작물 현황·식습관·지역 전통의료인들의 축적된 정보의 수집 등이 이루어지면 어느 나라 못지않게 훌륭한 한국적 대체의학을 꽃피울 수 있을 것이다.

이를 위해서는 좀더 과학적인 방법론에 의거한 대체의료체계를 정비하고 필요한 연구와 개발을 추진해나가야 하며 분자생물학·면역내분비학 등을 동원한 기초의학적 연구가 수반되어야 한다. 또한 역학적 조사·연구, 임상보고, 대체의술의 교육과 훈련 등이 충분히 축적되어야 할 것이다.

우리나라 대체의학의 현황은 기존의 이원화된 의료체계 때문에 그 개념과 임상실기를 정립하고 활용하는 데 많은 혼동이 있었다. 그러나 소수이긴 하지만 우리나라 의사들이 대체의학에 관심과 사명감을 가지고 그 기초를 쌓아가고 있으므로 이를 바탕으로 한국적인 대체의학으로 거듭나리라 기대한다.

우리나라에서 대체의학이 자리잡기 위해서는 다음의 세 가지 조건이 전제되어야 한다. 첫째는 학문적 바탕과 임상실험 데이터의 축적이다. 두말할 나위 없이 과학적 검증과 연구결과는 중요한 의학적 지표가 되기 때문이다. 둘째는 제도적 장치의 보완이다. 이 부분은 양·한방의 이원적 체계로 되어 있는 우리나라의 특수한 상황을 고려해야 한다. 비단 의학적인 것뿐만 아니라 경제·정치적 요인들까지 맞물린 이러한 씨스템은 동서의학의 갈등을 지속시키는 원인이 되고 있다. 대체의학은 바로 이러한 갈등과 반목을 중간에서 풀어주는 매개자의 역할을 할 수 있다. 양자의 의학적 원리와 치료법을 모두 이해, 포용하고 있을 뿐만 아니라 서로의 장단점을 보완하여 대안을 제시하기 때문이다. 셋째는 의학교육과 의료인의 의식의 변화이다. 무엇보다 의료인들 자신이 지금까지의 환원주의적 의학에서 벗어나는 일이 중요하다. 그러기 위해서는 대체의학을 교육하는 의과대학과 의학 커리큘럼이 필요하다. 이로써 의사들은 인간-자연-환경 사이의 중요성을 인식하고 대의(大醫)로서의 안목을 갖게 될 것이다.

우리는 의료의 다양화 추세에 발맞추어 의학교육분야에서부터 변화를 시작해야 한다. 이를 위해 필수적인 것은 열린 자세로 대체의학체계를 이해하고자 하는 성숙한 자세와 소통의 분위기이다.

글을 맺으며

대체의학은 이제 그 개념과 원리에서뿐만 아니라 임상치료에서 부작용이 없거나 적은 전인적 치유가 가능함을 보여줌으로써 일반 의학계에서도 여러 치료법을 채택하고 있으며 현대의학의 흐름에 새로운 방향을 제시하고 있다. 대체의학은 자연의학에 뿌리를 둔, 인류 역사와 함께 시작된 가장 원론적인 의학형태이다. 시대를 거치면서 대체의학은 자체 오류와 시행착오도 있었고 세력있는 전문단체의 억압과 압력으로 수많은 시련을 겪었으며 비전문적인 분야로 전락하여 말살될 위기에 놓이기도 했다. 그러나 그 모든 위기를 이겨내고 오늘날 다시 성장할 수 있었던 것은 다름아닌 일반 대중들의 현대의학에 대한 실망과 자연치료에 대한 신뢰감과 선호도 때문이다. 인간을 병적 상태로 만들어가는 환경·사회적 문제의 증대로 인해 인체내부의 면역성과 저항력을 증강하는 예방치료적 접근방식으로 전인 치료를 하는 자연의학을 우리들은 더욱 갈구할 수밖에 없는 것이다.

현대의학계의 가장 존경받는 인물 가운데 한 사람인 영국 옥스퍼드대의 오슬러(W. Osler) 박사는 오늘날의 치료법의 뿌리는 대단히 자연의학적인 방법, 즉 식품·운동·물치료·약용식물·물리치료 등에 연관되어 있어서 쉽고 광범위하게 자연치유력을 제공받아 치료하고 있는 셈이라고 말한 바 있다. 이제는 국제적으로 대체의학협회가 형성되어 있고 각종 자연치료법에 대한 연구학회들도 조직되어 활발한 학술활동과 치료법의 개발 및 검증을 시행하고 있다.

앞서 언급한 대체의학 발전에 있어서의 문제점들을 개선하고 발전시켜 나간다면 과학적으로 검증된 실제적인 임상효과와 더불어 예방의학적 차원의 건강유지와 생활습관의 개선에 기여하는 대체요법의 전망은 대단히 밝다고 볼 수 있다.

2

현대의학의 특성과 전망 · 황상익
전통의학을 보는 오늘의 시각: 동아시아 의료를 중심으로 · 이종찬
한의학의 어제와 오늘 · 정우열
동서의 만남과 하나의 의학 · 전세일

현대의학의 특성과 전망

황상익 서울대 의대 의사학교실 주임교수, 의사학·의료윤리.

들어가며

미래에 대한 대부분의 예측과 마찬가지로 질병 발생에 대한 전망도 번번이 빗나갔다. 예를 들면, 1969년 미국 공중위생국장 윌리엄 스튜어트(William Stewart)는 "이제 대부분의 전염성 질병은 끝이 보인다"고 자신 있게 선언하였다. 스튜어트말고도 당시 많은 전문가가 그러한 견해를 표명하였다. 장티푸스와 콜레라, 폐렴 등 전통적으로 큰 문제가 되어온 세균성 전염병뿐만 아니라 소아마비와 같이 20세기 들어 기승을 부리던 바이러스성 전염병도 거의 퇴치된 듯이 보이던 터라 그러한 생각은 당연한 것 같았다. 그리고 그런 호언장담을 뒷받침하듯이 오랫동안 인류를 괴롭혀온 치명적 전염병 가운데 하나인 두창(천연두)이 1970년대말 지구상에서 완전히 사라졌다. 우리나라만 하더라도 산업화의 진전과 현대의학의 보급으로 여러가지 전염병의 발생과 그로 인한 피해가 크게 줄어들었다. 1960년대 이후 단 한명의 환자도 발생하지 않은 두창은 말할 것도 없고 말라리아 역시 1970년대 중반을 지나면서 사실상 소멸된 것처럼 보였다. 그러나 30

* 이 글은 『과학사상』 1999년 여름호에 실린 것을 수정·보완한 것이다.

여년 전의 낙관과는 달리, 전염병의 시대가 끝난 것은 결코 아니다. 세계적 규모의 에이즈 창궐과 우리나라의 경우 말라리아의 재래(再來)가 웅변하듯이, 그리고 WHO가 경고하듯이 새로운 전염병의 시대가 열리고 있는지도 모른다.

의학의 발전에 대한 예측도 빗나간 것이 한두 차례가 아니다. 예컨대 1970년대초 미국정부를 중심으로 '암정복 프로젝트'가 야심차게 계획되었을 때 의학자들은 20세기 안에 대부분의 암이 원인도 밝혀지고 완치도 가능해질 것으로 낙관하였고, 환자를 비롯한 일반인들도 의학자들의 확신에 찬 전망에 환호와 갈채를 보냈다. 그리하여 30년 가까이 천문학적인 연구비가 투입되었지만 그 결과는 어떠한가? 실제로, 우리나라 신문과 방송에 보도된 우리나라 학자들이 올린 '개가'의 몇분의 일만이라도 현실화되었다면 암 문제는 거의 해결되었을지도 모른다. 그러나 지금까지의 결과는 애초의 낙관적인 전망과는 크게 다르다. 암이 '정복'되기는커녕 오히려 전 세계적으로 암환자와 암으로 인한 사망자는 해마다 늘어만 가고 있는 실정이다(나라에 따라 감소하는 암도 몇가지 있지만).

'인공장기'의 경우도 비슷하다. 예를 들어, 장기 가운데 생명과 직결되면서도 상대적으로 그 기능이 단순한 심장의 인공대치물 개발 가능성에 주목한 의학자와 의공학자들은 각국 정부와 기업체들의 엄청난 지원 아래 인공심장에 대한 연구를 해왔다. 그러나 이 또한 당초의 기대와는 크게 어긋났고 이 분야를 주도해온 미국의 경우 몇해 전부터 인공심장 관련 연구소들이 문을 닫거나 규모를 축소하고 있는 형편이다.

이렇듯 낙관이 좌절로, 환호가 실망으로 바뀌는 과정이 거듭된 데에는 현대의학과 과학기술에 대한 기대가 턱없이 높았던 것이 중요한 요인으로 작용하였다. 학자들의 이기심과 공명심, 언론의 무책임한 선정적 보도 또한 적지않은 역할을 하였을 것이다.

'전지전능한 현대의학'이라는 편향과 더불어 '현대의학의 무용성(無用性)'이라는 정반대의 편향 역시 인간의 고통을 줄이고 복지를 향상시키는 데 도움이 되지 못하기는 마찬가지이다. 우리는 그러한 양극단의 편향과 신화를 극복하기 위해서 사실 그대로를 볼 수 있는 안목을 가져야 할 것이다. 암을 정복하리라는 호언장담이 그대로 실현되지는 못했지만, 그렇다고 그동안의 의학적·과학적 노력이 완전히 무용지물이었던 것은 결코 아니다. 지난 몇십년 동안의 연구로 암의 정체와 특성이 좀더 뚜렷해졌고 진단방법과 치료술, 예방법에 있어서도 상당한 진보를 이룩했다. 불과 한 세대 전까지만 하더라도 '암은 곧 죽음'이었던 등식이 이제는 많이 깨어져 암환자의 완치율이 크게 높아지고 생존기간도 길어졌을 뿐 아니라 생활의 질도 적지않게 개선되었다. 우리는 개인의 폭좁은 경험과 편협하고 일방적인 사고로 이러한 사실을 간과해서는 안된다. 진리와 문제해결의 길은 사실 위에만 있을 터이기 때문이다.

의학발전의 역사, 빛과 그림자

현대의학에 대한 신화

신화는 원시·고대 사회에만 있었던 것이 아니라 오늘날에도 엄연히 살아 있다. 현대인의 건강과 질병, 그리고 현대의학에 대해서도 무수히 많은 신화가 있다. 그러한 신화 가운데 하나가 '현대인은 과거보다 건강하지 못하다'는 것이다. 우리는 체험을 통해 수많은 사람들이 과거에는 존재조차 '몰랐던' 온갖 질병에 시달리고 죽어간다는 사실을 알고 있다. 친지가 폐암으로 죽었다거나 관상동맥질환으로 쓰러졌다거나 담낭 제거 수술을 받았다거나 장 출혈로 입원을 했다거나 또는 이름도 처음 들어보는 병에 걸렸다는 진단을 받았다거나 하는 따위의 이야기를 들어도 그리 놀라지 않게 되어버렸다. 병원은 외래환자와 입원환자들로 넘쳐나며, 진찰을 받기 위해서 며칠씩, 입원을 하기 위해서는 몇달을 기다려야 하는 형편이다. 뿐만 아니라 의료비도 크게 늘어나 미국 같은 '의료선진국'은 국민총생산의 14%

가량, 우리나라도 7% 가까이를 지불하고 있는 형편이다. 통계상의 지표나 우리들의 소박한 경험 모두 세상은 온통 환자와 질병으로 가득 차 있다는 사실을 말해주고 있다. 이렇게 보면 '불건강한 현대인'이라는 말이 '진리'인 것만 같다.

그러면 과거에는 어떠했을까? '인생칠십고래희'라는 말이 오히려 낯선 '불건강한' 현대사회와 달리 평균수명이 마흔살도 채 안되었던 한 세기 전쯤의 세상은 얼마나 건강했을까? 문헌을 아무리 뒤져보아도 앞서 이야기한 것과 같은 모습은 거의 찾아볼 수 없을 것이다. 그러나 한편으로 이제 '반타작이면 그나마 다행'이라는 말은 잊혀진 말이 되었다. '자식을 여럿 낳아 그 가운데 절반이라도 어른으로 자랄 수 있으면 행운'이라는 뜻의 이 말만큼 현대 이전 사회의 건강과 질병 상태를 잘 나타내주는 말은 없을 성싶다. 연례행사처럼 찾아드는 역병(대규모 전염병)으로 몇천명 몇만명이 쓰러지는 것은 오히려 약과이고, 인구가 지금의 몇분의 일에 불과한 그 시대에 몇십만명이 몰살당하다시피하는 것도 그리 드문 일이 아니었다. 그리고 전근대사회에서 의학이 역병에 무력했던 것은 동서양이 마찬가지였다. 이러한 역사적 사실 앞에서 '건강한 과거, 불건강한 현대'라는 대칭법적 명제는 진리인가, 신화인가?

또 하나의 신화는 '전염병은 거의 현대의학의 힘으로 정복되었다'는 것이다. 물론 아직도 인류는 수많은 전염병에 시달리고 있지만 이제 더이상 전염병은 과거와 달리 집단적으로나 개인적으로나 인류의 건강과 생명을 위협하는 가장 무서운 적은 아니게 되었다. 지난 한 세기 동안 인류의 평균수명이 두 배 가량 늘어나고 그에 따라 회갑을 맞는 일이 대수롭지 않게 된 가장 중요한 요인은 각종 전염병이 퇴치되었기 때문이다. 특히 전염병의 감소로 영유아 사망률이 크게 줄어들면서 '반타작' 운운은 옛말이 되었다. 이로써 인류사상 최초로 인간의 수명이 '운명'과 '팔자' 소관에서 인간의 손으로 넘어오기 시작했고, 자신의 인생을 설계하는 것이 어느정도 가능하게 되었다. 이것은 오늘날에는 낯설게 들릴지 모르지만, 어떤 점에서는 신의 영역을 침범한 일이라고도 할 수 있다.

　의학이 전염병 정복이라는 성전(聖戰)에 본격적으로 뛰어든 것은 19세기말 빠스뙤르(L. Pasteur)와 코흐(R. Koch) 등에 의해 세균학이 성립·발전하면서부터이다. 세균학은 전염병의 정체와 원인을 밝혔으며 전염병을 극복하는 합리적이고 과학적인 방법을 제시하였다. 세균학이 닦아놓은 길을 따라 전염병과의 전쟁을 승리로 이끈 강력한 무기들, 즉 각종 백신과 항독소(抗毒素)들이 제조되었고 마침내 페니실린을 필두로 여러가지 항생제가 개발되었다. 이 지점에서 현대의학에 대한 신화가 탄생하였다. 그러나 여기서 상세히 언급할 수는 없지만, 그 무기들과 더불어 아니 그보다 더욱 중요한 또다른 요인들이 전염병 극복에 기여한 사실을 우리는 역사를 통해 거듭 확인할 수 있다. 그 요인이란 식(食)·주(住)·의(衣) 생활상태와 노동조건 등의 개선이다. 현대의학이 전염병 극복에 커다란 공헌을 한 것은 부인할 수 없는 사실이지만, 그것이 유일·절대·제일의 요인이라는 주장은 진실과 매우 동떨어진 주장이다.

　전염병 극복에 있어 사실 이상의 과대평가를 받는 현대의학이 만성병에 대해서는 정반대의 평가를 받고 있다. 즉 '현대의학은 만성병에 무력·무능하다'는 신화가 그것이다. 근래에는 여기서 더 나아가 '현대의학 무용론'까지 등장하여 '대체의학'의 한가지 근거로 작용하고 있기도 하다.

　오늘날 대부분의 문명사회에서 가장 큰 보건의료 문제는 주지하듯이 악성종양(암), 순환기질환, 대사성질환 등 이른바 '현대병' '문명병'이라고 일컬어지는 만성·퇴행성질환이다. 이러한 질병들에 대해 현대의학은 무력하기만 하다는 것이 이 신화의 요체이다. 우선 어떻게 현대사회에서 만성·퇴행성질환이 가장 중요한 보건의료 문제로 등장하게 되었는지를 살펴보자. 이들 질환은 대개 '현대병'이라는 별명과는 달리 그 기원이 대단히 오래 전으로 거슬러올라가는데, 대부분 고대부터 그 존재를 확인할 수 있다. 질병의 기원은 오래되었지만 사회적 의미는 크지 않았던 것이 현대에 와서 크게 부각된 데에는 몇가지 요인을 꼽을 수 있다. 우선 과거에는 전염병 문제가 워낙 커서 만성병들이 거기에 가려져 있다가 전염병이 극복되면서 본격적으로 의학의 시야에 들어오게 된 점이다. 그보다 더 중요한 요인으로 만성병이 나타나는 연령을 들 수 있다. 즉 만성병의 호발(好發) 연령은 대부분 중년 이후로, 평균수명이 증가하면서 만성병 이환률이 높아진 것이다. 역설적으로 사회와 의학의 발달이 새로운 문제를 야기한 셈이다. 진단기술의 발달도 만성병이 증가한 것처럼 인식되는 데 기여하였다. '시름시름 앓다가 죽었다'느니 '괴질'이니 하던 것의 정체가 밝혀진 것이다. 그와 더불어 새로운 발암물질 등 물질적 요인, 의식주 생활의 변화, 스트레스 등 정신적 요인도 만성병 증가에 적지않은 구실을 하고 있다.

그러면 현대의학은 이러한 만성병들에 무력하기만 한가? 만성퇴행성질환이 보건의료의 중요한 문제가 된 것은 인류와 의학이 20세기 들어 처음 경험한 일이다. 병 자체는 오래되었을지라도 그 존재와 정체가 20세기에 밝혀진 것도 몇백가지를 헤아릴 정도이다. 지금껏 완전히 극복된 만성퇴행성질환은 없지만 여러가지 병의 정체와 원인이 밝혀졌으며, 진단과 치료방법도 상당히 개선되고 있는 실정이다. 특히 20세기 후반에 들어 현대의학의 관심과 노력은 전염병보다 오히려 만성퇴행성질환에 집중되었고, 또 나름의 성과를 거두고 있는 것도 사실이다. '모 아니면 도'식의 생각이 아니라면 현대의학 무용론은 성립하기 어렵다. 현대의학이 당장 해결해내지 못하는 문제들을 무용론의 근거로 삼는 것은 논리의 비약이다. 현대물리학이 우주의 비밀을 완전히 해명해내지 못했다 하여 쓸모없다고 하는 것과 마찬가지인 셈이다.

현대의학의 발전과정과 패러다임

고대 이래 동서양을 막론하고 질병은 대체로 몸 전체의 균형·조화와 관련된 문제였다. 한의학에서는 음양(陰陽)의 조화 여부가, 고대 그리스 이래 서양의학에서는 혈액·점액·황담즙·흑담즙 등 네 가지 체액(體液)의 균형 여부가 건강과 질병을 판단하는 핵심기준이었다. 이에 따라 환자의 치료도 넘치는 것은 덜어내고 부족한 것은 채워주는 것을 가장 주요한 원리로 했다. 약체계 역시 부족한 것을 보(補)하는 보약을 중심으로 편제된 것이 동서의학의 공통된 모습이었다. 다시 말해 질병관과 치료술, 그리고 약물학 모두 전인적(全人的)이고 전신적(全身的)인 특징을 갖고 있었다.

서양사회에서 이러한 전통적인 의학관에 근본적인 변화가 일어나기 시작한 것은 대체로 18세기 들어 '본체론(本體論)'적인 질병관이 싹트게 되면서부터이다. 즉 병은 인간의 신체를 구성하는 네 가지 체액 사이의 균형이 깨어진 전인적·전신적인 상태가 아니라 신체의 어떤 특정한 국소 부위에 생긴 해부병리학적인 변화[病變]라고 여겨지게 된 것이다. 18세기 중엽 이딸리아의 모르가니(G. B. Morgagni, 1682~1771)에 의해 탄생한 장기(臟器)병리학은 18세기말 프랑스의 비샤(F. X. Bichat, 1771~1802)에 의해 조직(組織)병리학으로, 19세기 중엽 독일의 피르호우(R. Virchow, 1821~1902) 등에 의해 세포(細胞)병리학으로 발전하였다. 16세기 베쌀리우스(A. Vesalius, 1514~64) 이래 발달해온 해부학은 인간의 신체를 해체·분절화했을 뿐만 아니라 전통적인 질병관을 해체하고 새로운 병리학을 탄생시켰다. 이로써 질병은 객관적으로 인식할 수 있는 '실체'가 되었고 의학은 이러한 실체를 더 빨리 그리고 정확하게 발견(진단)하여 그것을 제거하거나 교정(치료)하는 방향으로 급속히 발전하였다. 또한 의학관이 이렇게 분절적·분석적·객관적인 특성을 띠게 되면서 의학은 여타 과학분야의 성과를 손쉽게 수용할 수 있게 되었다. 이른바 '과학적 의학'이 탄생한 것이다.

국소적인 특징을 갖는 해부병리학과 더불어 현대의학의 발달에 커다란 영향을 미친 것은 세균학이다. 세균학이 규명한 것은 예컨대 결핵균이라는 '특정한' 원인만이 결핵이라는 '특정한' 병을 일으킨다는 사실이다. 다시 말해 결핵균이라는 '필요조건'이 없다면 결핵은 생기지 않는다. 이전까지 결핵의 원인으로 여겼던 과로나 영양결핍 상태에 빠지더라도 결핵균의 침입을 받지 않는다면 결코 결핵에 걸리지 않는다는 것이다. 세균학과 그뒤 면역학이 더욱 발전하면서 바뀌었지만 초기에는 병원균이 전염병의 필요

·충분조건으로 여겨졌다. 즉 '병원균=병'으로까지 인식되었던 것이다. 이렇듯 초기의 인식은 다소 과도한 측면이 있었지만, 특정 병원균이 특정 전염병의 필요조건이라는 사실은 '진리'로 받아들여졌으며 이러한 인식론은 모든 질병으로까지 확장되었다(최근 들어 의미있는 변화가 일어나고 있다고 하지만 정신질환은 아직도 별도의 영역으로 남아 있다고 보아야 할 것이다).

'특정한 원인(들)이 특정한 질병을 일으킨다.' 이 '특정병인론'이야말로 현대의학의 가장 핵심적인 독트린이다. 최근 유전공학의 발달로 특정 유전자의 변이가 특정한 병을 일으킨다는 주장이 대두하고 있다. 또한 잘못된 유전자를 '정상적인' 것으로 교정함으로써 질병을 치료하려는 움직임도 있는데, 이는 이 독트린의 가장 첨단적인 표현일 터이다.

100여년 전에 대두한 '특정병인론'은 논리적 귀결로 '특효요법'이라는 개념을 낳았다. 병은 특정한 원인에 의해 생기는바, 그 특정 원인을 제거하거나 교정하는 데 '특별한 효과'가 있는 치료법이 따로 있다는 것이다. 이는 전통시대의 '만병통치약'이나 '보약'과는 완전히 상반되는 '근대과학적' 사고의 산물이다. 그러한 효과를 가진 약을 당시에는 '마법의 탄환'이라고 불러왔다. 병과 그 병을 일으키는 원인을 적군이라고 할 때, 아군인 우리 몸에는 아무런 해나 부작용을 일으키지 않고 특정한 적군들만을 공격하는 고성능 요격 미사일인 셈이다.

두 세기에 걸친 현대의학의 역사는 요컨대 바로 이러한 발전과정에 다름아니다. 이 과정을 통해 현대의학은 과학적인 속성을 얻은 대신 전인적인 모습을 잃게 되었으며, 의사는 고통받는 환자의 '따뜻한' 동반자에서 질병을 연구하는 '차가운' 과학자로 그 역할이 바뀌었다. 이에 따라 의학의 지평선에서 환자(인간)는 사라지고 질병만이 남게 되었다. 필자의 생각으로 오늘날 현대의학과 의사들에 대한 일반인의 바람과 요청은 그 잃어버린 전인적인 모습과 동반자의 역할을 복원하라는 것이다. 사람들은 현대의학의 한계를 기술적인 측면이 아니라 바로 이러한 관점에서 지적하고 있다. 전통시대 의학의 전인적인 특성을 지양(止揚)하면서 발달한 현대의학이 원래 상태로의 회귀(또는 후퇴)가 아니라 그것까지 아우르는 변증법적인 발전을 실제로 이루어낼 수 있을지는 미지수이지만 적어도 이를 일차적인 지향점으로 삼아야 하리라는 생각이다. 현대의학은 대체의학의 '미숙성'과 '비과학성'을 타개하기에 앞서 그것의 존재 이유와 근거를 살펴보는 여유가 오히려 필요하다고 하겠다.

20세기 의학의 성과

앞에서 언급한 대로 현대의학의 사상적·이론적·형식적 틀은 대체로 19세기말까지 형성되었지만 그 구체적인 내용을 풍성하게 채운 것은 20세기 들어서이다. 이전 세기에 틀과 발전의 동력을 갖춘 현대의학은 20세기 들어 더욱 빠른 속도로 발전·분화하였다. 오늘날 존재하는 의학의 세부분야 가운데 대부분은 20세기초에는 그 이름조차 없던 것들이다. 그리고 의학 교과서에 씌어진 내용 가운데 태반이 20세기에 발견·발명된 것이다. 현대의학이 20세기에 이룬 성과중에 면역학·바이러스학·종양학(암)·장기이식 등 극히 일부를, 그 구체적인 업적을 소개하는 목적에서가 아니라 20세기 의학의 모습을 반추하는 차원에서 살펴보도록 하자.

① 면역학

면역학은 19세기말 세균감염과 밀접한 연관을 가진 학문으로 출발하였다. 빠스뙤르 등은 특정 전염병을 앓고 난 사람은 다음번에 같은 병원균에 노출되더라도 그 병에 걸리지 않는 이유를 설명하고자 했다. 더욱 중요한 사실은 이러한 연구를 통해 질병을 앓기도 전에 그 병에 대한 저항력을 키우는 방법(백신)을 발견했다는 점이다. 이로써 그보다 한 세기 전 제너(E. Jenner, 1749~1823)가 발견한 우두의 작용 메커니즘도 밝혀지게 되었다.

그뒤 별다른 진전이 없던 면역학은 20세기 중엽 전염병뿐만 아니라 감염과 직접 관련이 없는 생물학적 현상의 비밀이 밝혀짐에 따라 새로운 전기를 맞이했다. 즉 생체가 세균 외에도 외인성(外因性) 인자에 대해 강한 면역반응을 일으킨다는 사실을 발견한 것이다. 이와 관련하여 장기이식의 실패가 주로 이식을 받는 쪽에서 이식된 장기를 바이러스나 세균에 대해서처럼 거부하는 생물학적 메커니즘 때문임이 밝혀졌다. 그래서 면역계란 '자신'과 '남'을 구별하며, 전자를 후자로부터 보호하려는 생체의 기능이라는 사실을 새롭게 이해하게 되었다. 현재의 면역학 연구는 주로 이 기능을 조절하는 메커니즘의 이해에 초점을 맞추고 있다.

면역기능을 적절하게 조절·관리할 수 있다면 장기이식의 성공률은 훨씬 높아질 것이다. 더욱이 면역기능이 암세포에 작용하는 방식을 더 잘 알게 된다면 암세포 증식이 일어나기 전에 그것을 예방하거나 암세포 자체를 파괴할 수 있는 무기를 가질 수 있을 것이다. 1970년대초 '암정복 프로젝트'가 시작되었을 때 가장 기대를 모은 것이 바로 이 '면역요법'이었다. 그러나 지난 20여년에 걸친 면역학 연구의 성과는 이러한 기대를 충족시키지 못했다.

② 바이러스학

20세기초 바이러스의 존재를 알고 나서 30여년간 연구의 초점은 바이러스에 감염된 동물에서 일어나는 형태병리학적 변화에만 머물러 있었다. 그뒤 1930년대 후반 이래 전자현미경의 사용과 더불어 생화학·생물리학·면역학 등의 발전으로 바이러스의 구조와 생태, 숙주세포와의 상호작용, 숙주세포 내로 침입하여 번식하고 다시 방출되는 메커니즘 등에 대한 지식이 대단히 확장되었다. 또한 세포배양기술과 단층배양기술이 발전함으로써 바이러스의 증식과 특정 항체의 작용을 연구하는 것도 가능해졌다.

20세기 들어 바이러스학의 발전은 항생제의 개발에 비견될 만큼 인류의 건강에 커다란 기여를 했다고 평가된다. 그러한 공헌을 소아마비백신을 예로 들어 살펴보자. 1909년 포퍼(A. Popper)는 소아마비를 일으키는 바이러스를 분리하였다. 그리고 1954년 미국의 쏘크(J.E. Salk)는 사균(死

菌) 형태의 소아마비백신을 개발하였다. 소아마비백신이 상품화될 무렵인 1955년 미국에서는 해마다 5만 5천명 가량의 소아마비 환자가 생겨났지만, 3년이 지나자 그 수는 200명 미만으로 줄어들었다. 그뒤 쎄이빈(A. B. Sabin)이 개발한 경구용 '약독화 생균(生菌) 백신'은 더욱 간편하고 효능도 더 우수하다는 것이 입증되었다. 그 덕택에 우리나라를 비롯하여 대부분의 산업국가들에서는 소아마비 환자가 거의 사라지게 되었다.

이와 더불어 바이러스와 암 발생 사이의 연관관계에 대한 연구도 진행되어 암을 유발하거나 발암(發癌)을 촉진하는 몇가지 종류의 바이러스가 밝혀졌다.

③ 종양학

암은 고대부터 그 존재가 알려져 공포의 대상이 되어왔지만 정체는 오리무중이었다. 발생률 역시 얼마 전까지도 추정치만 있었을 뿐이다. 19세기에서 20세기에 걸쳐 질병에 대한 지식이 늘어남에 따라 암에 대해서도 더 잘 알게 되었지만 혁신적 치료법은 개발되지 못하여 공포는 오히려 더 커졌다.

20세기 들어 체계적으로 작성된 통계는 암 발생이 꾸준히 증가하고 있음을 보여준다. 미국의 경우 1975년의 암 발생률은 1933년보다 75% 더 높으며, 우리나라에서도 지난 10여년 사이 거의 두 배가 되었다. 암진단과 암환자의 관리면에서 개선이 있었던 것도 현대의학 발전의 소산으로 평가할 수 있지만 치료면에서의 발전은 어떠했는가?

20세기초까지 암치료법은 거의 물리·화학적 소작술(燒灼術), 암 병소의 제거, 사지절단술 등이었다. 마취술, 수혈 그리고 항생제의 발달에 따라 오늘날의 외과의사들은 암이 침범한 조직과 장기를 신체로부터 비교적 안전하게 떼어낼 수 있게 되었다. 또한 방사선이 신체에 심각한 손상을 초래할 수 있다는 사실이 밝혀지면서 이를 암세포 파괴에 이용하게 되었다. 방사선 발생장치가 개선됨으로써 좀더 효과적이면서도 해가 적은 방사선 조사(照射)가 가능해져 '방사선요법'이 널리 쓰이게 되었다. 암에 대해 20세기 의학이 개발한 또다른 중요한 무기는 '항암 화학요법'이다. 18세기 이래 비소화합물이 암치료제로 쓰여왔으나 200년이 넘도록 전반적인 화학요법에는 별 진전이 없었다. 1947년 파버(S. Farber)와 써바로우(Y. Subbarow)가 엽산유도체가 어린이 급성백혈병의 진행을 억제한다는 사실을 발견함으로써 비로소 새로운 항암제가 추가되었다. 이때부터 식물과 미생물을 원료로 한 일련의 항암제가 개발되었는데 이것의 가장 큰 단점은 정상적인 세포에도 피해를 입힌다는 점이다. 화학요법 연구의 목표는 암세포에만 선택적으로 작용하여 부작용이 없거나 적은 약물, 즉 '마법의 탄환'을 찾는 것인데, 지난 몇십년 동안의 연구를 통해 더디지만 의미있는 발전을 이룩하고 있다.

2차대전 이후, 특히 지난 30년 동안 화학요법·외과적 절제술·방사선요법 등의 발달로 암 치료율은 점차 향상되어왔지만 이들이 암퇴치의 근본적인 방법은 되지 못한다. 그에 따라 1970년대부터는 면역요법이, 최근 들어서는 유전공학적 기법이 부각되고 있다.

④ 장기이식

1967년 남아프리카공화국의 흉부외과의사 바나드(C. Barnard)가 처음으로 심장이식수술을 시도했을 때 세계는 새로운 의학의 시대가 열렸음을 실감하였다. 사상 최초의 성공적인 장기이식실험은 세기가 바뀔 무렵 오스트리아 빈의 울만(E. Ullmann)이 개의 신장을 떼어내 같은 개의 목에 붙인 것이다. 이 자가(自家)이식은 성공적이었지만, 울만이 다른 개의 신장을 이식하자 그 기능은 오래 가지 못하였다. 나중에 울만은 개의 신장을 염소의 목에 붙였는데, 이는 실험동물에게 행해진 최초의 이종(異種)이식이다. 울만의 연구는 미국의 캐럴(A. Carrel)에게 이어졌다. 캐럴은 이식된 장기에 짧은 시간 안에 정상적인 혈액을 공급하는 것이 중요하다는 사실을 깨닫고 작은 혈관을 봉합하는 기술을 고안해냈다.

장기이식은 1923년 윌리엄슨(C. Williamson)이 '거부반응'을 발견하고, 1950년대에 호울먼(E. Holman)이 이 거부반응은 이식된 장기에 대해 생기는 항체 때문이라는 사실을 규명하고, 이어서 버넛(M. Burnet)과 메더워(P. Medawar)가 이종(異種)단백질에 대해 내성을 갖게 하는 방법을 개발함으로써 임상적으로 실현가능해졌다. 그뒤 면역기능 억제제가 개발되면서 신장·심장·간 등 인체의 중요한 장기를 이식하려는 고대부터의 꿈이 현실화되고 있는 중이다.

장기이식이 기술적으로 가능해짐에 따라 이식할 장기를 얻는 일과 그 배분 등을 둘러싸고 장기매매와 뇌사(腦死) 인정 등 생명의료윤리와 관련된 사항이 중요하고도 까다로운 문제로 등장하였다. 특히 심장과 간 등 생명과 직결되는 장기를 신선한 상태로 얻기 위해 뇌사가 죽음의 새로운 기준으로 등장하였다. 사실 현대의학의 관점으로 뇌사는 전통적으로 인정되어온 심폐사(心肺死)와 다를 바 없다. 항간에서 잘못 알고 있듯이 뇌사는 죽음 이전의 상태가 아니라, 심폐사와 똑같은 죽음인 것이다. 그러나 뇌사는 죽음에 대한 일반인들의 '관습적인' 생각이나 정서에 어긋나는 것 또한 사실이다. 게다가 뇌사의 판정은 그리 간단하고 쉬운 일이 아니어서 심폐사의 경우보다 오판 가능성이 큰 점도 부인하기 어렵다. 더불어 뇌사가 죽음의 기준으로 등장하게 된 중요한 배경에는 장기이식이라는 '공리적인' 목적이 있다는 점도 우려를 낳고 있는 원인이다.

복제양 돌리 탄생의 의미와 유전공학

의학의 발전은 여러 차례 인간사회에 커다란 충격을 던져주었다. 한가지 예를 들면, 19세기 중엽 에테르와 클로로포름 등 마취제가 개발되어 진통(陣痛) 억제 목적으로 산과(産科) 영역에 쓰이기 시작했을 때 종교인들을 중심으로 거센 비판과 저항이 일어났다. 그 주된 이유는 이브 이래 여성에게 부과되어온 진통을 경감시키려는 것은 신의 영역을 침범하는 행위이며, 자연법칙과 인간의 도리를 거역하는 일이자 산고를 통한 모성의 발로를 방해함으로써 인간관계를 파괴하는 짓이라는 것이었다. 그밖에 인공수정 등 새로운 의학기술이 개발되어 쓰이기 시작할 때마다 대개 비슷한 이유의 저항이 거듭되어왔다.

그러나 이 모든 것도 복제양 돌리가 단성(單性)생식 방법으로 탄생하여 인간들에게 던진 충격에 비하면 대수로운 것이 아닐지 모른다. 현대의학이 발전하면서 통증을 관리할 수 있게 되고, 수명에 대해서도 어느정도 인간의 관여가 가능해졌지만, 마침내 생명체의 탄생과정에도 인간의 손이 닿게 된 것이다. 어떤 이에게는 신의 최종적인 영역에 인간이 관여하는 것으로 비쳤고, 또 어떤 사람에게는 자연법칙을 깨뜨리는 짓으로 여겨졌으며 그로 인한 법적·사회적 질서의 혼란을 걱정하는 모습도 나타났다. 그리고 그러한 새로운 기술이 사회적 불평등을 더욱 심화하리라는 우려의 목소리도 적잖이 들렸다.

돌리 탄생의 사회적 의미에 대해서만 논의가 집중되는 바람에 한동안 그것의 학문적 의의에 대해서는 일부 학자들을 제외하고는 충분히 검토되지 못한 느낌이다. 돌리의 과학적 의의는 그동안 '철칙'으로 알았던 양성(兩性)생식 이외의 방법으로 고등동물이 탄생할 수 있다는 점을 밝힌 것이고, 더 포괄적으로는 세포의 분화·발생에 관한 기존의 상식과 학설을 뒤엎은 것이다. 자연법칙을 어기면서 돌리가 태어난 것이 아니라, 자연법칙에 대한 우리의 편협한 지식이 돌리의 탄생으로 확장되는 계기를 맞은 셈이다. 다시 말하자면 돌리가 우리에게 던져준 과제는 한동안 떠들썩했던 히틀러나 아인슈타인의 대량복제 여부가 아니라 새로이 알게 된 세포의 분화·발생의 비밀을 인류의 복지에 어떻게 쓸 수 있는가 하는 점이다.

최근에 현대의학의 정체성을 되돌아보고 미래의 진로를 예견하려는 시도가 어느 때보다도 활발한 데에는 세기와 천년대가 바뀌는 시대적 분위기가 크게 작용하고 있을 터이지만, 이와 더불어 돌리의 탄생과 게놈프로젝트 등 유전공학의 급격한 발전이 던져준 충격도 적지않은 역할을 하고 있다.

후세의 역사가들은 어떻게 평가할지 모르지만 의학 및 생명과학과 관련한 20세기 최대의 성과는 유전공학의 발달이다. 스위스의 미셔(J. F. Miescher)가 핵산(DNA)을 발견한 것은 1869년이었고, 그것이 유전현상과 관련이 있다는 사실을 알게 된 것은 그로부터 70년 이상이 지난 1940년대였다. 뒤이어 1953년 왓슨(J. Watson)과 크릭(F. Crick)이 DNA의 이중나선형 구조를 밝힘에 따라 유전공학은 급속한 발전의 계기를 맞았다. 그뒤 유전자재조합기술·세포융합기술·핵치환기술이 개발되고 정교해짐에 따라 유전공학은 의학과 생명과학의 꽃으로 각광받게 되었으며, 돌리 탄생을 계기로 학계뿐만 아니라 일반사회의 최대 관심사 가운데 하나가 되었다. 어떤 사람들은 유전공학을 모든 의학적 문제를 풀 수 있는 열쇠로 여기고, 또 어떤 사람들은 유전공학이 가져올 폐해를 생각하며 인류의 미래를 비관하고 있다. 유전공학의 발달로 인류는 신에 버금가는 힘을 갖게 될 것이며 그 힘을 이용하여 암을 비롯한 모든 질병을 근본적으로 예방·치료할 수 있게 되리라는 낙관적인 기대가 있는 반면에, 그러한 힘을 기대하기에는 아직 이르다는 전망이나 인간이 그 신적(神的) 능력을 가져서는 안된다는 견해도 대두하고 있다. 그러나 지금까지의 역사에서 보듯이 유전공학을 전지전능하다고 여기는 것은 편향된 견해이며, 또한 그것을 만악(萬惡)의 근원으로 간주하는 것 역시 또다른 편향일 뿐이다.

맺음말: 현대의학의 변신을 위해

19세기 이래 '과학적 의학'이 비약적으로 발전함으로써 생명의 비밀이 많이 밝혀졌으며 이러한 지식을 실제 임상에 활용함으로써 인류의 건강에 상당한 공헌을 하였다. 특히 20세기 후반부터 가속화된 첨단의학의 비약적 발전은 인간 건강의 소극적 관리자에서 인간 생명의 적극적인 창조자로 의학의 변신을 예고하고 있다. 얼마 전까지만 하더라도 의학은 질병을 조기에 발견하고 적절한 치료법을 개발하는 데에 온힘을 기울였다. 그런데 최근에는 유전자재조합과 생명복제 등의 기술을 이용하여 아예 질병의 위협에서 해방된 새로운 인간을 만들어내는 꿈까지 꾸게 된 것이다. 이렇듯 의학이 창조주에 버금가는 힘을 가지게 됨에 따라 앞으로 그 힘의 관리와 배분은 더욱 중요한 문제로 떠오를 것이다. 아울러 현대의학이 주변화해온 '전인성(全人性)'에 대한 요구도 더욱 커질 것으로 생각한다.

현대의학은 인체를 분절화·객관화하고 환자 대신 주로 질병을 추구함으로써 많은 성취를 이루었지만 그 대가로 환자, 즉 인간은 의학에서 점차 소외되었다. 많은 사람이 불평하듯이 환자를 독립된 인격체라기보다는 질병의 창고로 여기게 된 것이다. 이 점에서 현대의학에 대한 인간의 저항은 예고된 것일 수도 있다. 과학적 현대의학은 그 과학을 통해 많은 성과를 거두었지만, 막상 인간들은 현대의학의 패러다임에 걸맞은 모습으로 변화하지 못했으며, 아마 21세기에도 그러할 것이다. 여러가지 전염병의 극복으로 질병의 패턴이 만성병 위주로 바뀌면서 환자의 적극적인 역할이 필요하게 되었는데도, 의학은 아직 거기에 걸맞게 변화하지 못하고 있다. 오히려 최근의 첨단의학 발전에서 보듯이 종래의 모습이 더욱 강화되는 측면마저 보이고 있다.

의학에서 환자의 역할이 복권되어야 한다는 주장이 고대의학으로의 복귀나 최근 주목받는 이른바 '대체의학(보완의술)'과 곧바로 통하는 것은 아닐 것이다. 그러나 새 시대에 의학이 '전인성'의 요구를 그 '과학성' 내에 수용하지 못한다면 머지않아 현대의학은 존재의 위기를 맞을 수도 있을 것이다.

전통의학을 보는 오늘의 시각

동아시아 의료를 중심으로

이종찬 아주대 의대 교수, 의학사상.

역사적 컨텍스트

동아시아 전통의학에 대한 관심이 서구사회에서 서서히 고조되고 있다. 이런 경향은 대체의학(alternative medicine)[1]이 대중들에게 미치는 영향력이 급속도로 커진 것과 맥을 같이한다. 20세기 말에 전통의학은 현상적으로, 대체의학이라는 새로운 언어로 우리들에게 다가오고 있다.

전통의학으로의 회귀는 당대의 의학패러다임에 대한 반성에서 비롯된다. 21세기에도 여전히 헤게모니를 갖고 있는[2] 생의학적(生醫學的, biomedical) 패러다임은 1870년대를 거치면서 서구사회에 뿌리내렸다는 사실에 주목할 필요가 있다. 서구사회는 19세기 내내 질병의 전파 원인을 두고 감염설(感染說, contagionism)과 장기설(瘴氣說, miasmatism)로 대

---

1) 영어권 나라에서 사용되는 'alternative medicine'을 처음에는 '대체의학'이라 번역했으나 이 말이 지닌 기존의 의학을 대체한다는 부담감 때문에 의사사회에서는 '보완의학'(complementary medicine)을 주로 사용한다. 하지만 개념의 정확한 의미에서, 대체의학과 보완의학은 말 그대로 서로 차별성을 갖는다.
2) D. Arnold, *Colonizing the Body* (Berkeley & Los Angeles, CA: University of California Press 1993), 240~89면; H. A. Baer et al., *Medical Anthropolgy and the World System: A Critical Perspective* (Westport, CT: Bergin & Garvey 1997), 209~27면.

립해왔다. 전자는 원인균을 가진 사람들 사이의 접촉——직접적이든 간접적이든——을 통해 질병의 전파가 일어난다고 주장했으며, 후자는 질병이 더러운 생활환경으로 인해 발생하는 환경적 인자(miasma)에 의해 전파된다고 보았다. 1870년대 들어 프랑스의 과학자 빠스뙤르(L. Pasteur)와 독일 의학자 코흐(R. Koch)가 특정 세균이 특정 질병을 야기하는 원인균이라는 세균설을 확립함으로써, 감염설은 '과학적'으로 승리를 거둔 것처럼 보였다.[3] 세균설의 확립은 빠리 임상학파(Paris Clinical School)의 실증적 의학[4]이 실험과학에 의해 완결되었음을 보여주는 역사적 의미를 지닌다.[5] 질병이 발생하는 공간적 부위(local space)와 질병을 야기하는 원인적 부위(causal space)가 일치한다는 실증적 의학의 주장이 실험과학을 통해 입증되면서, 데까르뜨의 철학적 토대인 몸과 정신의 이원론은 과학적 설득력을 담보하게 되었다.

생의학적 패러다임에 근거한 서양의학이 전통의학이 발달한 제3세계에 본격적으로 들어오기 시작한 것은 역사학자 홉스봄(E. Hobsbawm)이 명명한바, 대체로 '제국의 시대'[6]부터였다. 서양의학이 전통의학보다 '과학적'으로 우수해서 제3세계 각국이 서양의학의 헤게모니에 굴복한 것은 아니었다. 서양의학은 서구 열강의 제3세계에 대한 제국주의적 침략과정에서 수용 또는 이식되었던 것이다. 여기서 이식이라 함은 제국들이 물리적 강압(force)을 통해서 전통의학을 말살시켰다는 뜻이며, 수용은 의료 선교나 여타의 문화적 동의(consent)를 거쳐 제3세계가 서양의학을 받아들였음을 의미한다. 우리나라의 경우, 개화기에 지석영(池錫永)이 주도해 설립한 관립 의학교와 의료선교사들이 세운 세브란스 의학교는 수용에 해당하

3) S. N. Tesh, *Hidden Arguments : Political Ideology and Disease Prevention Policy* (New Brunswick, NJ : Rutgers University Press 1988)을 참고할 것.
4) M. Foucault, *Naissance de la Clinique*(1963), 홍성민 옮김 『임상의학의 탄생』(인간사랑 1993) 참조.
5) A. Cunningham & P. Williams, eds., *The Laboratory Revolution in Medicine* (Cambridge, MA : Cambridge University Press 1992).
6) E. Hobsbawm, *The Age of Empire*(1987), 김동택 옮김 『제국의 시대』(한길사 1998).

며, 한의사들이 설립했지만 일제의 방해로 문을 닫은 동제(洞濟)의학교의 폐교는 이식의 결과로 볼 수 있다. 한편 '제국의 시대'는 제국들의 자본이 제3세계로 한없이 이동한 시기였다. 홉스봄에 따르면 영국은 1914년에 무려 199억 3천 2백만 달러를 인도, 남아프리카연방공화국, 남미의 브라질과 아르헨띠나 등지에 투자했다. 이러한 자본의 세계화에 힘입어 서양의학은 전통의학에 대한 헤게모니를 효과적으로 장악할 수 있었다.

서양의학이 전통의학을 뒷방으로 밀어내고 제3세계의 안방을 차지하면서 전통의학은 공식무대에서 모습을 감추게 되었다. 서양의학은 제국들이 세계 곳곳에서 식민지배를 강화하는 도구로 활용되었다. 피식민지 사람들의 몸은 식민통제의 대상으로 전락했다. 의사경찰(醫師警察, medical police)이 식민화된 몸을 관리하기 위해 도입되었다.[7] 18세기에 창안된 이 개념에 따르면 가부장적 권위를 갖는 국가는 국가의 부를 증대하기 위해 인구를 관리해야 하므로, 국민의 출생과 사망, 연령별·성별 인구 분포, 출산력을 지닌 여성의 수, 질병의 계절적·지리적 발생률, 사망원인에 따른 질병의 분포 등에 관한 자료를 체계적으로 정리하여 인구관리에 활용하였다. 도구적 이성으로서의 서양의학은 식민권력에 의해 푸꼬(M. Foucault)가 말한바, 몸을 규율적으로 관리하는 권력(bio-power)으로 바뀌었다. 몸과 정신을 이원론적으로 파악하는 서양의학의 권력에 의해 피식민지 사람들은 자신들의 몸이 자기(我, self)로부터 소외되는 타자화(他者化, reification)의 역사적 경험을 겪게 되었다.

2차대전 이후 많은 제3세계 나라들이 독립을 쟁취하면서 망각의 저편에 있던 여러 조류의 전통의학이 역사의 무대로 복귀하기 시작했다. 비록 제도권에서는 사라진 듯이 보였지만, 전통의학은 식민통치 기간 내내 피식민지 민중들 속에서 그 생명력을 간직하고 있었던 것이다.

---

7) G. Rosen, "Cameralism and the Concept of Medical Police," *From Medical Police to Social Medicine: Essays on the History of Health Care* (New York: Science History Publications 1974), 120~41면.

그러나 전통의학의 복원이 1950년대부터 곧바로 이루어진 것은 아니었다. 민중들에 의해 그 명맥이 보존되었다고는 해도, 오랜 식민통치를 겪으면서 전통의학은 열악한 상태에 놓이게 되었다. 게다가 미국이 전후(戰後) '세계의학'의 중심지로 떠오르면서 서양의학의 '황금기'가 도래하였다. 전후 냉전구도에서 필연적으로 미국의 군사·경제적 지원을 받아야 했던 대부분의 제3세계 나라들에서 전통의학의 복원은 아무래도 더딘 진행을 보일 수밖에 없었다. 이에 반해 미·소 어디에도 속하지 않았던 비동맹국가인 인도에서는 전통의학인 아유르베다(Ayurveda)가 상대적으로 민중들 속에 광범위하게 뿌리내리고 있었으며, 복원도 비교적 빠른 속도로 진행되었다.

1970년대는 우리에게 매우 흥미로운 시기이다. 이때부터 서구사회에서 서양의학 패러다임의 한계와 '보건의료의 위기'가 표면화되었을 뿐만 아니라 제3세계에서는 본격적으로 전통의학이 복원되었다는 점에서 1970년대의 상황은 한층 깊은 분석을 요한다. 당시의 상황은 대체로 세 가지로 요약할 수 있다.

첫째, 서양의학의 패러다임이 심각한 혼돈현상을 보이기 시작했다. 약한 세기 동안 헤게모니를 발휘하던 생의학적 패러다임이 만성질환의 치유에 한계를 나타냈다. 질병을 기계 고장으로 파악하는 기계론, 생명현상을 분자생물학적 수준으로 이해하는 환원론, 단일원인이 질병을 초래한다는 결정론적 인과성에 근거한 생의학적 패러다임으로는 만성질환과 생태계의 혼란으로 발생하는 새로운 질병의 양상에 대해 능동적이고 효과적으로 대응할 수 없었던 것이다.[8] 서구사회가 대체의학에서 대안적 패러다임을 발견하려고 본격적인 노력을 기울이기 시작한 것도 이때부터이다.

둘째, 1970년대 들어 '보건의료의 위기'라는 예사롭지 않은 징후가 곳곳에서 나타났다. 원래 이 '위기'는 1969년 미국 닉슨 대통령의 기자회견에서

---

8) 이종찬 『한국에서 醫를 論한다』(소나무 2000), 54~99, 149~89면.

수사적으로 표현되었다. 처음에는 미국적 현상으로 치부했지만, '오일 쇼크'를 겪으면서 유럽도 마찬가지 상황에 직면하였다. '위기'는 넓은 의미로 서구 복지국가의 재정적 위기라는 맥락에서 논의되었다. 국민들은 급격한 의료비 상승에도 불구하고 자신들의 건강이 향상되지 않는다는 데 불만을 드러냈다. 복지국가의 재정적 위기가 서구 보건의료의 위기에 그대로 재현되었다. 이를 해결하기 위해 1980년대부터 보건의료개혁이 서구사회에서 유행병처럼 진행되었지만 근본적인 문제들은 여전히 남아 있다.[9]

셋째, 전통의학에 대한 대중적 수요가 증가한 것을 들 수 있다. 이 시기 제3세계의 많은 나라들에서 사회·경제적 성장의 열매가 가시화하기 시작하였다. 특히 동아시아 국가들이 식민잔재를 청산하려고 부단히 노력하는 동시에 어느정도의 경제성장을 이룩함에 따라 민중들 속에서 면면히 전승되어온 전통의학이 사회·경제적으로 자신의 정체성을 확립하게 된 것이다.

이상과 같이 1970년대부터 서구사회에서 나타나기 시작한 패러다임의 혼돈, 보건의료의 위기, 대체의학의 등장은 제3세계에서의 전통의학의 복원과 동전의 양면을 이룬다.

오류와 유혹

전통의학을 논의하는 데 있어 우리의 시야를 가로막는 몇가지 오류가 있을 수 있다. 무엇보다도 전통의학을 서구과학의 잣대로 판단하려는 이른바 '과학적' 태도이다. 이를 취하면 서구과학의 입맛에 맞는 전통의학을 선별하는 오류에 빠질 수 있다.[10] 전통의학은 과학보다 문화의 눈으로 이해할 때 그 진가를 깨달을 수 있다. 또한 일정한 지식체계를 갖지 않으면 의학으로 인정하지 않으려는 경향 때문에, 서양의학처럼 체계화되지 않은

---

9) M. J. Hanson & D. Callahan, eds., *The Goals of Medicine : The Forgotten Issues in Health Care Reform* (Washington, D. C.: Georgetown University Press 1999)를 참고할 것.
10) G. Obeyesekere, "Science, Experimentation and Clinical Practice in Ayurveda," C. Leslie, & A. Young, eds., *Paths to Asian Medical Knowledge* (Berkeley and Los Angeles: University of California Press 1992), 160~76면을 참고할 것.

전통의학을 제대로 된 의학으로 간주하지 않는 오류도 발생한다. 전통의학에서는 질병에 관한 지식보다도 의식(儀式, ritual)을 중시한다. 아울러 서양의학에서처럼 일상생활과 동떨어진 별개의 전문업종으로 전통의학을 파악하려는 전문주의(professionalism)적 시각은 구체적인 생활 속에서 이루어지는 전통의학의 여러 양상을 부정하는 오류를 야기할 수 있다. 전통의학은 일상생활에서 길어올린 앎과 몸짓을 존중한다.

오류 못지않게 전통의학을 이해하는 데는 유혹도 따른다. 서양의학에 대한 반작용으로 전통의학의 보고(寶庫)를 뒤적이다보면, 전통의학의 주술적 힘에 자신도 모르게 이끌리게 된다. 특히 서양의학의 무력함이 입증된 질병들이 전통의학으로 치유된 예들을 접하면 마치 전통의학의 전면적인 승리인 양 이를 일반화하고 싶은 유혹에 빠지기 쉽다. 이런 유혹은 아마도 우리처럼 서양의학 앞에서 전통의학이 무장해제당한 쓰라린 역사적 경험을 가진 사람들에게서 더욱 강하게 나타날 것이다.

이런 오류의 장막과 유혹의 손길을 걷어내더라도 전통의학의 의미를 파악하기란 결코 쉽지 않다. 그것은 전통사회의 자연관과 세계관을 반영하고 있는 전통의학이 종교·음식·가무(歌舞)·운동·성(性)·수면·음주·취미 등 워낙 광범위한 삶의 분야를 포괄하고 있기 때문이다. 또한 전통의학은 지구상의 종족과 언어의 수만큼이나 각양각색이므로 세계의 전통의학을 모두 파악하는 것은 물론이거니와 그것들의 공통점을 파악하는 일도 결코 간단한 작업이 아니다.

한국처럼 식민잔재가 제대로 청산되지 않은데다 서구화가 급격하게 이루어진 나라의 의자(醫者)로서는 전통의학의 심오한 치유력을 의학사상의 관점에서 파악할 능력을 갖기 어렵다. "삼십년에 삼백년을 산 사람이"[11] 발딛고 있는 사회의 전통의학은, 식민문화를 주체적으로 극복하고 서구화를 '느림'의 미학으로 실현하는 사회의 그것에 비해, 서양의학으로부터 훨

---

11) 김진경『삼십년에 삼백년을 산 사람은 어떻게 자기 자신일 수 있을까』(당대 1996).

씬 더 자유롭지 못하다. 이런 사회에서는 전통의학과 서양의학이 서로 문화적 호환성을 모색하기보다는 충돌을 일으킨다.[12] 오류이든 유혹이든, 전통의학의 임상적 효능에만 집착해 그 자생력이 만들어지는 역사적 컨텍스트를 놓친다면 우리는 전통의학을 박제화하는 꼴이 되고 만다. 이렇게 되면, 원래 종족·민족의 영성적 치유체계에 깊이 맞닿아 있는 전통의학은 종족·민족의 삶과는 유리된 질병치료의 한 방법으로서만 기능할 뿐이다.

동아시아, 전통의학의 보고

생태학적 의학이론

동아시아는 말 그대로 전통의학의 보고이다. 한의학(韓醫學)을 비롯해 인도의 아유르베다, 중국의 중의학(中醫學), 티벳의 장의학(藏醫學), 베트남의 월의학(越醫學) 등 그 조류는 헤아릴 수 없이 많다.[13] 특히 장의학은 서양의학자들로부터 큰 주목을 받고 있다.[14] 인도의 아유르베다는 대체의학의 한 갈래로서 각광받고 있으며,[15] 중의학은 이미 서구사회에 광범위하게 알려져 제도적으로도 인정받고 있다.

전통의학은 세계·자연·인간을 전일론(全一論, holism)의 관점에서 파악한다. 인간을 육체와 정신으로 나누어 보는 생의학적 패러다임과 달리

---

12) 이종찬「전통과 서구화, 충돌의 해법을 찾아서」,『月刊 韓國文化』2000년 6월호(일본어).
13) 동아시아의 전통의학은 이외에도 동의학(東醫學)·몽고의학(蒙醫學)·위구르의학(維醫學)·조의학(朝醫學)·시시아의학(西夏醫學)·치딴의학(契丹醫學)·후에이후의학(回鶻醫學)·이의학(彝醫學)·따이의학(傣醫學) 등의 전통적인 치유문화(healing culture)를 갖고 있다. 일본은 메이지유신을 계기로 전통의료를 공식적으로 폐기했고, 그때 이후 지금까지 이러한 사정은 변함이 없다.
14) Y. Parfinovitch et al., eds., *Tibetan Medical Paintings*, Vol. 1 & 2(London: Serindia Publications 1992).
15) I. Rosenfeld, *Dr. Rosenfeld's Guide to Alternative Medicine* (1996), 박은숙·박용우 옮김『대체의학』(김영사 1998), 275~82면.

전통의학은 사회 속에서 살아가는 인간의 몸을 신체·정신·영성의 통합된 존재로 본다. 그것은 몸의 자연치유력을 활성화하기를 지향하기 때문에 몸과 자연을 생태론적 관계망으로 설정한다. 거대한 물질우주와 미시적 생명우주가 인간의 몸을 통해 연결고리를 갖는다고 보는 것이다. 산과 들, 강과 바다에서 스스로 자라나는 온갖 식물과 동물들은 사람의 생명을 유지하기 위한 수단이 아니라 함께 어우러져 생태론적 관계망을 형성하는 또다른 생명체이다. 이렇게 보면 분자생물학에 근거한 인간게놈 프로젝트는 거대 물질우주를 무시하고 미시 생명우주만을 강조한다는 점에서 전통의학의 세계관과는 상치된다.

사람의 몸과 자연을 생태론적 관계로 파악하는 전통의학은 삼라만상을 구성하는 근본물질이 몸을 이루는 기본요소가 된다고 본다. 각각 자체의 고유한 특질을 갖고 있는 이 기본요소들이 어떻게 구성되는지에 따라 몸은 서로 다른 특질을 갖게 된다. 그래서 아유르베다와 티벳의학에서는 이런 구성요소들이 양과 질에 있어 서로 적정한 비율로 혼합되어 평형을 이룰 때 건강한 것이며 균형이 깨어질 때 질병이 발생한다고 보았다.[16] 이와 같은 의학이론은 기본적으로 체질의학으로서 히포크라테스 시대의 서양의학과 별 차이가 없음을 알 수 있다. 그리스 사유체계의 한 형태로서 자연철학과 동심원적 관계를 이루었던 히포크라테스의학은, 피타고라스 철학의 영향을 받아 자연을 이루는 네 원소(물·공기·불·흙), 사람의 네 가지 체액(점액·혈액·황담즙·흑담즙), 사계절(겨울·봄·여름·가을)을 상동관계(homology)로 파악한다. 이렇게 전통의학과 히포크라테스의학은 대우주와 소우주를 맥락적으로 인식한다는 점에서 사상적 기원을 공유한다.

16) 아유르베다에서는 바타(vata, 風), 피타(pitta, 熱), 카파(kapha, 습)의 구성요소가 열-냉, 액체-고체, 안정-불안정 등의 특질과 어떻게 관련을 맺는지에 따라 인체를 세부적으로 분류한다. 티벳의학에서는 바람(lung)·담즙(tripa)·점액(beygen)의 세 가지 체액으로 분류한다. E. T. Tarabilda, *Ayurveda Revolutionized*(Twin Lakes, WI: Lotus 1997); P. Fenton, *Tibetan Healing: The Modern Legacy of Medicine Buddha* (Wheaton, IL: Quest Books 1999).

중국 전통의학의 생태학적 사상은 중국의 지리를 기반으로 한다. 하늘에는 천체의 운행질서가 있고 땅에는 경수(經水)가 있으며 인간에게는 경맥(經脈)이 있다. 중국에는 세계적으로 유명한 양쯔강과 황허강을 포함해 많은 강들이 흐르고 있는데 이 중에서 국가의 관리에 필요한 12경수를 정하여 특별히 중요하게 여겼다. 12경맥은 밖으로는 중국 땅의 12경수와 합쳐지며 안으로는 인체의 오장육부와 이어져 있다. 대개 12경수는 그 (수량의) 많고 적음, 깊고 얕음, 폭과 길이가 각기 다르며, 이에 따르는 오장육부의 높고 낮음, 크기, 음식을 받아들이는 양도 각각 다르다. 중의학에서 이러한 상관성은 대우주와 소우주 사이의 상동관계를 의미한다. 이러한 맥락에서 의자는 몸과 자연 사이의 생태론적 관계를 긴밀하게 연관시킬 수 있는 능력을 갖고 있어야 한다.

양생

생태학적 패러다임에 근거하는 전통의학은 양생술(養生術)을 생활 속에서 실현할 것을 권장한다. 양생술은 자연계의 근본원리로서 삶과 죽음의 법칙을 따르기 때문이다.

> 사계절의 음양 변화는 만물의 근본이다. 그러므로 성인은 봄과 여름에는 양기의 보양을 중시하고 가을과 겨울에는 음기의 보양을 중시함으로써 그 근본에 순종하였다. 이로써 능히 자연계의 만물과 더불어 살 수 있으며 정상적인 생장발육의 법칙을 유지할 수 있다. 이러한 법칙을 거역하면 재해가 발생하고 이에 순종하면 질병이 발생하지 않으니 이를 일러서 양생의 법도라고 한다.[17]

중의학에서 양생술은 기본적으로 시간의 흐름에 따라 기(氣)를 어떻게 조절하느냐에 달려 있다. 이는 생애의 주기에 따라 신체의 기가 변하기 때문이다.[18] 출생하여 10년이 지나면 오장이 정해지고 혈기가 통하며 20세에

---

17) 배병철 옮김 『皇帝內徑 素問: 四氣調神大論』(성보사 1994), 63~64면.
18) 같은 책 413~14면.

혈기가 성하게 되고 30세에는 혈맥이 충족되며 40세에 장부경맥은 절정에 도달한다. 50세부터는 간의 기가 쇠하기 시작하며 60세에는 심기(心氣)가 쇠하고 70세에는 비기(脾氣)가 공허해지며 80세에는 폐의 기가 쇠하여 90세가 되면 신기(腎氣)가 고갈되고 100세에는 신기(神氣)가 떠난다. 이렇게 양생술은 생애의 주기와 밀접한 관련을 갖는다.

티벳 전통의학에서는 건강과 음식의 관계를 특히 강조한다. 춥고 지리적으로 높은 지대에서 생활해온 티벳민족은 곡물·지방·육류·액상식품 등이 건강에 미치는 긍정적 효과를 일상생활을 통해 터득해왔다. 계절과 날씨에 따라 음식의 종류와 요리방법을 달리하는 지혜가 티벳 사람들의 건강을 유지해왔던 것이다.[19] 이런 사회에서 서구적인 방식의 개발이 이루어진다면 이 사회의 생태계는 붕괴될 것이며 그 구성원들의 건강에 치명적인 영향을 주게 되며 결국 서구화된 의료체계가 전통의학에 대해 헤게모니를 갖게 된다.[20]

인도의 '거룩한 어머니 암소'는 양생술을 생태론적 관계망으로 이해하는 가장 대표적인 사례에 해당한다.[21] 인도 사람들의 암소 숭배를 종교적인 문제로 귀착시키고, 서구적 잣대인 공중위생·비용-효과 개념·시장경제에 따른 효율성에 근거해 접근한다면 인도 사람들이 건강 증진을 위해 수천년간 발달시켜온 전통적인 섭생법은 설 자리를 잃는다. 인도에서 암소의 존재는 단순히 농업과 축산업의 문제에만 국한된 것이 아니다. 그것은 인도 사회의 생태계에서 가장 중심적인 역할을 하기 때문에 암소를 근대적 개발론에 따라 처리하면 인도 사람들의 몸과 자연을 연결하는 생태계에 심각한 영향을 미치게 된다. 인도 사람들의 건강을 서양의학의 잣대로 의료화(medicalization)한다면 아유르베다의 입지점은 점점 축소되고 말 것이다.

19) 허정 『아시아 전통의학을 찾아서』(한울 1997), 173면.
20) H. Norberg-Hodge, *Ancient Futures: Learning from Ladakh*(1992), 김종철·김태언 옮김 『오래된 미래』(녹색평론사 1996), 43~50면.
21) M. Harris, *Cows, Pigs, Wars and Witches: The Riddles of Culture*(1975), 박종렬 옮김 『문화의 수수께끼』(한길사 1995), 21~41면 참조.

양생술이 동아시아 전통의학에만 고유한 것은 아니다. 고대 그리스사회에서 양생은 삶의 총체적인 기술(techne, art)이었다. 그것은 두 가지 다른 방식으로 이해되었다.[22] 『히포크라테스 전집』(*Corpus Hippocraticum*)에 포함된 「고대의학에 관하여」는 양생을 의술의 부수적인 치유방식으로 보지 않고 아예 의학의 탄생이 본질적으로 양생에서 비롯되었다고 간주한다. 즉 의학의 기원은 개별 환자 각각에게 알맞은 식이요법을 만들어가는 과정에서 생겨난 양생술이라는 것이다. 이에 반해 플라톤은 양생술을 의술의 변화에서 유래한 것으로 보았다. 그에 따르면 그리스신화에 등장하는 치료의 신인 아스클레피우스(Asklépius)와 그를 추종하는 의사들이 양생술을 수행하지 않은 것은 그것이 중요하지 않아서가 아니라 당시 그리스 사람들의 생활방식이 자연과 일치했기 때문이다. 다시 말해서 양생술은 의술의 한 방식이라는 것이다. 그리스사회가 양생술을 어떻게 실천했든지 간에 고대 서양의학에서 그것이 인간의 행동을 판단하는 데 중요한 잣대가 된 것만은 분명한 사실이다.

서양에서 양생술이 철학적 사유를 통해 심화되어온 것처럼 동아시아에서는 도가(道家)사상이 양생술의 철학적 바탕을 이루어왔다. 해동주자(海東朱子)라고 불린 퇴계 이황(退溪 李滉)은 주자를 통해 도교에 더욱 친밀감을 갖게 되어 양생을 몸소 실천했던 것으로 알려져 있다.[23] 조선시대의 4대 양생서 중 하나로 꼽히는 조탁(曺倬)의 『이양편(二養編)』은 동양적 신체관인 심신일체(心身一體)에 근거하여 몸과 마음을 기르는 양생과 양심을 둘이 아니라 '하나〔一養〕'로 파악하고 있다.[24] 도가사상이 반영되어 있다고 평가받는 『동의보감(東醫寶鑑)』의 저자 허준(許浚)은 "도가는 정정(淨淨)한 마음을 기르는 수양을 근본으로 삼고, 의학은 약물과 식이요

---

22) M. Foucault, *L'Usage des plaisirs*(1984), *The Use of Pleasure, The History of Sexuality* Vol. 2. (New York: Vintage Books 1990), 99~108면. 우리말 번역이 있으나 영역본을 참고했다.
23) 이진수 『한국 양생사상 연구』(한양대학교 출판부 1999), 294~322면.
24) 같은 책 329면.

법 및 침구치료를 치료의 방법으로 삼는다"고 보았다. 의학에 대해 이런 입장을 취하게 되면, "병의 원인은 모두 마음에서 비롯되는 것이다."[25]

전통의학의 사활(死活)

20세기말부터 거침없이 동아시아로 유입되고 있는 서구의 세 가지 흐름은 전통의학의 생존을 심각하게 위협하고 있다. 그 가운데 첫째는 전통의학에도 예외없이 적용되는 의료의 상품화인데, 가장 대표적인 사례가 건강식품이다. 전통의학에서는 일상적인 먹거리로 여겨지던 식품들이 상품화되어 시장에서 팔리고 있다. 전통의학의 이름으로 이루어지던 모든 행위가 시장경제체제 속에서 의료상품으로 탈바꿈해 수요자와 공급자 사이에 거래되고 있다. 둘째는 전통의학의 존재기반을 뒤흔들고 있는 일상생활의 의료화이다. 개개인의 일상적 삶이 의학지식을 가진 전문가들에 의해 의학적 판단의 대상으로 바뀜에 따라 일상생활 속에 몸과 마음에 대한 자기배려의 지혜를 담아온 전통의학의 입지는 점차 줄어들고 있다. 셋째로는 의학과 의료의 영역에도 어김없이 관철되는 신자유주의적 가치의 세계화를 들 수 있다.[26] 전통의학 역시 맥도날드화(McDonaldization)되기는 마찬가지이며 그 다양성은 규격화된 상품으로 획일화되고 있다. 이에 따라 국민 대중들 사이에서 사회계급적 지위에 관계없이 폭넓게 향유되어오던 전통의학은 점차 가진 사람들만이 이용할 수 있는 상품으로 변화하고 있다.

전통의학이 이런 조류를 극복할 수 있을 것인가에 대한 전망은 그리 밝지 않다. 동아시아사회가 생태론적 관계망을 통해 일상의 삶을 포괄하고 양생을 통해 자연치유력을 증진시켜왔다 해도, 의료의 상품화·생활의 의

---

25) 정우열 「『東醫寶鑑』과 許浚의 醫學·道家思想」, 한국도교사상연구회 편 『韓國 道敎의 現代的 照明』(아세아문화사 1992), 155~78면.
26) 김성구 외 『자본의 세계화와 신자유주의』(문화과학사 1998).

료화·신자유주의의 세계화가 전통의학의 이런 역사적·문명적 구심력을 21세기에도 그대로 방치할 것인지는 자못 회의적이다. 서구사회가 전통의학을 대체의학이란 이름으로 포장하고 있지만, 대체의학계 내에서도 이러한 세 가지 흐름이 그대로 재현된다면 전통의학은 대체의학의 이름으로 위장한 서양의학에 자신을 송두리째 갖다바치는 결과를 초래하고 말 것이다. 전통의학의 사활은 결국 동아시아의 사상이 서구의 흐름을 이겨낼 것인가 아니면, 거꾸로 후자가 전자를 포획할 것인가에 달려 있다.

한의학의 어제와 오늘

정우열 원광대 한의과대학 병리학교실 주임교수.

들어가며

'한의학(漢醫學)'과 '한의학(韓醫學)'은 구별되어야 한다. 일반적으로 전자는 한대(漢代) '내경의학(內經醫學)'에 바탕을 둔 동양의학을 가리키며, 후자는 우리 전통의학을 '내경의학'의 원리로 체계화한 것을 말한다. 이 글에서 한의학(漢醫學)이라고 할 때는 현재의 중의학(中醫學)이 아니라 한대에서 청대까지의 중국의학 또는 동양의학을 가리키며, 한의학(韓醫學)이라고 쓸 때는 우리나라의 전통의학을 의미한다.

중국의학의 발전과정을 보면 신일원론적(神一元論的) 무의시대(巫醫時代)를 거쳐 기일원론적(氣一元論的) 의시대(醫時代)로 넘어왔다. 무의의 의료체계는 현재 민속의학의 형태로 남아 부(符)·점(占)·주(呪)·재(齋)·금(禁) 등의 형식으로 행해지며 계율적·윤리적·타력적 민간요법의 특징을 지닌다. 한편 의(醫)의 의료체계는 질병의 원인을 악령이나 악마와 같은 귀신의 탓으로 보지 않고 자연현상의 기후변화·환경·사회생활·음식·정신활동 등에서 비롯된 '지나침'과 '모자람'의 불균형상태로 보는 유기적·생태적 의료체계이다.

우리나라에는 단군 이래 고유의 의학이 있었으나 이것이 중국의학의 유입으로 퇴색되었다가 고려말에 이르러 잊혀져가는 고유의학을 되찾으려는 '향약운동(鄕藥運動)'이 일어났다. 이러한 자주의학 수립정신은 조선시대로 넘어오면서 그대로 이어져 『향약제생집성방(鄕藥濟生集成方)』(1399) 『향약집성방(鄕藥集成方)』(1433) 『의방유취(醫方類聚)』(1445)를 편찬하기에 이르렀다. 이후 중국의약의 범람 속에 주체성을 상실하고 차츰 그 열기가 식었으나 임진·정유 양난을 겪으면서 서서히 자주의학의 기풍이 다시 일기 시작하였다. 우리 의학의 필요성을 절감하면서 우리의 풍토와 기후, 체질에 맞는 『동의보감』을 만들어 민족의학인 '동의학(東醫學)'을 수립한 허준(許浚, 1546~1615)이 그 대표적 사례이다.

그후 동의학은 19세기 개항기에 이르러 서양의학을 접하면서 1900년의 의사(醫士)규칙 반포와 1913년 의생(醫生)규칙의 반포로 '의사시대'와 '의생시대'를 거쳤다. 해방과 함께 '한의학(漢醫學) 시대'(1951년 국민의료법상 한의사제도 제정)를 지나 현재 '한의학(韓醫學) 시대'(1986년 '漢醫'를 '韓醫'로 표기하는 자구변경법 공포)에 이르게 되었다. 지금 우리나라에는 제도적으로 공인된 한의학과 서양의학이 공존하고 있다.

우리나라에 서양의학이 들어온 지 100년이 훨씬 넘었다. 그동안 우리는 고유의 전통의학이 있음에도 서양의학에 더 관심을 가지고 모든 의료체계를 서양의학 중심으로 이끌어왔다. 최근 서구에서는 서양의학의 한계를 느끼고 동양의학에 관심을 가짐으로써 한의학에 대한 인식을 새롭게 하고 있다. 요즘 우리나라에서 대체의학에 대한 관심이 고조되고 있는 것도 바로 이러한 세계적 흐름에 기인한 것이다.

따라서 이 글에서는 현재 변화하는 의학의 흐름 속에서 한국의학의 정체성과 방향성을 찾기 위해 한의학(漢醫學)의 성립과정, 한의학(韓醫學)의 시대적 변천과 정체성, 그리고 현재적 의미와 전망을 살펴보고자 한다.

한의학(漢醫學)의 성립

프랑스 의학자 뽀르께르(M. Porkert)는 동양의학과 서양의학의 차이를 "인식론적 관점에서 볼 때, 동양의학과 서양의학은 인식방법이 확연하게 다르다. 동양의학은 주로 감응종합적(inductive synthetic)인 데 반해 서양의학은 인과분석적(causal analytic)이다"라고 하였다.(박희준 옮김 『동양의학의 기원』, 하남출판사 1996, 16면)

여기서 '감응종합적'이란 공간적 위치는 서로 다르지만 시간상 동시에 작동하는 사물이나 현상들 사이의 논리적 관련성을 말한다. 즉 한의학에서는 오장과 육부, 오관 등 각 기관이 서로 다른 위치에 있지만 유기적 관계를 가지고 상응하여 그 작용이 동시적으로 나타난다고 본다. 한편 '인과분석적'이란 공간적 위치는 같지만 시간적으로 달리 존재하는 사물이나 현상들 사이의 논리적 관련성을 지칭한다. 동인(動因)과 효과의 관계 같은 것이 그 예이다. 동인은 실물에 작용하는만큼 그것이 빚어내는 효과와는 선후관계를 이루며 서로 분리해 생각할 수도 있다. 따라서 분석·감지·검증이 가능하다.

한의학의 생명관과 질병관은 기일원론적 음양오행관에 바탕을 두며, 서양의학은 원소론 혹은 원자론에 바탕을 둔다. 음양론에서는 분석과 종합이 동시에 이루어지며, 인식론(진단)과 방법론(치료)을 유기적으로 결합하여 동시에 행할 수 있다. 한편 원자론은 절대화와 단층화의 관점에서 생명현상을 관찰하고 치료한다. 이러한 인식방법상의 차이 때문에 한의학과 서양의학은 서로 완전히 다른 의학체계를 이루었다. 즉 서양의학은 실물과 입자를 중시하였고, 한의학은 장(場, field)을 중시하는 경향으로 기울어왔다. 서양의학은 실험과 정량기술(定量記述)을 강조하는 전통을 세워왔지만, 한의학은 자발성과 자기조직적 세계관을 창조하는 전통을 형성해왔다. 동양에서는 의학·과학·철학이 하나의 체계를 이루는 가운데 우주의 유기체적 통일성, 자연성, 무작위성 그리고 대칭적 의미에서의 유서성

(有序性)과 조화성, 상호관계 등을 탐색해왔다. 여기서 '대칭적 의미의 유서성'이란 밤과 낮, 높음과 낮음 등과 같은 대칭관계의 질서를 가리킨다. '조화성'이란 이런 대칭관계가 상반된 것임에도 불구하고 서로 조화를 이룬다는 것을, '상호관계'란 대칭관계에서 이들이 서로 영향을 주고받는다는 것을 뜻한다. 일반적으로 한의학에서는 세균감염 등과 같은 외인적 요건보다는 체내의 면역력이나 저항력 같은 내인적 요건을 중시한다. 따라서 외과적 수술치료보다는 내과적 약물 복용을, 국소적 치료보다는 종합적 치료를 우선하며 육체보다는 정신(마음)을 더 중시하여 병을 치료하기에 앞서 마음을 다스리는 것은 모두가 이러한 이유 때문이다.

문자가 없던 원시시대에는 샤먼(shaman) 즉 '무당'을 통해 질병을 치료했다. 이러한 샤머니즘적 의료관습에서는 병을 인체 내에서 발생하는 것이 아니라 영적 세계에 속하는 힘과의 관계로 보고 신이나 영혼 같은 초자연적 존재를 통해 그 힘을 통어·조절·이용하려 하였다. 무당은 사람이 병들면 이것을 천벌이나 조상의 탓으로 여기고 인간에게 질병이나 재화를 주는 정령과 악마를 방지하기 위한 주술적 방법을 썼다. 따라서 이 시대의 질병관은 초자연적 신비력에 의존하는 정령병인설(精靈病因說)이 지배하였다.

중국 은(殷)왕조 시대부터 전국(戰國)시대 말엽에 이르기까지 의(醫)와 무(巫) 사이에 치열한 사상싸움이 전개되면서 점차 전자의 세계관이 우위를 점하게 되었다. 이후 전국시대 말엽인 기원전 4~3세기에 편제되기 시작한 『황제내경』에 이르러서는 기일원론적 음양오행설에 입각해 생명의 운동법칙을 파악하고 질병을 유물주의적 관점에서 인식하려는 경향이 등장하였다. 이것은 천자(天子)의 위신이 떨어지고 상제(上帝)에 대한 동요가 일어나던 당시를 배경으로 경천숭조(敬天崇祖) 사상에서 탈피한 새로운 병인설이 확립되었음을 뜻한다. 무당이나 승려가 주술적 방법으로 질병을 치료하는 것이 아니라 의사가 탕액을 사용하여 치료하게 된 것이다. 따라서 한의학의 의사에는 초능력적 신비의 세계를 다스리는 '무의'와 육체적 질병을 다스리는 '전업의(專業醫)'가 있었다. 현재 무의는 도교의학으로 흡수되어 민속의학 속에 남아 있고, 전업의는 내경의학으로 흡수되어 한의학의 흐름에 속해 있다.

한의학에서는 역사시대 이전부터 여러가지 의료수단이 개발되어 무치(巫治) 이외에도 약치(藥治)·침구치(針灸治)·기공치(氣功治)·안마치(按摩治) 등 다양한 치료법이 사용되어왔다. 이 가운데 안마치는 사람의 본능적 동작과 관련이 있는 것으로, 침구치·약물치보다 훨씬 더 오래 전부터 이용되었을 가능성이 높다. 사람의 몸에 상처가 생기거나 종기가 나거나 불에 데거나 손발이 접질리거나 하면 우선 손으로 어루만지는 것을 보아도 가장 기원이 오래된 치료법이라고 볼 수 있다.

한의학은 치료수단에 따라 크게 두 가지 체계로 나뉜다. 첫째는 침구계(針灸系) 의학으로서 침이나 뜸으로 신체 표면에 자극을 준다든지 안마·도인(導引)과 같이 몸을 운동시키는 물리요법에 바탕을 둔 치료체계이다. 둘째는 탕액본초계(湯液本草系) 의학으로 약재를 단방(單方) 또는 복방(複方)으로 달여 마신다든지 환약과 연고를 만들어 치료하는 약물요법에 의한 치료체계이다. 그러나 어느 경우를 막론하고 그 바탕을 이루는 것은 '기'의 원리이다.

침이나 뜸·안마·도인과 같은 물리적 자극요법은 약물치료와 달리 경락학설의 이론적 뒷받침을 받아 독특한 의학체계를 발전시켰다. 그러나 이 역시 기의 인식론적 바탕 위에서 성립된 학설로 자연계의 바람과 물의 원리에서 얻어진 경험의학이다. 여기서 바람은 기 인식의 근원으로 병인론 형성의 요인이 되었다. 따라서 한의학을 '기의학'이라고도 한다.

한의학에서는 기를 국재론(局在論)과 유체생리론(流體生理論)의 양 측면으로 인식한다. 국재론에서 존재론적 질병관이, 유체생리론에서는 유체병리관이 나오게 되었다. 여기서 '국재론적 사고'란 실체에 대한 실존적 인식이며, '유체생리론적 사고'란 인체의 생리적 작용을 존재(정체)적 입장이 아닌 흐름으로 인식하는 것이다. 또한 '존재론적 질병관'은 병인을 하나의 실체인 병원생물 즉 병원체로 인식하는 것이고, '유체병리관'은 질병의 발생원인을 기혈 흐름의 이상에서 오는 것으로 인식하는 것이다. 따라서 바람인 기는 존재(물질)와 흐름(기능)의 두 가지 개념을 모두 포함한다. 또한 이를 인식하는 데 있어서도 '자연의 기'와 '인체의 기'로 나누어 생각하였으며 자연과 인간을 독립된 개체가 아니라 유기적 상관성을 갖는 전일적 개념으로 이해하였다. 원래 바람은 병인론에 연관되는 개념이기 때문에 질병을 가져온다는 의미에서는 존재론적 병리관의 입장이고, 환류하는 순환적 의미에서는 유체적 생리관의 입장이다. 그러므로 바람을 바탕으로 한 기의 개념에는 실체를 같이하고 기능을 달리하는 일원적이(一元的二)의 내용이 들어 있다. 그러나 기를 실존적·존재론적 입장으로 본다 하더라도 이 기는 오관(五官, 눈·코·입·귀·피부)을 통해 인식할 수 있는 게 아니고 다만 느낄 수밖에 없다. 따라서 기를 유형으로 보느냐 무형으로 보느냐에 따라 의학체계가 달라진다.

한의학에서는 유형의 기를 정(精)·진액(津液)으로, 무형의 기를 기(氣)·신(神)으로 파악하고 정(精)·기(氣)·신(神)이 생명의 기본단위라고 본다. 이때 정은 현상의 물질적 기초이며, 기는 동력, 신은 주재자를 의미한다. 이 세 가지는 물질·기능·현상이 상호관련성과 통일성을 이루는 것이다.

한의학(韓醫學)의 변천과정

한의학은 고조선시대부터 싹트기 시작하였다. 이때에는 자연에 대한 신앙을 바탕으로 질병과 재난을 면하고 안녕과 복지를 추구하며 주술로 악신을 물리치는 것을 주로 하였다. 약물치료로는 마시는 약〔飮藥〕, 붙이는 약〔附藥〕, 끓여먹는 약〔煮藥〕, 외과치료로는 폄석(砭石, 돌침) 등을 사용하는 민속의료체계를 이루었다. 그러나 당시의 문헌자료가 없어 그 면모를 구체적으로 확인할 수는 없고 다만 중국이나 일본 의서의 기록을 통해서 밖에 알 수 없는 형편이다.

고려시대로 들어오면서 민간의료 자료들이 한문으로 기록되기 시작하였다. 이들 민간방의 특징은 종합의서가 아닌 향약처방을 위주로 하는 방서(方書)로서 산간벽지 등의 의사가 없는 지역에서도 일반인이 간단히 시술할 수 있을 정도였다. 따라서 이 시기부터 우리나라 고유의 '향약의학(鄕藥醫學)'이 싹트기 시작했다고 본다.

이러한 향약의학은 조선조에 들어 더욱 활기를 띠게 되었다. 태조는 앞서 고려말에 간행된 각종 민간방을 정리하여 『향약제생집성방』 30권을 간행하였고, 그후 세종은 『향약채취월령(鄕藥採取月令)』(1431) 『향약집성방』을 간행하였다. 세종은 또 이 시기에 집현전에 명하여 『의방유취』를 편찬케 하였다.

그후 이러한 향약의학에 대한 연구열은 점차 식어 그 명맥을 유지하기 어렵게 되었다가 16세기 선조대에 이르러 양예수(楊禮壽)와 정경선(鄭敬先)이 『의림촬요(醫林撮要)』를 찬하고 선조의 명에 의해 허준이 『동의보감』을 출간함으로써 향약의학이 다시 계승되었다. 이 『동의보감』은 허준의 지혜가 총집결된 의서일 뿐만 아니라 한민족의 우수성을 집약한 우리 민족의 자랑스러운 역사적 유산이다.

『동의보감』은 실용주의 사상을 적용하여 간편하면서도 실용성있게 각종 의서를 취선한 것으로, 정기신론(精氣神論)에 입각한 내장기의 생리기능의 변조(變調)와 정신수양에 의한 섭생에 주관을 두고 복약과 치료는 2차적으로 보았다. 국산 약재(향약재)의 사용을 권장하고, 고방의서(古方醫書)를 고증하면서 인용한 학설이나 처방의 출처를 상세히 기록하였다. 특히 처방의 용량에 유의하여 표준용량의 기준을 세우는 한편 복용법까지 명시하고 있다. 허준의 의학사상은 『동의보감』 「서문」과 「집례(集例)」에 걸쳐 일관되어 있어 자주적 민족의학의 토대를 완성하고 '동의학시대'를 열어놓은 것으로 평가받는다.

그후 허준의 의학사상은 강명길(康命吉)의 『제중신편(濟衆新篇)』(1778), 황도연(黃度淵)의 『방약합편(方藥合編)』(1884), 이제마(李濟馬)의 『동의수세보원(東醫壽世保元)』(1894) 등으로 이어졌다. 이 중 『제중신편』과 『방약합편』은 『동의보감』을 기본으로 그 내용을 발췌하고 체계를 간편히하여 임상의들이 편리하게 환자진료에 이용할 수 있도록 한 책이다.

이제마의 『동의수세보원』은 우리가 흔히 말하는 '사상의학(四象醫學)'의 기본원리를 담고 있는 책이다. 일반적으로 그의 의학을 사상의학이라고 하는 것은 성정(性情)에 따라 사람을 네 가지, 즉 태음인(太陰人)·소음인(少陰人)·소양인(少陽人)·태양인(太陽人)으로 나누었기 때문이다. 이러한 이제마의 사상의학은 전통적 철학사상의 바탕 위에 허준의 의학사상을 융합시켜 나온 것으로, 사상철학의 기본정신은 우주의 구성요소와 사물의 생성·변화 요소를 규명한 데 있다. 이제마는 오장(五臟) 가운데 비(脾)를 중심으로 한 기존 개념에 대해 간(肝)·신(腎)·비(脾)·폐(肺)를 사유(四維)라 하여 하위에 놓고, 심(心)을 태극의 상위에 놓아 마음이 이(理)와 기(氣)인 성(性)과 정(情)을 다스린다고 보았다. 여기서 심은 무형의 기로, 그의 의학사상은 심신이원론의 입장에서 육체와 정신을 분리하여 생각한 것이 아니고 마음과 몸을 하나로 보는 심신일여(心身一如)적 차원에 서 있으면서도 심 우위의 입장을 견지한 것이다.

우리나라는 병자호란 이후 청나라로부터 북학(北學)과 천주교가 들어오면서 서양의학의 영향을 받기 시작했다. 다산 정약용(茶山 丁若鏞)과 혜강 최한기(惠岡 崔漢綺)는 모두 서양 의학사상에 영향을 받은 학자들이다. 정약용은 그의 저서인 『의령(醫零)』에서 『내경(內經)』의 6기설(六氣說, 대기가 風·寒·暑·濕·燥·火의 여섯 가지 기운으로 이루어졌다고 보는 것)을 비판하고, 기를 자연의 기와 인체의 기운으로 나누되 인체의 기운은 바로 생명활동을 유지시키는 생리적 기라 하여 혈과 함께 생(生)·양(養)·동(動)·각(覺) 활동의 근거가 되는 하나의 요소로 보았다. 따라서 다산에게 있어 기는 유형의 실체로, 인체에서 원기로서 생명 에너지가 되고 정신작용에서는 뇌신경의 중추가 된다.

혜강은 전통적 철학사상의 바탕 위에 서양과학을 융합한 독특한 성격의 '기학(氣學)'을 탄생시킨 학자이다. 영국의 홉슨(B. Hobson)이 1851~59년에 중국어로 번역한 5종의 의서『전체신론(全體新論)』『서의약론(西醫略論)』『내과신론(內科新論)』『부영신설(婦嬰新說)』『박물신편(博物新編)』을 들여와 우리나라에 서양의학을 소개하였다. 그의 기철학사상은『기측체의(氣測體義)』에서 '신기통(神氣通)'사상으로 체계화되었다. 즉 하늘의 신기는 끊임없이 통화(通化)하고 있으며 이는 인체에 있어서도 마찬가지라는 것이다. 이들은 똑같은 신기로 이루어져 있어 오관을 통한 사람의 추측으로 자연의 질서와 인간사회의 질서 그리고 그것의 상통을 밝힐 수 있으며, 이후의 사회는 그와 같은 절대적 법칙인 '신기통'에 부합하는 새로운 이념에 따라 지도되어야 한다는 것이 그의 사상의 골자이다. 그는 인체의 중추를 뇌로 보고, 몸 안에서 이루어지는 소화·호흡·혈액순환 등의 작용을 대기 내에서 흙·물·불·공기 등에 의한 한·열·건·습 등의 끊임없는 작용과 동일한 것으로 파악하였다. 그는 '인체의 운화'와 '대기의 운화'는 서로 통하며 나아가 '우주의 운화'와도 상통한다 하여 기일원론적 입장에 섰다. 그러나 그의 이러한 사상은 형이상학적 주장이 아니라 유형(有形)·유질(有質)·유측(有測)에 근거한 보편타당한 형이하학적 실존법칙이었다.

19세기 개항 이래 서양의학이 들어오면서 우리나라 의학사상 및 의료체계에도 변화가 일기 시작했다. 당시 우리나라는 1865년(고종 2)에『대전회통(大典會通)』, 1867년(고종 4)에『육전조례(六典條例)』가 간행, 반포됨으로써 '삼의사(三醫司)'체제를 이루고 있었다. 그러나 1882년(고종 19)에 삼의사 중 혜민서(惠民署)·활인서(活人署)가 폐지되고, 갑신정변(1884) 때 민영익(閔泳翊)의 부상을 알렌(H. N. Allen)이 치료한 이래 서양의료기관인 제중원(濟衆院)이 창설되면서(1885) 전통의료체계가 서서히 무너지고 새로운 의료체계로 바뀌었다. 또한 1891년(고종 28)에는 고시제가, 1895년

(고종 32)에는 전의감(典醫監)제도가 폐지됨에 따라 의학교육기관과 의료인의 신분을 규정할 제도적 장치가 없어졌다. 이에 정부는 '의학관제(醫學官制)'(1899)와 '의사규칙(醫士規則)'(1900)을 반포했다. 이는 우리 스스로 시대적 변화에 적응하기 위해 전통적 의료체제에서 벗어나 근대적인 사회의학·공중의학 체제로 전환하기 위한 움직임이었다.

'의사규칙'은 동의(東醫)의 신분을 의사(醫師)가 아닌 의사(醫士)로 규정하고 의사의 자격을 "종래 동의도 내부위생국의 시험을 거쳐 의사로 인허한다" 하여 동서의학을 겸할 수 있게 하였다. 이러한 진료형태는 전래의 민족의학을 자주적으로 발전시키기 위해 동의가 나름대로 동서의학을 취사하도록 한 혁신적인 정책이었다.

그후 일본인의 고문정치가 시작되면서 1905년 기존의 광제원에 관한 규정이 모두 폐지되고 새로운 관제(官制)가 반포되었다. 또한 1907년에는 행정부에서 일하던 동의들을 면직하고 1908년 광제원이 대한의원(大韓醫院)으로 바뀌면서 광제원의 동의 역시 모두 배제했다. 이로써 동의는 제도권에서 완전히 축출되어 민간의로서만 그 명맥을 유지하게 되었다. 1906년 이후 동의사가 제도권에서 쫓겨나고 정부의료기관 및 교육기관이 모두 서양의학 중심체제로 바뀌자 뜻있는 동의들이 동의학 부흥을 위한 움직임을 일으켰다. 1906년 이응세(李應世), 강필주(姜弼周) 등이 "동포(同胞) 남녀를 공제(共濟)한다"는 취지서를 발표하고 동제학교(同濟學校)를 설립한 것 등이 그 예이다.

1910년 한반도를 병탄한 일본은 조선의 의료제도를 서양의학 중심으로 이끌어가기 위해 제도권에서 동의들을 완전히 배제하려 하였다. 그러나 당시의 실상이 아직 서의만으로는 그 수요를 충당할 수 없었기 때문에 이를 해결할 때까지 한시적으로 동의들을 이용하지 않을 수 없었다. 이러한 배경에서 일제는 1913년에 '의생규칙'을 발표하고 이듬해부터 이를 시행하였다. 원래 전통적으로 내려오는 동의에는 '유의(儒醫)' '의원(醫員)' '약상(藥商)' 등의 구별이 있었으나 '의생규칙'은 이를 통틀어 '의생'이라 불러품위와 자질을 격하시켰으며 이후 민족의학의 자주성을 잃게 되었다.

1930년대에 이르러 '동의학 부흥운동'이 다시 일어나기 시작했다. 그러나 이때의 운동은 단순히 동의학만의 부흥을 꾀한 것이 아니라, 동의학의 바탕 위에서 서양의학을 받아들이려 한 신동의학(新東醫學)운동으로, '의사규칙'의 정신을 계승한 것이다. 이러한 운동은 1931년 6월 5일자 『조선일보』가 사설에서 동의학의 존귀한 가치와 아울러 서양의학의 필요성을 지적하고 이 두 의학이 '합류교치(合流交治)'하여 구전(具全)한 '제3의방(醫方)'의 수립을 시대적 요구라 역설하면서 더욱 활발해졌다. 그후 1934년 2월 16일부터 『조선일보』에 장기무(張基茂)의 「한방의학의 부흥책」이 연재되면서 동서의학자 사이에 이에 대한 열띤 논쟁이 벌어졌으며 동서의학에 대한 비교연구가 시작되었다. 조헌영(趙憲泳)의 『통속한의학원론(通俗漢醫學原論)』이 나온 것도 이때이다.

『조선일보』의 '합류교치에 의한 제3의방'은 바로 동서의학의 융합으로서의 '제3의학'을 뜻하는 것으로 당시 이러한 의학을 주도한 사람들은 주로 신민족주의자들이었다. 동서의학의 '합류교치'인 '융합의학'은 민족의학에서 한걸음 더 나아간 '신민족의학'이라 할 수 있다. 그러나 광복 후 이 신민족주의자들은 좌우파의 틈새에서 자리를 잡지 못하고 한국전쟁 중 납북됨으로써 신민족의학 또한 계승되지 못했다.

이후 1951년 국민의료법이 새로 제정되면서 한의사제도가 탄생하여 일제에 의해 박탈당한 민족의학으로서의 동의학을 되찾는 듯하였다. 그러나 이때 우리가 찾은 것은 '의사규칙'의 '의사(醫士)'가 아닌 '한의사(漢醫師)'였으며 이 또한 이름만 있지 실제 법적 지위는 보장되지 않은 것이었다. 한의사의 법적 지위가 개선된 것은 1962년 의료법의 개정 공포 이후이며, 한의사(漢醫師)를 한의사(韓醫師)로 명칭을 바꾼 것은 1985년 이후이다. 그러나 이 역시 상징적 의미만 있을 뿐 내용면에서는 큰 차이가 없어 '의사규칙'의 정신을 계승한 것이라 볼 수 없다.

'의사규칙'에서 의사(醫士)로서의 신분을 규정한 것은 우리 민족 스스로 동서의학을 균형적으로 발전시키겠다는 자주정신에 따른 정체성의 표명이며 신민족주의에서 발로한 '신민족의학'이라고 할 수 있다. 그러나 이 '신민족의학'은 일제의 강점으로 뿌리내리지 못한 채 해방 이후 지금까지 동서 의학계는 반목해오고 있다. 여기에는 일제의 식민의료정책에 길들여진 주체성 없는 지식인들의 탓도 있겠지만 동서의학자 모두가 자성해야 할 부분도 있다.

앞서 살펴본 대로 민속의학시대가 우리 민족의학의 배태기라면 향약학 시대는 자국산 약재로 자국민의 질병을 치료하려는 '의료자립기'라 할 수 있다. 동의학시대는 우리의 풍토와 체질에 맞는 우리 의학을 확립한 '자주의학기'라 할 수 있다. 또한 의사시대는 동의학이라는 우리 의학의 토대 위에서 서양의학을 수용한 '동서의학의 융합기'라고 하겠다.

글을 맺으며

그동안 동서의학은 서로 다른 이론체계를 가지고 발전해왔다. 즉 한의학은 인체를 하나의 균형잡힌 전체라 생각하고, 질병은 음양·기혈 등의 조화가 깨어진 데서 오는 불균형상태라 생각했다. 그래서 질병의 치료 역시 조화가 무너진 각 기능단위들의 균형을 잡아주는 데 중점을 두었다. 반면에 서양의학에서는 인체를 분석적·독립적인 세포·조직·기관의 종합으로 보았으며, 질병은 밖으로부터 들어온 세균에 의해 발생하는 것으로 생각했다. 따라서 질병 치료도 항생·멸균요법에 주안점을 두었다. 이 결과 한의학에서는 정기(正氣) 개념의 내인적 치료가 특징적으로 발달하였고, 서양의학에서는 세균을 단위로 한 외인적 치료가 발달하였다.

그러나 서양의학의 발달에 힘입어 오늘날 전염병 및 기타 각종 병원(病原) 미생물이 일으키는 질병은 더이상 인류의 건강을 위협하는 최대 요인이 아니다. 지금 우리를 위협하는 가장 무서운 질병은 각종 사회환경적·

심리적 요인 등에 의한 것으로, 이는 서양의학이 풀어야 할 새로운 과제이기도 하다. 특히 20세기 들어서는 암·에이즈·고혈압·당뇨병 등이 난치병으로 등장하면서 이에 대한 정복을 시도했으나 현재까지 뚜렷한 성과를 거두지 못하고 있다. 서양의학계는 이에 한계를 느끼고 그 대안으로서 동양의학에 관심을 갖게 되었다. 특히 그들은 동양의학의 정체공능(整體功能), 즉 유기체적 전일(全一)개념과 심신일원론 및 정기 개념에 관심의 초점을 맞추고 있다. 이것은 서양의 분석적·기계론적·환원론적 방법에 대(對)하는 종합적·유기론적 방법이다.

이제 한의학은 동양권만의 의학이 아니다. 서구에서 한의학은 이미 대체의학 또는 보완의학으로서 자리를 잡아가고 있다. 또한 중국에서는 같은 한의학이라 해도 한의학(漢醫學)이 아닌 중의학(中醫學)으로 그 틀을 바꾸어가고 있다. 이는 기존의 동서의학 대립구도가 깨지면서 또다른 새로운 틀, 즉 제3의 융합의학시대가 열리고 있음을 뜻한다.

동서의학의 학술체계는 모두 각각의 장단점을 가지고 있어 자기 장점이 상대의 단점이 되고 상대의 장점이 자기의 단점이 되기도 한다. 동서의학은 동일하게 인체를 대상으로 하며 목적 또한 인류의 건강을 보호한다는 점에서 같다. 따라서 동서의학의 상호연구는 더욱 절실하며 그 융합가능성 또한 높다. 더욱이 우리나라는 수천년 이래 전승되어온 전통의학인 한의학을 가지고 있으며 또한 서양의학이 들어온 지도 100년이 넘어 그 기술이 세계적 수준에 이른다. 그럼에도 불구하고 현재와 같이 동서의학자 간에 학문적 상호교류 없이 상업주의적 홍보에만 치우친다면 더이상 의학 발전을 기대하기는 어려울 것이다. 이제라도 우리는 1900년대 우리 선조들이 서양의학을 접하면서 가졌던 작고참신(酌古參新)의 정신을 되새겨 동서의학의 융합시대를 열어가야 할 것이다. 이를 위해 동서 의학자들은 자기 의학에 대한 아집에서 벗어나 두 의학이 가진 특질이 무엇인가를 찾아내고 양자를 융합할 수 있는 방법을 모색하는 데 전념해야 할 것이다. 또한 의료정책에 있어서도 지금처럼 양방·한방의 이원적 체제를 고수한다면 동서의학이 만날 제도적 자리는 없다. 정부는 시급히 동서의학이 만날 수 있는 제도적 장치를 마련하고 이 두 의학이 융합·발전할 수 있는 정책을 수립해야 할 것이다. 만일 정부의 정책적 지원 아래 동서의학자들이 지금까지의 대립과 불신을 해소하고 융합의학시대를 수립한다면 21세기는 새로운 의학의 시대가 될 것이다.

참고문헌

기창덕 (1999)「한의학의 역사」, 대한의사협회『의사학』제8권 1호, 1~14면.
_____ (1995)『한국근대의학교육사』, 아카데미아.
박계조 (1997)『한의학은 부흥할 것인가』, 학민사.
박희준 (1996)『동양의학의 기원』, 하남.
신동원 (1996)「한국근대보건의료체계의 형성 1876~1910」, 서울대학교 대학원.
여인석·박형우 (1998)「한국근대의학도입사의 쟁점」, 연세대학교 의과대학 의사학과『연세의사학』제2권 1호, 88~114면.
정우열 (1991)「『동의보감』과 허준의 의학사상」, 한국과학사학회『한국과학사학회지』제13권 2호, 123~38면.
_____ (1996)「기의 철학사상과 한의학」,『과학사상』제16호, 범양사 출판부, 214~19면.
_____ (1992)「다산 정약용의 '기'에 대한 인식」,『원광학의학』제2권 1호.
_____ (1994)「동무 이제마의 철학과 의학사상」, 대한의사학회『의사학』제3권 제2호, 220~31면.
_____ (1996)「한국한의학의 발전과정과 전망」, 제3의학회『제3의학』제1권 2호, 57~82면.
_____ (1999)「한의학 100년 약사」, 대한의사학회『의사학』제8권 제2호, 169~86면.
주진오 (1999)「한국 근대서양의학의 수용과 의학교육」,『열린지성』6호, 교수신문사, 282~302면.
崔漢綺, 손병욱 옮김 (1992)『기학』, 여강출판사.
한의학연구소 편 (1995)『한국한의학사 재정립』, 한국한의학연구소.
홍순원 (1981)『조선보건사』, 평양사회과학출판사.
황상익 (1999)「역사속의 의학교」,『열린지성』6호, 교수신문사, 303~26면.

동서의 만남과 하나의 의학

전세일 연세대 의대 재활의학과 교수. 동서의학연구소장.

들어가며

　　동서양을 막론하고 본래 의학은 그저 의학이었다. 서양에도 동양에도 의학이 있었을 뿐이다. 의술에 과학과 기술을 도입한 서양에서는 전염병 퇴치와 외과 수술 면에서 획기적인 발전을 이룩하면서 현대적 서양의학으로 변모하였다. 한편 원래부터 철학적 이론과 임상경험의 축적을 의학의 주축으로 삼던 동양에서는 몇천년 동안 의술의 본태를 크게 변형시키지 않은 채 학문과 이론의 전통을 지키는 문자 그대로의 전통적 동양의학을 고수하고 있다.

　　약 300년 전부터 동서 문물 교류가 활발히 진행되면서 의학의 교류도 비교적 활발해졌다. 동양의학의 서양권으로의 진출은 미미했으나 서양의학의 동양권 유입은 매우 활발한 것이었다. 이렇듯 서양의학이 거의 일방적이면서도 빠른 속도로 주류의학으로 정착함으로써 최근에는 손님이 안방을 차지하고 오히려 주인을 사랑방으로 내민 꼴이 되고 말았다. 이런 현상은 대체로 서양의학의 전염병 퇴치능력, 수술 위주의 외과적 치료, 신속하고 효율적인 응급조치의 우수성 때문이다. 과학만능의 사고방식이 만연한 서구사회는 동양의학을 처음 접하면서 이에 대해 무조건 회의적이거나 반대로 무조건 수용하려는 견해, 신중하고 객관적인 견해 등 각기 다른 시각으로 평가했다. 그러나 비과학성을 내세워 무조건 배척하려는 경향이 너무 강하여 오랫동안 동양의학은 의미있는 관심의 대상이 되지 못하였다. 무조건 수용파의 의견 역시 근거도 없이 긍정적 주장을 편다는 이유로 동양의학의 진지한 보급·확산에는 별 도움이 되지 못했다.

1970년대 초반부터 서구에서 서양의학의 한계에 대한 인식이 대두하고 침술·마취를 비롯한 일부 동양의학 시술의 효율성이 드러나면서 신중한 객관적 수용파의 연구의욕을 자극하기 시작했다. 이러한 현상은 오랫동안 동서의학(양·한방)이 공존해온 우리나라에서도 마찬가지였다. 비교적 짧은 기간이긴 하지만 지난 20여년 동안 객관적 견해를 지닌 연구자들에 의해 동·서양의학은 상호보완적인 측면이 상당히 있음이 밝혀졌고 지금도 많은 연구가 진행되고 있다. 동양의학과 서양의학의 접목 필요성에 대해서는 쌍방이 모두 인식을 같이하고 있으나 문제는 '어떻게' 하느냐이다.

동서의학의 접목 또는 협진은 의료제도가 이원화되어 있는 사회에만 적용되는 얘기이다. 따라서 동양권, 좀더 구체적으로 극동지역의 몇개 나라에만 국한되는 개념이라 하겠다. 의료제도가 단일화되어 있는 나라에서는 접목할 상대가 없기 때문이다.

동서의학이 동시에 광범위하게 사용되는 오늘날에는 양자에 상호보완적인 측면이 있다고 주장할 수 있는 증거는 얼마든지 찾을 수 있다. 순수한 동양의술만으로는 치료가 잘 안되는 질병이 서양의학적 시술로 우수한 효과를 보이는가 하면, 반대로 서양의학적 시술로 잘 다스려지지 않는 증세가 동양의학적 시술로 좋은 치료효과를 나타내는 경우도 있기 때문이다.

5천여년 동안 명맥을 유지해오면서도 임상면에서 획기적 발전을 이룩하지 못한 동양의학을 좀더 높은 차원으로 발전시키기 위해서는 동양의학 연구에 과학적인 방법과 기술을 이용하는 것이 바람직한 방향이라 하겠다.

동서의학을 막론하고 필요한 의료써비스를 만족하게 제공하는 데는 미흡하다는 것을 인식하게 되면서 그 돌파구를 찾기 위해 부심하는 것이 오늘날 의학계의 실상이다. 양 의학의 접목을 시도하는 일부 의학자들은 동서의학의 차이점과 장단점을 지적함과 동시에 양자에 상호보완적인 측면이 있음을 입증하고 있다. 또한 동서의학 협진체계의 필요성을 주장하는 목소리도 점점 높아지고 있다. 우리나라는 양의사와 한의사 모두 의료법상 국민의료와 보건지도라는 공통임무를 수행하도록 되어 있다. 그러나 현재 교육기관은 의과대학과 한의과대학으로 구분되어 있고 교육과정에 있어서도 서로 상대방의 학문체계를 이해하려는 노력이 부족한 실정이다. 이러한 동서의학의 교류 부족은 국민들의 의료기관 이용상의 혼란과 의료비 지출의 증대를 야기하는 요인으로 작용한다. 의료지식이 부족한 일반 국민들은 동일한 질병에 대해 동서의학 의료기관에서 중복 진료를 받음으로써 적절한 치료시기를 놓치거나 의료비를 이중 부담하는 결과를 낳고 있다.

동양의학과 서양의학의 차이

동양의학이건 서양의학이건간에 의사가 다루는 대상은 같은 사람이요, 같은 질병이다. 사람을 괴롭히는 질병을 퇴치하고 그들의 건강을 지킨다는 궁극적 목표는 같다. 단지 건강이라는 것이 어떤 상태를 말하며, 질병은 왜 생기고 어떻게 하면 건강을 되찾는지에 대한 이해와 진단과 치료에 대한 접근 및 시술방법에 다소 차이가 있을 뿐이다. 동양의학과 서양의학 사이에는 유사한 면이 많이 있고, 서로 다르다 해도 그 경계가 불분명한 경우가 많다. 두 의학에 모두 있는 개념이나 이론이라 하더라도 어떤 부분은 동양의학에서 더 강조하는가 하면 또 어떤 부분은 서양의학에서 더 강조하는 것도 있다. 이러한 것들을 차이점으로 간주하고 대략적으로 정리하면 다음과 같다.

지식체계의 바탕이 동양의학은 철학적이고 서양의학은 과학적이다

동양의학은 그 사상적 바탕을 이미 완결된 형이상학적 지식체계로 간주하기 때문에 원전(原典)에 대한 해석이나 풀이는 있어도 고쳐 쓴 개정판이나 증보판은 없다. 반면 서양의학은 실험과 검증을 통해 확인된 것만을 수용하는 지식체계이므로, 검증할 부분이 남아 있는 한 영원히 미완의 상태로 남아 있을 것이라는 말도 된다.

동양의학은 주관을, 서양의학은 객관을 강조한다

동양의학은 주관성을 중시하는 경향이 있다. 환자도 의사도 자신의 잣대로 질병을 보기 때문에 다른 사람의 잣대는 알기 어렵다. 따라서 동양의학에서는 통계라는 개념이 발달해 있지 않다. 서양의학에서는 객관적인 것을 강조한다. 내가 사용하는 잣대와 다른 이가 사용하는 잣대가 다 같은 것이어야 한다. 따라서 서양의학에서는 객관성과 재현성이 강조되며 통계적 연구가 발달해 있다.

동양의학은 총체적이고 서양의학은 분석적이다

사물을 대하는 데는 모든 것을 하나 속에 묶어 생각하는 것과 단위별로 나눌 수 있는 데까지 나누어 생각하는 두 가지 방식이 있다. 동양의학은 대체로 전자에 속하는 구심적이고 총체적인 사고방식이다. 한의학의 틀 안에서 의학·약학·치의학·간호학·수의학 등이 분리되지 않고 하나의 전체로 유지되는 것도 이러한 사고방식 때문이다. 서양의학에서는 전체를 이루는 낱개〔個體〕가 건전하면 그것들이 모여 이루어지는 전체도 건전하다는 사고를 견지한다. 따라서 작은 단위로 나누어 평가하는 분석적 사고가 발달하였다.

동양의학은 방어적이고 서양의학은 공격적이다

사람의 문제점을 보는 시각에도 두 가지가 있다. 한의학에서는 질병의 원인을 자기자신 속에서 구하며 나를 보(補)한다는 뜻에서 보약을 강조한다. 다분히 소극적이고 방어적이라고 할 수 있다. 서양의학에서는 건강한 나(我, self) 속으로 해로운 타자가 쳐들어온다는 생각이 강하다. 원인을 밖에서 찾는 것이다. 그래서 들어오는 타자를 미리 막는 방법과 이미 들어온 것을 죽이거나 잘라내는 방법이 발달하였다. 다분히 적극적이고 공격적이라고 할 수 있다.

동양의학은 경험적이고 서양의학은 실험적이다

동양의학은 동일한 이론을 바탕으로 몇천년 동안 시술과 축적된 임상경험이 나의 경험과 일치하면 그 경험 자체가 유의미하고 중요하다는 입장이다. 서양의학에서는 어떠한 가설이 설정되면 실험과 검증을 통해 이것을 확인하고, 확인된 결과를 임상에 적용하여 임상결과를 평가하는 과정을 중시한다. 객관성과 재현성을 강조한다.

동양의학은 인문주의적이고 서양의학은 기술지향적이다

인문주의적 의술에서는 환자와 의자(醫者)가 행위자와 지도자 관계를 유지하는 것이 특징이다. 마치 운동장에서 실제로 뛰는 것은 운동선수들이요, 옆에서 소리지르며 지시하는 것은 코치인 것과 비슷하다. 기술지향적 의술에서는 환자는 수혜자이고 의자는 행위자가 된다. 치료과정의 여러가지 결정을 기계적·기술적인 소견에 의존하는 경향이 강하다.

동양의학은 적절성을 강조하고 서양의학은 정확성을 강조한다

동양의학에서 말하는 적절성(適切性, adequacy)이란 '아무렇게나'의 뜻이 아니고 '가장 알맞게'라는 뜻이다. 서양의학에서는 정확성(正確性, accuracy)을 요구한다. 공유할 수 있는 하나의 기준을 마련하여 모든 사람들이 공동으로 사용한다.

동양의학은 필연성을, 서양의학은 사실성을 강조한다

동양의학은 '…은 마땅히 이래야 한다'라는 식의 필연성을 중심으로 지식체계를 세웠고, 서양의학은 '…은 이러하다'라는 사실성 위주로 지식체계를 세웠다. 비록 형이상학적이긴 하지만 동양의학에서는 사물의 '왜'에 대해 설명하고 있고, 서양의학에서는 사물과 현상이 이러저러하게 변한다는 '어떻게'에 대해서 많은 연구를 해왔다.

동양의학은 기능 위주이고 서양의학은 해부학 위주이다

동양의학과 서양의학은 장기(臟器, organ)의 개념이 서로 다르다. 신(腎)을 예로 들면, 서양의학에서 이것은 해부학적 장기인 신장(腎臟, kidney)을 뜻한다. 그러나 동양의학에서 말하는 '신'은 신장(腎臟)-신경락(腎經絡)-신기(腎氣) 복합체의 총체적 기능을 의미한다.

동양의학은 건강 중심이고 서양의학은 병 중심이다

동양의학에서 의자가 상대하는 대상은 건강으로, 사람의 상태를 '건강'과 '불건강'으로 나눈다. 그래서 동양의학에서 대부분의 '불건강 상태'는 증(證, 症, syndrome)으로 기술되며 병명이 별로 많지 않다. 반면 서양의학에서는 병의 개념을 강조하여 사람의 상태를 병적인 상태와 무병(無病)인 상태로 구분한다. 따라서 병을 찾아내는 진단방법이 매우 발달하였고 병을 없애는 치료방법도 수없이 개발되었다. 서양의학에는 병명이 엄청나게 많다.

지금까지의 내용을 종합하면 건강과 질병을 3단계로 나누어 생각해볼 수 있다. 첫단계는 '자연치유력'이 제대로 작용하여 우리 몸이 '정상'을 이루고 있는 상태이다. 두번째 단계는 '자연치유력'이 균형과 조화를 잃은 상태이며, 세번째 단계는 무형의 '자연치유력'이 균형과 조화를 상실한 정도를 넘어서 실제로 세포와 조직에 기질적 변화(mechanical change)가 생

동양의학과 서양의학의 질병관

동양의학	건강(健康)		불건강(不健康)	*병적 상태를 포함
서양의학	무병(無病)	*불건강 상태를 포함	병(病)	

건강과 질병의 세 단계와 치료적 접근법

1단계	조화-정상 건강	증(證, 症)도 병(病)도 없다 건강 관리를 위하여: 정식(正食)/정면(正眠)/ 정동(正動)/정식(正息)/정심(正心)
2단계	부조화 불건강	불건강의 증(證)이 있다 불건강을 이기기 위하여: 생약(生藥)요법/ 기공(氣功)요법/자극(刺戟)요법
3단계	기질적 손상 질병	병과 병증(病症)이 있다 질병을 제거하기 위하여: 화학요법/물리치료/ 수술/심리치료

긴 것을 말한다. 여기서 기질적 변화란 세포나 조직에 부종·충혈·파열·증식·위축·퇴행 등의 변화가 일어났음을 의미한다. 이 세번째 단계가 바로 병적 상태이다. 동양의학과 서양의학의 건강-질병관은 다소 차이가 있으며 이에 따른 치료법도 다르다.

그러나 한편 동양의학과 서양의학의 차이점은 곧 공통점이기도 하다. 차이점 하나마다 그 일부가 서로 중첩되어 공통점이나 접합점이 되기도 하며 상호보완점이 되기도 한다. 건강을 유지하기 위해서는 제대로 먹고 [正食] 제대로 자고[正眠] 제대로 움직이고[正動] 제대로 숨쉬고[正息] 마음을 바르게 써야[正心] 한다. 불건강 상태를 건강 상태로 되돌리기 위해 동양의학에서 강조하는 방법은 생약요법·운동요법·자극요법 등이며, 이 가운데 자극요법은 침(鍼)·뜸(灸)·지압(指壓)·부항(附缸) 등으로 세분할 수 있다. 병을 제거하기 위한 서양의학의 치료법을 대별하면 광범위한 의미의 화학요법·물리치료·외과적 수술·심리요법 등을 들 수 있다.

동양의학의 생약요법과 서양의학의 화학요법은 둘 다 약물을 이용한 치료라는 데서 공통점을 찾아볼 수 있다. 동양의학의 자극요법과 운동요법에서는 서양의학의 물리치료법과 많은 유사점을 발견할 수 있다. 또한 동양의학의 칠정(七精) 개념에서도 서양의학의 심리요법과 유사점을 찾을 수 있다. 가장 현격한 차이를 보이는 분야가 있다면 서양의학이 매우 강세를 보이는 수술요법으로, 동양의학에서는 매우 취약한 부분이다. 동양의학을 과학적으로 연구하여 실험과 검증으로 확인되는 부분이 확대될수록 양자의 공통영역의 폭도 넓어지고 있다.

동서의학 접목의 문제점과 개선방향

동서의학 접목에 얽힌 문제점들은 교육·진료·연구·제도 등의 여러 측면에서 살펴봐야 한다.

교육

우선 동서의학간의 상호이해가 부족하다는 데 주목하지 않을 수 없다. 서양의학 전문가들이 동양의학에 대해 지닌 편견과 동양의학 전문가들의 서양의학에 대한 몰이해 사이에 가로놓인 장벽은 아직도 두텁다. 서양의학자들은 '동양의학은 철학을 바탕으로 하여 비과학적이며, 더 높은 차원으로 발전하려면 과학과 기술을 구사해야 하는데, 동양의학자들은 과학적 연구방법에 익숙하도록 훈련되어 있지 않다'는 편견을 가지고 있다. 동양의학자들은 '동양의학도 과학의 범주에 속하며, 그 나름으로 별도의 연구방법을 갖고 있다. 서양의학식 연구방법만을 강조하는 것은 동양의학의 진수를 모르는 데서 나오는 소치이다'라는 또다른 편견을 지니고 있다.

둘째로, 개념이 정립되어 있지 않다는 점이다. 동서의학은 서로 건강관과 질병관이 다르다. 따라서 진단의 원칙과 치료의 원칙도 다르다. 예컨대 동양의학은 삼초(三焦, 심장 아래의 상초, 위 부근의 중초, 방광 위인 하초를 통틀어 일컫는 말)나 심포(心胞, 심장을 둘러싸서 기관 사이의 마찰로 인한 탈이 생기지 않도록 하는 작용 또는 기관) 같은 기능적 단위를 매우 중요하게 취급한다. 그러나 서양의학에는 이에 해당하는 해부학적 개념이 없다. 서양의학에서 가장 중요한 장기로 다루는 뇌에 대해 동양의학에서는 별도의 장기나 기능의 단위로 깊이있게 다루지 않는다. 동양의학의 기본을 이루는 기(氣)·음양(陰陽)·오행(五行) 등의 개념에 대해서 서양의학의 틀 속에서는 이에 상응하는 개념을 찾을 수 없는 것과 마찬가지이다. 셋째로, 용어가 정립되어 있지 않다. 양 의학에서 다루는 생리와 병리의 개념이 상이한 까닭에 이 두 의학이 같은 말을 같은 뜻으로 이해할 수 있는 공통용어가 정립되어 있지 않은 것이다. '증'과 '병'을 연결하는 용어들, 기능체계(functional system)와 구조체계(structural system)를 연결하는 용어들이 많이 만들어져 양 의학에서 공통으로 사용할 필요성이 절실하다. 넷째로, 교육여건이 미비하다는 점을 들 수 있다. 의학교육은 동서를 막론하고 기초의학과 임상의학 부문을 병행해야 한다. 현재는 의과대학 내에 동양의학의 임상과정을 설치하는 것이 어려운 실정이다. 이보다 더 큰 문제는 동서의학을 다 연수해 두 의학을 적절히 소화하고 의학교육에 효율적으로 임할 수 있는 강사가 부족하다는 점이다. 동서의학이 서로를 완전히 이해하지 못하는 상황에서 비교·검토와 통합된 개념의 제시 없이 각기 자기 분야의 전문성만을 강조한다면, 마치 그릇 하나에 물 한컵과 기름 한컵을 함께 부어넣는 것과 마찬가지이다.

임상과 진료

첫째로, 앞서 본 대로 동양의학과 서양의학은 다루는 대상이 다르다. 건강 중심인 동양의학에서는 심신의 상태를 건강과 불건강으로 구분하기 때문에 불건강의 증상[證, 症]을 지칭하는 용어는 많아도 병명은 따로 없다. 병 중심인 서양의학에서는 병적인 상태와 무병 상태로 구분하기 때문에 수없이 많은 병명이 존재한다. 증을 다루는 법과 병을 다루는 법은 다를 수밖에 없다.

둘째로, 동양의학의 진단과 치료가 서양의학의 진단 및 치료와 연결되지 않는다. 예컨대 서양의학에서 혈액검사나 방사선 검사 또는 MRI(자기공명장치)를 통해서 퇴행성관절염을 발견했을 경우, 이러한 소견을 동양의학의 기·음양·오행 등의 이론과 상호연계시킬 수 없다는 문제가 있다. 또 만일 동양의학적 진단방법으로 신(腎)이 허(虛)하다는 사실을 발견했어도 서양의학적 진단방법으로는 아무런 증상을 발견하지 못할 뿐만 아니라 '아주 정상'이라는 진단을 받을 수도 있는 것이다.

셋째로, 한약과 양약을 동시에 투여했을 때 일어나는 체내 반응에 대해 잘 알 수 없다. 동양의학의 생약의 경우 약물이 흡수되어 체내에서 일어나는 생화학적 반응, 약리학적 처리과정, 부작용의 정도와 빈도 등이 객관적으로 확인된 것이 많지 않다. 더구나 여러가지 약을 동시에 투여할 때 어떠한 부작용이 생길 수 있는지에 대한 관찰결과도 매우 드물다. 의사나 한의사의 지시에 따르지 않고 임의로 이 약도 먹고 저 약도 먹는 사람들은 '체내에서 무슨 일이 일어나는지를 모르고' 먹는 거나 다름이 없다.

넷째로, 동양의학과 서양의학의 공통된 진료기록을 작성하기가 어렵다. 동서의학 사이에는 서로 합의된 공통의 의학용어가 많지 않기 때문에 진료기록을 상호 이해하기 어렵다. 진료기록에 수록된 정보를 공유할 수 없는 것은 양자의 협진체제를 이루는 데 큰 장벽이 되고 있다.

연구

우선 동양의학과 서양의학의 기준단위가 서로 다르다는 점이다. 증과 병의 잣대가 서로 다르다. 예를 들면 서양의학에서 1인치나 센티미터는 언제 어디서나 똑같이 적용되지만, 동양의학에서 쓰는 1촌(寸)은 그렇지 않다. 사람의 팔꿈치에서 손목까지의 길이를 12촌으로 보고 이의 1/12을 1촌이라 하므로, 이 사람의 1촌은 저 사람의 1촌과 서로 다른 것이다.

둘째로, 서양의학에서 강조하는 이중맹검사법(二重盲檢査法, double blind study)의 시행이 동양의학의 틀에서는 매우 어렵다. 약물의 효능 검증에 있어 약물 투여의 구체적 내용을 투여자와 피투여자는 모르게 하고 실험자만이 알게끔 틀이 짜여진 이 검사법은 서양의학에서는 보편화된 연구방법이다. 이 방법을 한약의 연구에 적용하는 것은 그다지 어렵지 않다. 그러나 한의학의 핵심이론을 바탕으로 시술되는 침술의 경우에는 이러한 이중맹검사가 거의 불가능하다. 환자가 모르게 침을 찌를 수도, 가짜 침을 찌를 수도 없고, 정확하게 경혈점이 아니더라도 어느정도 자극효과가 나타날 수도 있는가 하면 심지어 반대쪽을 자극해도 효율적 반응을 기대할 수도 있기 때문이다.

셋째로, 동양의학에서 강조하는 플러씨보 효과(placebo, 위약僞藥효과)를 서양의학은 인정하지 않는다. 가짜약을 먹고도 약효를 경험하는 것을 플러씨보라 한다. 서양의학에서는 위약의 효과 부분을 제외한 나머지 부분만을 진짜 약효로 간주한다. 그러나 동양의학에서는 구태여 플러씨보 효과를 가려내지 않는다. 오히려 임상에서는 이 플러씨보 효과를 극대화하려고 의도적으로 노력하는 셈이다.

넷째로, 동양의학의 핵심으로 간주되는 경락(經絡, meridian)체계가 서양의학에서는 존재하지 않는다. 서양의학이 동양의학체계에 대해 가장 이질적으로 느끼는 부분이 바로 이 경락과 경혈(經穴, acupuncture point) 개념이다. 서양에는 이러한 개념 자체가 없기 때문에 서양의학자들간에 가장 많은 논란의 대상이 되었다. 특히 이 경락체계에 대해서는 무조건 부정하는 쪽과 긍정적으로 연구해보자는 부류로 양분된다. 경락체계라는 것은 아예 없다는 확증이 수립되면 한의학의 지식체계는 거의 완전히 붕괴된다고 볼 수 있다. 그러나 경락체계가 객관적으로 확인된다면 의학사상 가장 획기적인 돌파구이자 발전의 계기가 될 것이다.

의료제도

우선 우리나라의 현행 의료법은 동서의학 협진을 제한하고 있다는 인상을 준다. 우리나라의 의료제도에서는 양의사는 한의학을 이용할 수 없고, 한의사는 서양의학을 이용할 수 없도록 되어 있다. 비록 의사면허와 한의사면허를 둘 다 갖고 있는 의료인이라 하더라도 양·한방 의학을 다 표방하고 시술할 수는 없다. 이렇게 이원화된 의료제도는 의학을 전반적으로 다룰 수 있도록 보장해주는 것이 아니라 절반의 의학만을 이용하도록 규제하고 있는 것이다. 따라서 동양의학과 서양의학을 다 공부해보겠다는 젊은 의학도들의 의지를 꺾는 결과를 초래한다. 둘째로, 의사와 한의사 이외의 의료인들의 의료행위 범위 규정이 애매하다. 정통 주류의학이 아닌 분야를 통틀어 '대체의학'에 포함시키고 있는데 이러한 다양하고도 독특한 치료법의 적응증·금기증·교육배경·자격증의 범위가 명시되어 있지 않다. 물리치료사·임상병리사·임상심리사·영양관리사·치과위생사 등의 의료관리기사(para-medicals)와 한의사와의 협조 가능 범위를 명확히 한 규정이 없다. 셋째로, 동서의학 협진제도를 뒷받침해줄 만한 교육과 연구가 미비하다. 참된 동서의학 협진은 양의사와 한의사가 같은 공간에 있다고 해서 이루어지는 것이 아니다. 따라서 동서의학 협진을 제대로 할 수 있는 교육기회와 이런 방향의 연구를 활성화시키는 제도적 뒷받침이 절대적으로 필요하다.

글을 맺으며

생물이건 조직체이건, 사회건 개인이건 국가이건간에 자기를 지키고, 이웃한 다른 대상들보다 더 튼튼하게 성장하고, 앞서 발전하기 위해서는 그들보다 더 빨리 주위환경에 적응할 줄 알아야 한다. 지금 동양의학과 서양의학의 협진·접목·융합을 적극적이고 심각하게 시도해야 할 이유는 다음과 같다.

첫째로, 한의학의 과학적 연구가 활발한 의학 선진국들과 발맞추기 위해서이다. 미국과 유럽의 선진국에서는 한의학의 수용과 연구가 훨씬 자연스럽게 이루어지고 있다. 두 제도의 접합이 아니고 한 제도 안에서의 새로운 것의 생성이라는 뜻이다. WHO와 미국의학협회(AMA)에서는 "침술학을 의학의 일부로 인정하고, 이를 과학적으로 연구해야 한다"고 선언한 바 있다. 의과대학생들과 전공의들이 사용하는 많은 교과서에 침술학 장(章)이 수록되어 있다. 국제적으로 공인된 국제 의학논문목록집에도 침술학 항목이 따로 있어서 매달 한의학 전반에 걸친 과학적 연구논문이 많이 수록되고 있다. 구미 각국의 여러 의과대학에서 한의학——외국에서는 대체의학 안에 포함시키는——을 부분적으로 강의하며, 대학병원을 위시하여 상당수의 종합병원 그리고 개인 클리닉에서 침술치료를 활용하고 있다.

둘째로, 의학 전반에 걸친 지식과 이해의 폭이 넓은 의사를 양성하기 위해서이다. 이는 현행 의과대학생들에게 인접 의학분야인 치의학을 강의함으로써 의학 전반에 걸친 이해를 높이려는 의도와 맥을 같이한다. 어떤 특정한 의술을 직접 임상에 응용하거나 시술하지는 않는다 하더라도 궁금해서 묻는 환자들에게 '몰라서 대답 못하는 의사'가 아니라 '제대로 알고 제대로 대답해줄 수 있는 의사'를 양성해야 한다.

셋째로, 이론적 배경이 다른 한의학에서 많은 연구발상(research idea)을 이끌어낼 수 있기 때문이다. 서양의학과 의학적 지식체계와 임상적 접근방법이 다른 한의학은 과학적 연구의 소재를 무진장 담고 있는 연구소재의 보고(寶庫)라고 할 수 있다.

넷째로, 새로운 한국의학의 창출을 통해 21세기의 세계의학을 주도할 의학도들을 양성하기 위해서이다. 동양의학과 서양의학의 장점을 접목하여 새로운 한국의학을 창출해낸다면, 이 새로운 종합의학은 동서의학을 함께 넘어서는 '21세기 의학' '미래 의학'으로서 세계의학을 주도해갈 수 있을 것이다.

우리나라에서 동양의학의 역사적 지위, 우리나라 국민들의 동양철학·사상에 대한 이해도, 환자들의 동양의학에 대한 친숙도, 총인구·의과대학 수·의사 수 대비 한의과대학 수와 한의사 수의 강세, 우리나라 의사와 의학자들의 한의학에 대한 잠재적 이해력 등을 고려할 때 우리나라는 동서의학을 접목하여 새로운 의학을 탄생시키기에 아주 좋은 여건을 갖추었다고 볼 수 있다.

동서의학의 접목은 학문적·사회적·국가적 도전이다. 이 둘의 접목은 단순히 동양의학과 서양의학이 서로를 이해하고 이것저것을 나누어 쓰는 수준에 머물러서는 안될 것이며, 현대의학보다 한 차원 높은 종합의학의 수준으로 개발하고 보급한다는 국가적 차원에서 출발해야 한다. 한의학은 과학적 방법론이 취약하고 서양의학은 인간생리에 대한 철학적 이해력이 미흡하다. 한의학의 현대화 작업은 '과학적 방법의 도입'을 통해 이루어져야 한다. 의(醫)는 인술(仁術, healing art)이지 그 자체가 과학은 아니다. 서양에서는 일찍이 과학적인 방법과 기술을 이용하여 의학을 더 빠른 속도로 발전시켰다. 동양의학도 이제 과학적인 방법을 도입하여 연구하고 새로운 방법을 개발해야 할 시점에 이르렀다.

3

환경위기 시대와 현대인의 건강: '환경위험' 담론을 중심으로 · 김영치

지역사회의 건강증진을 위하여 · 김혜경

생활양식과 건강 · 김광기

환경위기 시대와 현대인의 건강

'환경위험' 담론을 중심으로

김영치 의료평론가. 서울대 의대 초빙교수.

들어가며

최근 '환경위험'(environmental risk) 개념이 점차 건강 개념의 핵심으로 떠오르고 있다. 과거의 건강과 환경에 대한 논의는 기껏 청결/불결, 순수/오염, 농촌/도시 등 이분법적 사고의 틀 안에서 위험한 공간과 장소에 국한된 것이 고작이었다. 그래서 건강 담론의 수위나 범위 역시 '의료의 대상'(medicalizable object)으로 파악·관리할 수 있는 개인의 책임 문제로 축소하는 것이 일반적이었다.

그러나 최근에는 환경 관련 논의가 활발해지면서 건강과 환경 문제는 국소적인 공간과 지역의 범위를 넘어 매우 복합적이고도 세계적인 성격을 띠게 되었다. 오늘날 건강을 위협하는 환경위험은 이전에 파악된 것보다 훨씬 대규모일 뿐 아니라 미래에 미치는 영향면에서도 훨씬 더 장기적인 성격을 띠게 되었다.

그 결과 이제는 건강과 환경에 관련된 이슈들이 보건의료의 본질이 되었고, 이에 따라 대부분의 나라에서 환경위험 담론이 정책·사업·기획 등

＊이 글은 환경과 생명사 편 『환경과 생명』 1998년 겨울호에 실린 것을 수정·보완한 것이다.

모든 분야의 우선 고려사항이 된 것은 너무나 당연한 일이라 하겠다.

'환경위험' 담론과 새로운 건강 개념

　세계화, 의료의 제도화, 생활수준의 향상 및 고령화 등의 변화와 함께 현대사회가 전지구적으로 경험하고 있는 생태계 파괴와 새로운 질병의 출현은 모두 현대화의 과정이자 결과이다. 이 모든 현상들은 때로는 필요에 의해서 때로는 불가피하게 초래된 불확실성, 즉 위험으로서 기존 의료패러다임의 전환을 요구하고 있다. 또한 질병과 의료씨스템의 관계에서도 환경위험을 고려한 건강의 현대적 재정의가 요구된다.

　20세기 의학의 기본명제는 '모든 질병은 세균의 침입에 의해 인체라는 기계의 작동질서가 망가진 상태이며, 사람을 불구로 만들고 때로는 목숨을 앗아가는 질병의 수효는 유한한 것이어서 결국은 의학에 의해 정복될 것'으로 요약된다(Dubos 1968). 이러한 기계모델과 세균발병설은 우리 사회를 압도적으로 지배하고 있는 의료패러다임으로서, 사회병리학적인 문제마저 의학적 해결을 지향하는 '의료화'(medicalization)와 건강과 질병에 대한 의사의 '전문가 지배'(professional dominance)를 정당화하는 강력한 이데올로기적 도구이다. 그리고 이러한 입장에서는 '건강이란 개인적 의료의 문제이며, 의사의 개입을 통해 성취되는, 질병으로부터 자유로운 상태'라고 정의한다.

　이같은 기존 의료모델에 도전하는 환경위험 담론은 질병 또는 건강의 훼손이 생의학적인 요인뿐만 아니라 사회·경제·문화·환경적인 요인들이 결합하여 상호작용한 결과 빚어진 것으로 보는 이른바 '생태모델'(ecology model)을 채택한다. 따라서 질병 퇴치 및 건강의 획득은 단순히 의료면에서뿐만 아니라 생태적 측면에서 다각적으로 접근함으로써 가능하다는 것이 생태모델의 핵심이다. 이러한 환경위험 담론에 따른 접근방법에 1960

년대 전세계적인 사회운동의 대두로 이루어진 대중의 '주체'로서의 자각이 더해져, 인간을 소외시키는 과학적 현대의료의 본질적 특성과 역할을 효과적으로 공격함으로써, 환경오염·상해·직업병 등에 대한 투쟁 및 의학의 탈전문직화 등을 촉진하고 치료 위주의 현대의료의 입지를 축소시키고 있다.

지금까지 위험에 대한 논의는 대부분 에이즈에 관한 논쟁이거나 아니면 구미인의 사망원인 중 수위를 차지하는 심장마비(관상동맥경화에 의한 심근경색)의 요인인 콜레스테롤·고혈압·비만·흡연 등 생활행태(lifestyle)에 국한된 것이었다. 물론 그것은 대중의 질병과 고통, 그리고 죽음에 대한 불안과 공포의 반영이었다. 그러나 현대사회에서 실제적으로 사람들의 건강과 생명을 위협하고 불안과 공포를 불러일으키는 위험은 지금까지 보건의료계에서 논의되어온 정도의 성질과 범위를 훨씬 넘어서는 것들이다. 그것은 공간적으로나 시간적으로나 사회적으로 한계를 지울 수 없는 문명에 의해서 제조·생산되는 위험들이기 때문이다(Beck 1992, 1996). 이것은 울리히 벡의 '위험사회론'이 주로 현대화과정에서 비롯되는 환경위험을 그 핵심으로 보는 까닭이기도 하다.

환경위험 담론은 그 위험을 외부에서 초래되는 것으로 이해한다. 이 위험은 식품 속의 독소, 핵 위협, 방사능, 대기 및 수질 오염처럼 비가시적이고 사람들이 감지하기 지극히 어려우며 통제가 힘들고 부와 명성 혹은 권력과는 관계없이 사회의 전계층에 확산된다는 특성을 지닌다.

건강과 관련하여 환경위험 담론의 핵심은 다음의 세 가지로 요약된다. 첫째, 원칙적으로 환경의 거의 모든 면이 좋게든 나쁘게든 건강에 영향을 미칠 가능성이 있다. 둘째, 환경위험의 위험성과 유해성에 대한 한 사회의 지각과 이해는 사회·문화·정치적 과정을 통해서 이루어진다(Douglas 1992). 셋째, 환경위험은 한 사회가 스스로를 반성하고 비판하게 하는 혁신적인 면모를 갖고 있다. 즉 위험에 대한 책임과 책무를 일깨우는 속성을 지니고 있는 것이다.

한편, 현대성의 특징인 양가성(兩價性)은 현대의료의 발달이 파괴력의 발달과 밀접하게 연관되어 있음을 시사한다. 그러므로 복원과 파괴라는 양가성을 지닌 현대의료의 문제를 기존 의료모델로 해석하고 해결할 수는 없다. 건강과 관련하여 환경위험 담론은 질병의 발생과 치료에 대한 새로운 개념적 틀과 접근방법을 요구하고 있으며 현대의료의 역할을 재정립하도록 촉구하고 있는 것이다.

환경위험으로서의 병든 생태계

인간의 건강과 생명을 위협하는 존재로서의 환경이란 인간 스스로의 선택과 결정에 의해 진행된 환경파괴의 결과 초래된 '병든 생태계'를 의미한다. 산업생산으로 배출된 중금속·독소·화학물질·유독성 폐기물과 농약 및 의약품의 사용 그리고 가정 내 화학물질 이용 등으로 병든 생태계가 몸살을 앓으면서 각종 증상을 나타내고 있다. 이들은 모두 현대문명의 산물로서 건강은 물론 인간의 생존까지도 위협하는 위험요소들이다. 인간의 편의를 위해 개발한 물질들이 생태계를 병들게 함으로써 인간의 현재와 미래를 교란·파괴하는 위험으로 돌변한 것이다. 그래서 '위험사회'를 제창한 벡은 이를 '부메랑 효과'라고 불렀고(Beck 1992), 엡슈타인은 인간에 의해 병든 생태계가 인간에 대해 반격을 가하는 증거라고 주장했다(Epstein 1995). 지금 지구 전역에 만연한 '환경위난증후군'(environmental distress syndrome)이야말로 그 뚜렷한 증거라는 것이다. 천적의 소멸·벌목·화학비료 사용 등이 생태계를 변화시키고 병들게 하여 그 결과 각종 병원체의 번식을 촉진해 유례없는 방법으로 질병을 일으킨다. 환경변화와 오염물질들은 개인은 물론 인류 전체에 스트레스를 준다. 그리고 최근의 전염성 질환의 지구적 재출몰은 이러한 스트레스를 반증한다고 볼 수 있다. 이처럼 '환경위난증후군'은 현대사회에서 인간 활동의 업보인 것이다.

「The Plague, Outbreak and Congo」라는 헐리우드 영화는 통제불능의 역병에 의한 서구사회의 황폐화를 주제로 삼고 있는데, '인간의 자연에 대한 간섭'이 역병 발생의 궁극적인 원인으로 그려진다. 간염이나 HIV(human immunodeficient virus, 인체면역결핍 바이러스)처럼 체액을 통해 전염되는 에볼라(ebola) 바이러스는 출혈·고열·구토를 일으키면서 약 90%의 감염자를 사망에 이르게 하는 맹독성 바이러스다. HIV나 에이즈와 마찬가지로 지금껏 별다른 치료법이 개발되지 않고 있다. 그런데 이렇듯 가공할 에볼라 바이러스가 인간들이 정글을 파괴한 결과 출현한 것이라는 주장이 제기되었다. 이에 따르면 자이르에서 출현한 에볼라 바이러스는 단지 지구 한구석에서 맹위를 떨치는 질병 이상의 심각한 의미를 지니는 것이다.

현대사회에서 병든 생태계로 인한 환경위험은 두 가지 성격으로 특징지어진다. 하나는 지구화(globalization)이고, 다른 하나는 미래 효과(future effect)이다. 오늘날 건강을 위협하는 환경위험은 과거와 달리 그 생성·분포·확산에 있어서 경계가 없어졌다. 복합적이고 세계적인 성격을 띠게 된 것이다. 예컨대 일본에서 O-157 식중독이 유행하면 이웃나라인 우리나라는 물론 세계 각국이 긴장하게 된다. 관광 붐으로 폭증한 여행객 때문이다. 또한 최근 한 연구에 따르면 우리나라 대기오염물질의 60% 이상이 중국에서 바람을 타고 온다고 한다.

이처럼 오늘날의 환경위험은 과거에 비해 경계와 영역이 없는 전지구적인 성격을 띨 뿐만 아니라 미래 효과가 훨씬 더 장기적이고 지속적인 성격을 띠게 되었다. 예컨대 1986년 우끄라이나의 체르노빌 핵발전소 사건의 파장이 특정 국가의 환경사고 차원을 넘어 다른 국가들에게까지 장기간에 걸쳐 심각한 영향을 끼친 것이 그 대표적인 예이다.

환경위험이 구체적으로 어느정도로 사람들의 건강과 생명을 위협하는지를 정확히 측정하기란 지금 단계로선 어렵다. 그러나 오염물질들은 각종 암을 유발하는 것을 비롯해 심장·폐·간·콩팥·방광·신경계 등에 때로는 치명적인 영향을 미치는 것으로 밝혀졌다(McGinnis & Foege 1993). 먼지·이산화유황·일산화탄소 등으로 오염된 공기를 지나치게 마시면 하루 사망률이 4~16% 정도 높아진다는 연구결과도 있다(Pope et al. 1992; Schwartz et al. 1992; Wichmann et al. 1989). 수질오염과 식품오염이 건강에 심각한 영향을 미친다는 것은 이미 널리 알려진 사실이다. 최근 미국 코넬대 데이비드 파이멘틸(David Pimenthal) 교수팀이 발표한 '일상생활이 우리를 죽이고 있다'라는 주제의 연구결과에 따르면 전세계 사망인구의 40%가 환경위험과 관련된 질병으로 사망했다(정병선 1998).

병든 생태계의 여섯 가지 증상

환경위험 담론에서 중점적으로 다루어지는 병든 생태계의 증상은 대개 여섯 가지로, 종(種) 사이의 경계 파괴, 신종 병원체의 폭발적 증식, 전염병 재창궐, 변이 박테리아의 출현, 수컷 보존의 위기, 오존층 파괴 등이 그것이다.

종 사이의 경계 파괴

인구의 밀집과 생태계 파괴로 인류사상 그 어느 때보다 많은 세균들이 종 사이의 경계(species barriers)를 무너뜨리고 있다. 영국인은 물론 영국산 쇠고기를 먹는 지구인들을 모두 불안과 공포에 떨게 한 광우병이 그 좋은 본보기이다.

새로운 전염성 질환의 대두

인류의 미래를 위협하며 불안과 공포를 일으키는 전지구적 환경위험의 주범은 지구 온난화이다. 대홍수와 한발 그리고 대화재는 더이상 대자연이 부리는 운명의 장난이 아니다. 그것은 현대문명의 혜택을 만끽하는 인간 스스로의 선택과 결정이 초래한 인재(人災)이다.

지금 지구 도처에서 발생하고 있는 엘니뇨나 라니냐 같은 기상이변은 지구 온난화의 결과이다. 기상이변은 홍수·가뭄·화재 등의 재해를 초래하고 농작물과 어족에 심각한 피해를 줄 뿐만 아니라 맹독성 신종 병원체의 출현과 번식을 조장하기도 한다. 최근 가장 주목을 끄는 것은 세계 여러 지역의 해안을 따라 기승을 부리는 비브리오균의 폭발적 증식이다. 중국과 인도, 남미 등지에서 유행해 수많은 인명을 앗아간 콜레라는 지금까지 알려진 콜레라균과는 전혀 다른 신종 콜레라 비브리오로 밝혀졌다 (Levins et al. 1994). 정확히 보고된 바는 없지만 몇년 전 북한에서 유행한 것으로 알려진 콜레라도 신종 비브리오에 의한 것이 아닌가 추측된다(김영치 1997).

우리나라 남해안과 서해안에서 몇년 사이에 해마다 발생한 비브리오 패혈증도 이와 유사한 급성전염병이다. 병원체는 비브리오 불니피쿠스(vibrio bulnificus)로서 지극히 맹독성인데다 급속한 전염성을 갖고 있다. 작년(1997)에만 전국적으로 비브리오 패혈증 환자 23명이 발생해 그 가운데 48%인 11명이 숨졌고, 1996년에도 환자 23명 가운데 5명이 목숨을 잃었다(『한겨레』 1998.5.12). 이렇듯 맹독성과 급속한 전염성을 발휘하는 신종 병원체의 생성과 번식은 기상이변과 바다로 쏟아져들어가는 생활하수와 쓰레기 그리고 비료와 농약이 혼합되어 바닷물의 온도를 높여 질소와 인 성분이 풍부한 조류(藻類)를 이상증식시킨 탓이다.

전염병 재창궐

지구 온난화로 인한 이상기후는 신종 전염병의 출현뿐만 아니라 이미 퇴치했다고 선언한 전염병의 재창궐을 부채질한다. 1970년대 이후 국내에서 자취를 감추었다가 최근 다시 기승을 부리고 있는 말라리아가 대표적인 예이다. 1993년 7월 경기도 파주의 한 군부대에서 말라리아 환자가 발생한 이후 1994년 20명, 1995년 107명, 1996년 356명, 1997년에는 1,724

명으로 폭발적인 증가 추세를 보이고 있다(김홍 1998). 후진국 전염병으로 알려진 이질이 지난 20여년 동안 잠잠하다가 최근 들어 맹위를 떨치고 있는 것도 같은 맥락에서 설명할 수 있다.

변이 박테리아의 출현

최근 지구 곳곳에서 출현하는 '변이 박테리아'나 기존 치료제로는 사실상 치료가 어려운 '항생물질 내성균(耐性菌)'의 위험도 모두 치료의학 발달과 항생제의 오·남용으로 인한 부메랑 효과이다. 이에 따라 전염성 질환들이 과거 어느 때보다 맹독성을 발휘하며 재출현하는가 하면 전혀 정체를 알 수 없는 전염병이 인류의 생존 자체를 위협하기도 한다. 영국과 미국 등지에서 사람들을 공포로 몰아넣는 이른바 '살 파먹는 박테리아'는 일단 감염되면 시간당 2.54cm의 속도로 환자의 살을 갉아먹으면서 순식간에 생명을 앗아가는 맹독성 박테리아이다. 그러나 현재로서는 연쇄상구균(連鎖狀球菌)의 변종으로만 추측할 뿐 이 균의 정체나 효과적인 치료법에 대해서는 속수무책인 실정이다.

최근 제12차 세계에이즈회의에서는 현재 사용중인 에이즈 치료제로는 사실상 치료가 불가능한 것으로 보이는 변종 에이즈 바이러스가 새롭게 보고돼 의료계에 충격을 던져주었다(Cohen & Fauci 1998). 우리나라의 항생제 생산실적을 보면 해마다 급성감염성질환의 발생은 현저히 줄어들고 있는데도 항생제 사용은 오히려 급증하고 있음을 알 수 있다. 1993~97년까지 5년 동안 우리나라에서 생산된 약효군별 의약품 가운데 1위는 단연 항생제였고 2위가 해열·진통·소염제였다. 항생제 생산실적은 1993년 4,000억여원, 1994년 4,700억여원, 1995년 5,950억여원, 1996년 7,300억여원, 1997년 7,600억여원으로 불과 5년 동안 85.7%가 급증했다(한국제약협회 1998).

이러한 사실은 우리 의료계의 항생제 오·남용의 심각성과 나아가 오·남용된 항생제가 이미 우리의 건강과 생명을 위협하고 있을 개연성을 암시해준다.

수컷 보존의 위기

최근 내분비계 교란물질, 이른바 '환경호르몬'에 대한 불안감이 급속히 확산되고 있다. 매스미디어에 오르내리는 수컷 보존의 위기니 종의 절멸이니 하는 말은 환경호르몬에 대한 대중의 반응이 불안을 넘어 공포의 수준에 이르고 있음을 실감케 한다. 내분비계 교란물질이란 사람이나 동물의 체내에 흡수되어 내분비 호르몬과 비슷하게 작용, 내분비계를 교란함으로써 기형 유발, 남성의 정자수 감소와 활동력 저하, 수컷 동물의 암컷화, 여성의 유방암 유발 등의 원인이 되는 화학물질을 말한다.

강원대 화학연구소가 시중에서 판매하는 젖병과 치아 발육기, 유아용 장난감, 플라스틱 식기류, 커피 캔, 식품포장용 랩, 컵라면 용기 등에서 디에틸헥실프탈레이트(DEHP)·디부틸프탈레이트(DBP)·비스페놀 A·노닐페놀 등 환경호르몬이 검출되었다고 발표하면서(『조선일보』 1998. 6. 30) 우리나라도 환경호르몬의 위험에 주목하게 되었다.

특히 소비자보호원이 식품·생활용품·완구·농수산물 등 총 622종을 조사한 결과 300종에서 내분비계 교란물질 1종(유기주석 화합물 TBT), 교란 가능성물질 9종(비스페놀 A·폴리스틸렌·DELP·중금속·농약 등), 교란 추정물질 1종(DEHA), 일본에서 환경호르몬 감시대상 물질로 분류된 물질 32종 등 환경호르몬과 관련된 14개 성분이 검출됐다고 공식 발표함으로써(윤양섭 1998) 환경호르몬은 이제 구체적인 위험요소로서 우리를 에워싸고 있음이 입증되었다.

오존층 파괴

우리나라의 경우 오존층 파괴가 아직 심각한 수준은 아니라고 하지만, 한여름 땡볕의 자외선지수가 10 안팎으로 치솟을 정도여서 실제로 건강과 생명을 위협하는 환경위험이 아닐 수 없다. 미국 해양대기국(NOAA)의 기준에 따르면 자외선지수 0~2는 최소, 3~4는 낮음, 5~6은 보통, 7~8은 높음, 10~15는 매우 높음으로 구분된다. 자외선지수가 높을수록 피부암과 백내장의 발병률이 높아진다. 오존층은 태양으로부터 오는 강력한 자외선의 일부를 차단함으로써 지상의 생명체를 보호해주는 보호막 구실을 한다.

오존층이 1%씩 파괴될 때마다 태양으로부터 지상에 도달하는 자외선은 2%씩 증가해 매년 10만여명이 추가로 시력을 잃게 되고 피부암에 걸리는 사람도 매년 5만여명이 더 발생할 것으로 추산한다(김창엽 1995). 태양의 자외선으로부터 지상 생명체의 보호막 구실을 하는 오존층이 파괴되는 것은 무엇보다도 냉장고와 에어컨의 냉매나 에어스프레이, 발포제 등으로 사용하는 염화불화탄소(CFC) 때문이다. 2, 30년 사이 이들 화학물질의 생산과 소비의 급증으로 지구의 오존층 파괴가 가속화함에 따라 우리의 건강과 생명에 대한 위협의 강도와 수위도 날로 높아지고 있다.

현대 보건의료의 반성

현대의료는 전통적으로 서구의 근대적 제도의 원형이며, 무엇보다도 사회적 신뢰도와 지위의 방파제로서의 '과학'에 의존하고 있다. 그러나 과학이 인류에게 도움을 준다는 주장이 전폭적인 지지를 받지 못하게 된 것처럼 그 '과학'에 사회적 신뢰와 지위의 기반을 둔 의료도 지난 2, 30년간 대중들의 공개적인 도전에 직면해왔다. 건강유지에 있어 현대의료의 역할이 미미할 뿐이라는 실증적 반론과 함께(McKeown 1979; McKinlay et al. 1989; 김영치 1996, 1997) 의료가 더이상 소용없게 되었다는 주장도 만만치 않다(Carlson 1975).

의사와 의료시술에 대해 가혹한 비판의 포문을 연 대표적인 학자는 이반 일리치(I. Illich)이다. 그는 『의료의 업보』(*Medical Nemesis*)라는 저서에서 현대의료가 질병과 질환을 성공적으로 치료하기보다는 그 치료행위 자체에서 야기되는 질환, 즉 의원성(醫原性, iatrogenesis) 질환의 증대와 질병에 대한 인체의 면역능력을 약화시키는 의존성 강화라는 특징적 폐해를 끼칠 뿐이라고 주장한다. 일리치의 '업보(業報)', 즉 인과응보의 개념은 환경위험 담론의 '부메랑 효과'와 다를 바 없다.

부분적이긴 하나 지금까지 실제로 우리의 건강과 생명을 위협하는 환경위험의 생성과 분포, 그리고 그 특성의 고찰을 통해 현재 우리 사회를 지배하고 있는 현대의료의 생의학모델(biomedical model)로는 더이상 환경위기 시대의 건강 문제에 효과적으로 대응할 수 없음을 보았다.

이제 고통과 죽음에 대한 불안과 공포를 불러일으키는 현대사회의 위험은 현대의료로 정복할 수 있는 유한한 질병과 미생물이기보다는 오히려 각종 화학물질로 오염되어 병든 생태계임이 드러났다. 더욱이 환경위험의 관점에서 본 질병과 건강 문제는 분열된 것처럼 보이는 자연과 인간세계가 사실상 엄청난 위험을 공유하는 운명공동체임을 극명하게 보여준다.

이러한 상황에서 환경위험 담론은 건강과 질병에 대한 새로운 패러다임을 강력히 요구하고 있다. 병든 생태계라는 환경위험은 질적으로나 양적으로 분명 병원이라는 제도적 틀 안에서 축소주의를 지향하는 현대의료가 다루기에는 너무나 확대, 심화된 것이다. 질병과 건강은 현미경의 렌즈로 파악하기에는 너무나 사회화·지구화되었다. 이로 인해 종의 장벽이 무너지고 경계와 영역을 넘어서 질병 발생과 건강상태에 영향을 미치고 규정한다는 사실이 밝혀진 셈이다. 자본시장과 노동시장, 전자매체와 프로그램, 운송방식과 관광산업의 세계적 팽창으로 질병과 건강은 "한 지방의 일들이 멀리 떨어진 지방의 일들로부터 영향을 받는 것과 같은 방식으로"(Giddens 1990) 세계화되었다.

이제 환경위험의 생성과 배분의 주역은 현대 산업사회와 그 사회 속에서 문명생활을 영위하는 우리들 스스로라는 점이 명백해졌다. 게다가 질병을 퇴치하고 건강을 증진시키고자 하는 현대의료 자체가 한편으로는 질병을 생산하고 건강을 파괴하는, 복원과 파괴의 양면성을 띠게 되었다는 점 역시 건강에 대한 새로운 패러다임, 새로운 언어와 논리의 필요성을 절감케 한다.

건강의 새 지평을 열며

이같은 인식을 바탕으로, 환경위험이 끊임없이 우리의 생존을 위협하는 현대사회에서 건강의 새로운 지평을 열고 삶의 질을 높이기 위한 방안으로는 다음의 다섯 가지를 제안할 수 있다.

첫째는 패러다임의 전환이다. 무엇보다도 정책을 수립하는 보건당국이나 의사를 비롯한 보건의료 전문가 그리고 대중 모두가 기존의 병·의원 테두리에 국한된 의료패러다임이 강조하는 기능주의적 생의학 모델의 이데올로기에서 벗어나지 않으면 안된다. 질병 발생이나 건강의 훼손은 생의학적인 요인에 의한 것이기보다는 오히려 환경위험이 초래하는 경우가 대부분이라는 보건의료의 새로운 패러다임이 강조하는 경험주의적 생태 모델로의 전환이 이루어져야 한다.

생태모델이 중시하는 경험적 건강 개념은 질병으로부터의 자유, 인간개발과 자아발견능력 향상, 그리고 현대사회의 본질적 인간소외를 뛰어넘는 자질로 정의할 수 있다. 그것은 사회구성원 각자의 주체로서의 자각, 즉 의식·깨달음·앎을 전제로 한다. 주체로서의 자각을 강조하는 생태모델의 패러다임은 환경위험을 공유하는 운명적인 공동체의식을 일깨운다는 점에서 위험사회를 극복하는 '성찰적 현대성'(reflexive modernity)의 본질이다(Beck 1992). 환경위험이 이른바 '고삐 풀린 산업 현대화의 승리'로 초래된 부작용이라는 의식과 우리들 스스로의 선택과 결정에 의해서 '제조된 불확실성'이라는 깨달음이 현대사회의 환경위험에 대한 대책과 해결의 핵심이다.

성장과 풍요로 빚어진 지속적 위험에 대한 공동인식을 바탕으로 할 때만이 정치논쟁에 참여하여 시민적 단결과 연대를 촉진하고 정부의 정책결정 과정에 막강한 영향력을 행사할 수 있을 것이다. 따라서 환경위험 담론에 근거한 생태모델로의 전환이 뜻하는 바는 현대의료의 눈부신 성취 못지않게 그 대가가 분명히 자기파괴적이라는 성찰과 함께 건강과 안전을 확보하기 위해서는 질병과 건강 문제에 시민들이 직접 참여하고 감시하고 통제하는 것이 무엇보다 중요하고 효과적임을 받아들이는 것이다.

둘째는 시민정신이다. 건강과 생명을 위협하는 환경위험을 효과적으로 극복하려면 개개인이 아니라 집단의 차원에서 사회적, 초국가적으로 감시·통제하는, 공동체 성원으로서의 자율성·존엄성·일체성 등 시민정신이 요구된다(Frankenfeld 1992). 시민들 각자가 공동체 참여를 통해 환경위험을 감시하고 통제하면서 한편으로는 스스로가 환경위험의 생산과 배분에 책임이 있다는 자각과 반성으로 위험을 피하고, 바꾸고, 관리하고, 통제하고, 제거하기 위해 스스로 변화를 시도하는 시민정신을 발휘할 것을 환경위험 담론은 강력히 촉구하고 있다.

셋째는 전문가와 언론의 역할이다. 시민정신이 목표를 달성하기 위해서는 무엇보다도 환경위험에 대한 지식과 정보를 공유할 권리, 정치에 직접 참여할 권리, 그리고 공동체의 위험을 제한·통찰할 권리 등이 보장되지 않으면 안된다. 이같은 권리의 확보와 보장을 위해서는 보건의료 전문가와 언론의 역할이 무엇보다 중요하다.

일반적으로 환경위험은 인체에 돌이킬 수 없는 손상을 입히지만 비가시적이기 때문에 구체적인 손상의 결과가 광범위하게 나타날 때까지는 위험으로 감지되지 않는다. 따라서 환경위험의 파악과 측정, 평가에 있어 전문적인 지식이 핵심적이고도 결정적인 역할을 한다. 전문가는 보이지 않는 추상적인 환경위험을 논쟁과 진단이 가능한 구체적인 형태로 전환해내야 한다. 아울러 언론은 문화적·정치적 가공을 통해 그 환경위험에 새로운 정치적 의의를 부여함으로써 시민들에게 새로운 형태의 단결을 촉구하고 현대사회의 권력과 정통성 그리고 권위의 재조직을 요청할 막중한 책무를 지닌다. 여기서 한가지 간과해서는 안될 점은 대중은 위험의 과학적 근거를 제대로 해석하고 판단할 만한 전문지식을 갖추고 있지 않으므로 전문가의 독점적 지식과 언론의 정보 관리·통제·왜곡에 오도될 위험성이 있으며 이는 또다른 위험의 원천이 될 수 있다는 것이다(김영치 1998).

넷째는 소비자보호운동이다. 과학성·합리성·보편성·집합성이라는 현대성의 가치체계 때문에 인간의 자연 지배의 본보기로 간주되는 현대의료가 자기파괴적인 위험을 극복하기 위해서는 대중에게 충분한 정보를 제공하고, 동의를 보장하는 권리를 부여함으로써 시민의 감시와 통제가 가능하도록 해야 한다. 환경위험과 건강의 맥락에서 소비자보호운동의 중요성을 강조하는 이유가 바로 여기에 있다.

끝으로 정부의 공공정책은 시민들의 자발적인 공동체 참여와 공동행동을 적극 지원하면서 억제와 권장이라는 두 축을 효과적으로 구사해야 한다. 아울러 환경위험에 대한 책임과 의무를 다할 수 있도록 사회의 자율성을 촉진하는 데 초점을 맞추어야 할 것이다.

참고문헌

김영치 (1996)「의료의 전문화와 형평성에 관한 연구」, Baltimore, MD: Johns Hopkins University PhD 학위논문.
_____ (1997)『붕괴 위기의 북한 보건의료』, 한국보건의료관리연구원.
_____ (1998)『넘치는 정보, 잃어버린 정보』, 한국보건의료관리연구원.
김창엽 (1995)「한여름 땡볕 노출 위험 —— 지구 오존층 파괴실태와 대비책」,『중앙일보』1995년 6월 3일자.
김 홍 (1998)「말라리아 '적색주의보'」,『조선일보』1998년 6월 21일자.
윤양섭 (1998)「장난감, 농수산물 등 300여종서 환경호르몬 검출」,『동아일보』1998년 7월 30일자.
정병선 (1998)「환경오염이 사망원인의 40%」,『조선일보』1998년 10월 2일자.
한국제약협회 (1998)『제약산업 통계집』, 한국제약협회.
Beck, Ulrich. (1992) *Risk Society: Towards a New Modernity.* London: Sage.

_____ (1996) "World Risk Society as Cosmopolitan Society?: Ecological Questions in a Framework of Manufactured Uncertainties". *Theory Culture & Society*, vol. 13 (4) pp. 1~32.

Carlson, R. (1975) *The End of Medicine*. NY: J. Wiley.

Cohen, O. J. and Fauci, A. S. (1998) "HIV/AIDS". *JAMA*, 280.

Douglas, M. (1992) *Risk and Blame: Essays in Cultural Theory*. London: Routledge.

Dubos, R. (1972) *Mirage of Health*. New York: Harper & Row.

Epstein, P. (1995) "Emerging Diseases and Ecosystem Instability: New Threats to Public Health". *American Journal of Public Health*, vol. 85 (2) pp. 168~72.

Frankenfeld, P. J. (1992) "Technological Citizenship". *Science, Technology and Human Values*, vol. 17 pp. 459~84.

Giddens. A. (1990) *The Consequences of Modernity*. Cambridge: Polity Press.

_____ (1991) *Modernity and Self-Identity: Self and Society in the Late Modernity Age*. Stanford, CA: Stanford University Press.

Illich, I. (1976) *Medical Nemesis: The Exploration of Health*. NY: Pantheon Books.

Levins, R. et al. (1994) "The Emergence of New Diseases". *Americans Scientist*, vol. 82 pp. 52~60.

McGinnis, M. and Foege, W. H. (1993) "Actual Causes of Death in the United States". *JAMA*, vol. 270 (18) pp. 2207~12.

Mckeown, T. (1978) "Determinants of Health". *Human Nature*, vol. 1 pp. 60~67.

Mckinlay, J. S. and Beaglehole, R. (1989) "Trends in Death and Disease and the Contributions of Medical Measures". H. Freeman and S. Levine. ed. *Handbook of Medical Sociology*. NJ: Prentice-Hall.

Pope, C. A. et al. (1992) "Daily Mortality and PM 10 Pollution in Utah Valley". *Arch Environ Health*, vol. 47 pp. 211~17.

Schwartz, J. et al. (1992) "Particular Air Pollution and Daily Mortality in Steubenville, Ohio". *American Journal of Epidemiology*, vol. 135 pp. 12~19.

Wichmann. H. E. et al. (1989) "Health Effects during Smog Episode in West Germany in 1985". *Environmental Health Perpective*, vol. 79 pp. 89~99.

지역사회의 건강증진을 위하여

김혜경 경기도 구리시 보건소장.

지역보건이란 무엇인가

지역사회[1]에 거주하는 주민들의 건강에 대해 연구하는 학문분야를 지역보건학이라 한다. 지역보건은 "지역사회를 단위로 하여 주민과 지역의 전문가가 지역의 보건문제 해결과 보건수준의 향상을 위해 함께 일하며, 필요한 사회적 행동(social action)을 전개해나가는 과정"[2]으로 정의한다. 간단히 말하면 '지역주민의 건강수준을 향상시키기 위해 공중보건학의 원리를 지역사회에 적용시켜가는 과정'으로 요약할 수 있다.

여기서 말하는 공중보건학이란 인류의 건강수준 향상을 위해 노력한다는 점에서 의학의 역할에 비견될 수 있으나 그 대상과 활동영역 등 많은 점에서 의학과 차이가 있다.

우선 의학은 환자 개인의 치료에 주된 관심을 두지만 공중보건학은 인

---

1) 지역사회의 보건의료적 정의는 '일정한 경계를 지니는 지역에 대해 소속감을 가진 주민들이 보건의료에 대한 욕구를 공유하고, 그러한 욕구에 효과적으로 대처하기 위한 자원을 보유하고 있는 단위'를 일컫는다.
2) 宮坂忠夫 『地域保健과 住民參加』(第一出版株式會社 昭和 58년). 저자는 지역보건을 예방사업으로만 보지 않고 지역주민의 건강증진을 위한 모든 집단의 주체적·조직적인 사회운동으로 정의하고 있다.

공중보건학과 의학의 비교

	공중보건학	의학
연구대상	집단	환자 개인
의사결정의 주체	보건전문가·대상 인구집단·행정당국	의사·환자
연구범주	건강과 불건강	질병
발전방식	지역사회 보건사업	과학기술
써비스 종류	건강증진·질병의 예방과 치료·재활 등 포괄적인 보건의료써비스	치료 중심 써비스

출처: 이종찬 『한국에서 醫를 論한다』(소나무 2000)

간집단의 건강수준 향상을 목적으로 한다. 둘째, 의학은 치료과정에서 의사와 환자의 개인적 관계를 중시하고 의사결정 권한이 전적으로 의사에게 주어진다. 반면 공중보건학에서는 보건전문가와 해당 인구집단 그리고 보건행정당국이 서로 협조하여 그 집단 내의 건강문제를 해결하고자 함께 노력한다. 셋째, 의학의 일차적 관심은 질병에 있다. 따라서 의학 연구의 초점은 질병의 메커니즘을 규명하고 그 치료방법을 개발하는 데 맞춰진다. 그러나 공중보건학의 주된 관심은 질병이 아닌 건강이며, 인류의 건강을 저해하는 요인을 제거하여 건강을 회복시킬 수 있는 방법에 초점을 맞추고 있다. 따라서 질병치료보다는 질병 예방과 건강증진 전략의 개발에 노력한다. 넷째, 공중보건학에서 활동의 기본단위는 지역사회가 된다. 즉, 지역사회의 조직적 노력에 의한 보건교육과 의료 및 간호사업의 체계화, 사회적 제도의 발전을 강조한다.

지역보건의 중요성

인간은 어느 한 지역에서 태어나 어느 한 지역에서 생을 마친다. 지역사회는 인간들의 일상생활이 이루어지는 '사회적 장(場)'[3]으로서 지역주민들의 건강에 지대한 영향을 미친다. 1974년 당시 캐나다의 보건부 장관이

---

3) 윌킨슨(K. Wilkinson)은 지역사회를 인간들의 총체적 일상생활이 이루어지는 활동장소로 보고 '사회적 장'(social field)이라는 개념을 사용하였다. 아모스 H. 홀리 지음, 홍동식·강대기·민경희 옮김 『인간생태학』(일지사 1995)에서 재인용.

었던 랄렁드(Lalonde)는 건강을 결정하는 요인을 크게 유전적 요인·환경적 요인·생활양식·보건의료조직의 네 가지로 나누어 설명하였다.[4] 이 중에서 가장 중요한 요인이 생활양식이고 그 다음은 환경적 요인, 유전적 요인, 보건의료조직의 순서라고 보았다. 지역사회는 주민들의 물리적·경제적·사회적 환경 그 자체로서 지역사회의 규범이나 문화적 조건들이 주민들의 생활양식을 결정한다. 지역사회의 보건의료조직은 해당 지역주민의 의지와 역량에 의해 결정될 수 있다는 점에서, 즉 건강을 결정하는 네 가지 요인 중 유전적인 것을 제외한 나머지 세 가지 요인들에 모두 영향을 준다는 점에서 건강에 대한 지역사회의 중요성을 더 높이 평가한 것이다.

보건사업 형태로 구현되는 지역보건은 몇가지 특징적 원칙을 갖는다. 첫째, 지역주민 전체를 대상으로 한다는 점이다. 즉 그 지역의 특정 연령이나 계층에 국한하지 않고 전체 주민의 건강수준 향상을 위해 노력한다는 특징이 있다. 둘째는 지역 고유성의 원칙으로, 지역보건사업은 여타 지역사회와는 다른 그 지역 특유의 보건문제를 해결하고자 노력한다는 점이다. 셋째는 포괄성의 원칙인데 질병치료에만 국한하지 않고 건강증진·질병의 예방과 치료·재활에 이르는 폭넓은 써비스를 제공한다는 점이다. 마지막으로 주민자치와 참여의 원칙을 들 수 있다. 그 지역사회의 보건문제는 지역주민과 지역보건전문가, 행정당국의 파트너십에 따라 자율적으로 해결해간다는 특징을 지닌다.

지역보건의 영역

지역보건은 크게 지역사회 건강증진(community health promotion), 지역사회 건강보호(community health protection), 지역사회 보건써비스(community health services)의 세 가지 영역으로 나눌 수 있다.[5] 지역사

---

4) M.A. Lalonde, *A new perspective on the health of Canadians* (Ottawa: Ministry of National Health and Welfare 1974).
5) L.W. Green, *Community and Population Health*, 8th ed. (WCB/McGrow-Hill 1999)

지역보건의 영역과 구체적 보건사업의 예

영역	구체적 보건사업
지역사회 건강증진	보건교육·홍보, 영양상태 개선과 운동사업, 금연·절주사업, 만성퇴행성질환 예방사업, 구강보건사업, 청소년 담배판매 금지, 금연구역 설치, 금연건물의 지정, 운동시설 조성, 건강증진 지원 시책, 건강도시 계획 등
지역사회 건강보호	유해환경 관리, 공중위생 및 식품위생 관리, 급성·만성 전염병 관리, 에이즈 관리, 병·의원, 약국 등 건강 관련기관 관리, 향정신성 의약품·마약 관리, 의료인력 관리 등
지역사회 보건써비스	모자보건, 가족계획, 질병 조기진단 써비스, 만성퇴행성질환 관리, 방문보건, 노인보건, 재활보건, 정신보건 등

회 건강증진이란 질병이 발생하기 전에 사람들의 건강잠재력을 계발하기 위한 노력으로 주민들의 생활습관을 바꾸는 사업을 말한다. 이는 개인의 생활습관을 변화시키기 위한 구체적인 프로그램과 함께 그것을 지원하는 환경을 조성하기 위한 정책적 노력을 포함한다. 지역사회 건강보호는 건강 위해요인을 차단하고 관리하는 사업을 뜻하며, 지역사회 보건써비스는 질병의 예방·치료와 재활에 해당하는 전반적인 보건의료 써비스를 일컫는다. 위의 표는 현재 보건소에서 추진하고 있는 사업을 영역별로 정리한 것이다.

지역보건의 주체

지역보건의 주체는 지역주민, 지역보건 전문가, 보건행정당국(즉 보건소) 등이다. 우리나라의 경우 지역의 건강문제를 주체적으로 해결할 수 있을 만큼 주민들의 역량이 조직되어 있지 않고 지역의 보건전문가라 할 수 있는 민간 개원의들은 질병치료에만 주력하여 건강증진·질병예방·재활 등의 써비스는 제공하기 어려운 실정이다. 따라서 실제는 보건소가 지역보건사업의 주체로서 가장 중요한 역할을 하고 있다.

우리나라는 1998년 현재 시·군·구당 1개소씩 전국에 245개의 보건소가 설치되어 있으며 하부기관으로 읍·면에 설치된 보건지소 1314개소, 리

수준에 설치된 보건진료소 2034개소를 관할하는 전국적인 보건조직망을 갖추고 있다.

보건소의 기능은 크게 세 가지인데 첫째가 보건기획과 평가 기능으로, 보건소는 해당지역의 보건의료실태를 파악하고 문제를 진단하여 이를 해결하기 위한 지역보건의료계획을 수립·시행·평가하고 있다. 1995년 전면 개정된 지역보건법에 따라 이미 보건소는 1996~98년까지의 제1기 계획과 1999~2002년까지의 제2기 계획을 수립한 바 있다. 둘째, 행정규제와 지원 기능으로 병·의원, 약국 등 관련업소와 단체의 지도·감독 및 지원 기능을 맡고 있다. 셋째는 지역보건사업의 전개로, 건강증진·질병예방·치료·재활써비스 등 포괄적인 보건의료써비스를 제공하고 있다.

대표적인 지역보건사업

보건소의 지역보건사업은 앞서 언급한 바와 같이 포괄적이고 다양하다. 논자에 따라 각기 달리 구분할 수 있겠으나, 1946년 최초의 보건소인 모범보건소가 설립된 이래 우리나라 지역보건사업의 변천과정을 필자는 크게 4단계로 요약해보고자 한다.

제1단계는 1945년 광복 이후부터 1950년대까지로, 우리나라에 최초로 근대적인 공중보건사업이 도입되고 보건소가 설립되기 시작한 때이다. 이 시기의 주된 보건사업은 급성전염병 관리와 빈곤계층을 위한 의료구호사업이었다. 제2단계는 1960, 70년대로, 이 시기는 경제개발 위주의 국가정책과 맞물린 가족계획에 주력한 때였다. 가족계획사업을 적극적으로 추진한 결과 인구증가율이 급격히 둔화했으며 우리나라는 세계적으로 인정받는 가족계획 성공국가가 되었다. 제3단계는 1970년대말부터 1980년대까지로, 이 시기는 그동안의 경제성장과 위생상태의 호전으로 주된 질병이 급성전염성질환에서 만성퇴행성질환으로 변화하던 시기였다. 그러나 보건소사업은 여전히 기존의 전염성질환 예방, 가족계획, 취약계층에 대한 진료에만 안주했던 시기로, 보건사업의 침체기라고 할 수 있다. 제4단계는 1990년 이후 현재까지인데, 새로운 보건사업을 추진할 수 있는 기반이 형성된 시기라 할 수 있다. 1995년 지방자치제가 본격적으로 실시되면서 지역의 특성과 자율성을 무시한 획일적이며 중앙집권적인 사업추진에 대한 반감이 증폭되었다. 이를 극복하기 위하여 보건복지부는 당시의 보건소법을 지역보건법으로 바꾸고 그 내용을 전면적으로 개정했다. 개정된 내용 중 종전과 크게 달라진 것은 보건소에 지역 특성을 반영한 지역 보건의료계획수립의 기능을 부여하고, 건강증진·만성퇴행성질환 관리·재활·정신보건사업 등 질병양상의 변화에 대처하기 위한 새로운 사업들을 추가했다는 점이다. 그밖에 국민건강증진법과 정신보건법이 새로 제정되어 건강증진사업과 정신보건사업을 추진할 수 있는 법적 기반을 마련한 시기이기도 하다.

그러면 이제부터 현재 보건소에서 추진하고 있는 지역보건사업 중에서 비교적 비중이 큰 것과 아직 그 비중이 크지는 않지만 앞으로 더 강화되어야 할 사업을 중심으로 그 주된 내용을 살펴보자.

지역보건의료계획

지역사회 단위의 보건의료계획이 필요하게 된 것은 경제성장으로 다양해진 주민의 욕구를 중앙정부의 획일적이고 하향적인 방식으로는 제대로 충족시킬 수 없을 뿐만 아니라 지역 단위별로 이를 파악하여 충족시키는 것이 좀더 효율적이라고 판단했기 때문이다. 보건소가 주관이 된 우리나라 최초의 지역보건의료계획은 1994년에 수립되었다. 우루과이라운드 (UR)가 완전 타결되고 1995년부터 WTO체제의 출범이 예고되자 농어민들의 불만을 무마하기 위해 농어촌 발전을 위한 특별세를 신설하고 그 재원의 일부를 농어촌 의료써비스 개선사업에 사용하게 되었다. 농어촌 공공의료기관의 기능을 보강하기 위한 자금에 대해 종래와는 달리 농어촌지역 보건소가 직접 지역보건의료계획을 수립, 제출하면 보건복지부에서 이를 평가한 뒤 계획이 제대로 수립된 지역에만 지원하겠다고 공표하였다. 그 결과 농어촌지역 보건소에 한해 사상 처음으로 지역보건의료계획서가 작성되었던 것이다. 그후 1995년에 보건소법이 지역보건법으로 바뀌면서 지역보건의료계획의 수립은 모든 보건소의 의무가 되었다. 제1기 지역보건의료계획은 1995년 취임한 초대 민선 자치단체장의 임기에 맞춰 1996~98년까지 3개년 계획으로 수립되었고 제2기부터는 4개년(1998~2002년) 계획으로 수립되었다.[6]

지역보건의료계획에 포함되어야 할 내용은 ① 보건의료수요 측정, ② 보건의료에 관한 장단기 공급대책, ③ 인력·조직·재정 등 보건의료자원의 조달 및 관리, ④ 보건의료의 전달체계, ⑤ 지역보건의료에 관한 통계자료의 수집 및 정리 등으로 지역보건법 제4조에 규정되어 있다.

건강증진사업

건강증진은 사람들의 잘못된 생활방식을 개선하여 최상의 건강을 유지할 수 있도록 돕는 건강관리 전략[7]으로, 개인의 건강과 관련된 식생활·운동·흡연·음주·스트레스 등의 생활습관을 바람직한 방향으로 개선하고 이를 지원할 수 있는 환경을 조성하는 것이 주된 내용이다. 건강증진이 새로운 의미와 내용을 담고 있는 것으로 인식되고 실제적인 보건정책으로 채택된 데에는 앞서 얘기한 랄렁드 보고서의 영향이 컸다. 랄렁드는 건강을 결정하는 요인을 유전학적 요인, 환경적 요인, 생활양식, 보건의료조직의 네 가지로 설명하는 '건강장'(health field) 개념을 도입하였다. 여기서 그는 이 네 가지 중 생활양식과 환경적 요인이 가장 중요하며 그때까지 중

---

6) 이규식 「보건소의 건강증진사업과 지역보건의료계획」, 『한국보건행정학회지』 제7권 제1호, 1997.
7) "Global perspective: Definition of health promotion," *American Journal of Health Promotion*, 1998, 1 (1), 김일순 「건강증진개념의 대두와 그 발전배경」, '지역사회 건강증진사업과 정보통신활용방안' 세미나 발표자료(1998. 11.)에서 재인용.

요하게 여겨온 유전학적 요인이나 보건의료조직의 기여도는 사실상 그리 크지 않다고 주장하여 많은 사람들에게 충격을 주었다. 이 보고서가 발표된 이후 건강증진의 개념에 대한 활발한 논의가 일기 시작하였고 1970년대말부터 미국에서, 1980년대 초반부터는 유럽 등지에서 구체적인 정책과 사업이 개발, 시행되었다.

1970년대초에서 1980년대말까지 우리나라의 보건교육자들은 건강향상에 있어 개인의 책임과 역할을 강조하고 이를 위한 지식전달에만 치중했다. 그러나 선진국에서 일어난 건강증진운동이 국내에까지 영향을 미치게 되면서 보건교육 전문가들 사이에서도 새로운 각성이 일어났다. 과거 보건교육의 질병 중심·개인 중심 접근방법에서 탈피해 적극적인 사회변화를 지향하는 새로운 보건교육의 정립이 필요하다는 공감대가 형성되었다. 더불어 향후 보건정책의 방향을 치료 중심에서 건강증진 및 질병예방 중심으로 전환해야 한다는 의견들이 일기 시작하였다. 이에 따라 1990년 대통령의 지시로 보건교육 자문위원회가 구성되어 1991년 1차 회의를 개최하고 보건교육정책 수립을 위한 분야별 추진팀을 구성하여 활동을 시작했다. 그 결과 국민건강증진법 제정(제1분과), 보건교육자료쎈터 설치(제2분과), 학교 보건교육 강화(제3분과), 국민건강증진을 위한 대중매체의 효율적인 활용방안(제4분과), 그리고 병·의원 및 민간단체 협력(제5분과) 등이 이 위원회의 제의로 이루어졌다.

1995년에 제정된 국민건강증진법의 초안도 이때 마련되었다. 법 제정의 기본취지는 우선 국민은 개인 및 집단의 형태로 건강권을 행사할 수 있어야 한다는 것, 국민들의 건강향상을 위해 국가보건사업의 우선순위를 질병 예방활동에 두어야 한다는 것, 국가와 지방자치단체가 책임을 지고 국민에게 건강에 관한 지식을 전달하고 건강생활에 대한 지도를 수행해야 한다는 것 등이다. 국민건강증진법은 제7차 경제사회개발 5개년 계획에 포함되어 1995년까지 입법예고 및 심의를 마치고 국회에서 의결되었다. 마침내 우리나라에서도 건강증진이 주요 정책과제로 등장한 것이다.[8)]

지역사회 건강증진사업이 중요한 이유는 여러가지가 있다. 우선, 지역사회가 건강문제의 발생에 미치는 영향이 크기 때문이다. 즉 예방 가능한 중요한 건강문제 대부분이 환경·문화·행태·생활양식 등에서 비롯되는데 이러한 요인들은 모두 지역사회와 깊은 관련이 있다. 또한 지역사회 건강증진사업은 많은 인구를 포괄할 수 있고, 언론매체를 이용하기 쉬우며, 상대적으로 비용이 싸다는 장점이 있다. 마지막으로, 현실적으로 질병치료에 주력하는 병원조직만으로는 건강한 사람의 건강문제를 모두 다룰 수 없다는 한계 때문이다.[9]

지역사회 건강증진사업의 중요성을 인식한 보건복지부는 1995년부터 조성된 국민건강증진기금[10]을 기반으로, 전국 245개 보건소 중 1998년도에 10곳, 1999년도에 8곳을 선정하여 우리나라 보건소에 적용 가능한 건강증진사업을 개발·실시하고 있다. 이들 18개 건강증진 거점보건소는 건강관리회원 프로그램, 여성건강 관리사업, 건강생활 실천사업, 운동사업, 금연사업, 영양사업, 구강보건사업, 노인보건사업, 학교보건사업, 고혈압 및 뇌졸중 예방사업, 장애인 건강관리, 보완·대체의학 등을 위주로 사업을 시행하고 있다.[11]

모자보건사업

1962년 모자보건요원이 보건소에 배치되면서 시작된 모자보건사업은

---

8) 서울대학교 의과대학 의료관리학교실 『경기도 건강증진플랜개발』(1997).
9) 김선민 외 『보건소 건강증진사업의 현황과 과제』, 한국보건행정학회 후기 학술대회 연제집(1996).
10) 국민건강증진기금은 국민건강증진법 제22조에 의해 담배사업자의 기여금(갑당 2원씩 출연)과 의료보험자의 부담금(예방사업비의 5%)으로 조성된다. 의료보험자가 부담하는 기여금은 1995년 9월부터, 담배사업자가 출연하는 기금은 1997년 5월부터 조성되었다. 그런데 2000년부터는 개정된 국민건강증진법에 따라 보건복지부장관이 직접 담배 제조업자 및 수입판매자가 판매하는 제조담배와 의료보험자의 예방보건사업비에 건강증진을 위한 부담금을 부과·징수하도록 규정하고 있다.
11) 보건복지부·건강증진 거점보건소 기술지원평가단 『건강증진사업 프로그램별 거점보건소 사례집』(1999).

주로 여성과 영유아를 대상으로 분만 전후의 보건의료써비스를 제공하고 있다. 구체적으로는 임산부와 영유아의 등록·관리와 건강검진, 신생아 기초예방접종, 선천성 대사이상 검사, 미숙아와 선천성 이상아에 대한 의료비 지원 등을 내용으로 한다.

모자보건사업은 단순히 분만 전후의 보건의료써비스 차원에서보다는 국가의 장래를 짊어질 우수한 인적자원의 재생산을 위한 사업이라는 측면에서 이해해야 한다.[12] 최근 모성보호와 영유아·아동의 건강문제는 대부분 사회구조적 문제에서 파생되기 때문에 보건의료체계를 넘어서 사회구조 전반의 개선을 필요로 하고 있다. 또한 그동안 경제수준이 향상되고 민간 의료기관이 확충됨에 따라 과거에 보건소를 통해 이루어지던 여성들에 대한 분만 전후의 보건의료써비스를 민간의료기관이 담당하게 되면서 보건소의 모자보건사업은 기존의 접근방법과는 다른 차원에서 사업을 수행해야 할 필요성에 직면하였다.

이에 대응코자 보건복지부에서는 1999년 전국 23개 보건소를 모자보건 선도보건소로 지정하고 3년 동안 시범사업을 전개하고 있다. 각 보건소별로 두세 개의 시범프로그램을 운영하고 있는데 그 내용은 임산부와 영·유아의 건강관리사업, 아동·청소년 생식보건사업,[13] 가임여성에 대한 건강관리사업, 장년기 여성 건강관리사업[14] 등이다.

방문보건사업

보건소의 방문보건사업은 재가(在家) 환자의 빠른 회복을 돕고 그 가족의 돌봄 능력을 높이며 필요한 경우 지역사회의 자원과 연계해줌으로써

---

12) 한국보건사회연구원·보건복지부 『2000년도 모자보건 선도보건소 사업관리자 Workshop』(2000).
13) 초·중·고·대학생 생식건강 및 생식권리의 보호를 위한 활동지침 습득, 초·중·고·대학생, 산업장 청소년의 성 건강 보호를 위한 지역 내 물리·사회적 유해환경 관리전략 및 건강 장애요인 관리방법, 올바른 성 가치와 태도 및 지식 함양을 위한 교육·지도 능력 습득, 각급 학교 보건인력에 대한 성 건강지식 전달 등이다.
14) 빈혈·유방암·자궁암의 예방·관리를 위한 건강진단 및 상담 및 지도 등이다.

시민의 건강을 보호하고 재활의욕을 높이려는 목적으로 시작되었다. 1991년 서울시가 제일 먼저 22개 보건소 중 5개 시범보건소를 선정해 지역보건과를 신설하고 방문보건사업과 이동진료를 전담하게 하였다.[15] 1993년에는 경기도에서 '방문보건사업체계 개발연구 용역사업'을 발주하고 방문보건사업을 시작하였다.[16]

농어촌지역은 읍·면·리에 근무하는 보건요원이 해당지역의 모든 가정을 방문하여 건강상태를 파악하고 거동이 불가능한 사람과 만성퇴행성질환을 가진 환자들을 등록·관리하고 있다. 반면 도시지역의 경우 보건지소와 보건진료소가 부족해 지역 내 모든 가정을 방문하는 것은 현실적으로 불가능하므로 영세민·장애인·노인 가정을 우선적으로 방문하여 건강문제를 파악하고 적절한 지원을 하는 형태로 추진된다.

서울과 경기도에서 시작된 방문보건사업은 이후 다른 광역자치단체로 확산되어 특색사업의 형태로 추진되다가 2000년부터는 보건복지부가 '방문보건사업지침'을 작성, 배부함으로써 국가보건사업으로 확대·추진하게 되었다.

정신보건사업

서구에서는 이미 19세기부터 사회개혁운동의 성격을 갖는 정신보건정책을 시행하여 탈원화정책[17]을 거쳐 지역사회 내 정신보건·치료의 개념을 정립해왔다.[18]

우리나라에서 지역사회 정신보건사업에 관심을 갖게 된 것은 1980년대

---

15) 보건복지부 『공공근로 방문간호사업 협의체』(1999), 방문간호사업 관계자 교육자료.
16) 경기도 『방문보건사업 현황 및 활동사례집』(1999).
17) 1950년대 이래 정신과질환 치료약물의 효능과 종류가 획기적으로 향상, 확대되면서 정신질환자들의 관리에 있어서도 병원에 입원시켜 관리하는 것이 아니라 실제 생활공간인 지역사회에 거주하게 하면서 지역사회가 이들에게 포괄적인 치료를 제공하여 사회에 통합될 수 있도록 하는 정책이다.
18) 경기도·경기도지역 정신보건사업 기획평가단·아주대 의대 『경기도 지역정신보건사업 기획평가보고서』(1997).

후반이며 이것이 체계적인 사업으로 자리잡기 시작한 것은 1990년대 중반에 들어서였다.[19] 1994년 보건복지부는 서울대·연세대·아주대·보건사회연구원에 정신보건 연구용역사업을 발주하고 이듬해에는 전년도 연구를 바탕으로 서울시 서대문구와 경기도 연천 등 4개 지역에서 지역사회 실행 중심의 연구를 시행하였다.

1995년은 우리나라 정신보건사에서 획기적인 해이다. 이해 12월에 정신보건법이 제정되어 전국 보건소에 지역사회 정신보건사업을 추진할 의무를 부과한 것이다. 서울시는 자체 예산으로 1995년부터 강남구에서 정신보건사업을 시작했고, 경기도 역시 1996년부터 자체 예산으로 수원·양평 지역에서 시범사업을 시작하였다. 그 이듬해인 1997년에는 경기도의 16개 시·군 보건소와 서울시 4개 보건소로 사업지역이 확대되었으며[20] 1998년에는 경기도의 전체 39개 보건소가 정신보건사업을 추진하게 되었다.[21] 1997년에는 보건복지부에 정신보건과가 신설되어 지역사회 정신보건사업을 전국적으로 확산하기에 이르렀고, 국민건강증진기금으로 1998년에 4개의 정신보건쎈터를 개소하고 1999년에는 14개소를 신설하였다.[22]

지역사회 정신보건사업의 원칙은 첫째, 정신질환자들의 관리에 있어 기존 병원과 시설에의 수용을 기본으로 하던 데서 벗어나, 지역사회가 중심이 되어 정신질환자들이 지역사회의 진정한 구성원이 될 수 있도록 포괄적인 치료를 제공한다는 것이다. 둘째, 지역사회 정신보건의 대상을 개인보다 지역사회 내의 주민 전체로 둔다는 것이고, 셋째, 지역사회 정신보건은 치료적 써비스와는 별도로 정신질환의 예방과 정신건강 증진에도 그 중요성을 둔다는 것 등이다.[23]

19) 보건복지부·정신보건쎈터 기술지원평가단『지역사회 정신보건사업을 쉽게 할 수 있는 안내서』(1999).
20) 경기도·경기도지역 정신보건사업 기획평가단·아주대 의대, 앞의 책.
21) 경기도·경희대 의대 간호학과『경기도 지역사회 정신보건사업 실무담당공무원 교육교재I』(1999).
22) 보건복지부·정신보건쎈터 기술지원평가단, 앞의 책.
23) 경기도·경기도지역 정신보건사업 기획평가단·아주대 의대, 앞의 책.

이러한 원칙하에서 보건소는 구체적으로 환자의 발견·등록·의뢰체계 구축, 환자 사례 관리, 만성질환자 대상의 주간 재활 프로그램 운영, 정신질환자 가족모임 운영과 지역주민 대상의 정신보건 상담·교육 및 홍보 등의 사업을 벌이고 있다.

지역사회 중심 재활사업

현대 산업사회로의 진입과 더불어 교통사고·산업재해 등으로 인한 중도장애인이 증가하고, 인구 고령화에 따른 노령 장애인구도 더욱 증가하는 추세이다. 그러나 증가하는 장애인 수에 비해 재활써비스 기관이 턱없이 부족한데다 사회적 인식이 낮기 때문에 장애인들은 적절하고 충분한 재활써비스를 제공받지 못하고 재가장애인으로 방치되어 장애를 심화시키는 경우가 많다. 여기에는 기존의 재활써비스 전달방법이 도시지역에 편중된 시설 중심이거나 순회 재활써비스 등 치료재활에 중점을 둔 소극적 재활방식이었던 탓도 있다. 이를 극복하고자 WHO에서는 1976년에 지역사회 중심 재활사업(community based rehabilitation, CBR)을 제안하였다. 지역사회 중심 재활은 지역사회 주민이 힘을 합쳐 모든 장애인의 재활과 사회적 통합을 이루도록 노력하는 과정이다. 이를 위해 지역사회의 1차 보건의료인력과 사회복지요원, 장애인과 가족, 지역사회 지도자 등으로 팀워크를 이루어 접근하는 것이 매우 중요하다고 지적되었다.[24]

우리나라에서 최초로 시행한 국가 차원의 지역사회 중심 재활사업은 1985년 보건사회부의 재정지원으로 '한국장애인재활협회'에서 서울시 관악구 신림동과 경북 청원군을 대상으로 4년간 실시한 시범사업이다. 1992년부터는 각 장애인 종합복지관에 '재가장애인 순회 재활써비스쎈터'를 두어 운영해오고 있다. 전형적인 민간 주도의 농촌지역 시범사업으로는 전주 예수병원에서 1987~95년까지 전북 완주군에서 시행한 '북완주 장애인 재활사업'을 꼽을 수 있다.

24) 보건복지부 국립재활원 『'97 지역사회재활 교육자료 1』(1997).

우리나라 지역사회 중심 재활사업을 추진하는 데 있어 국립재활원의 역할은 두드러진다. 국립재활원은 1993년 WHO에서 예산을 지원받아 각 시·도의 장애인복지관의 순회 재활써비스쎈터 요원 및 보건진료원 50명을 1주간 교육한 것을 시작으로, 1995년에는 지역사회 중심 재활사업 시범지역인 서울시 도봉구와 강북구, 경기도 내 남양주시의 보건간호사와 보건진료원, 사회복지사 등 40명을 대상으로 2주간 재활교육을 실시하였다. 또한 1996년부터는 경기도의 위탁으로 경기도 내 전 보건소의 방문보건 간호사들을 대상으로 2주간의 재활교육을 실시했다. 1998년에는 경기도의 전 보건소장을 대상으로 한 지역사회 재활사업교육을 시행했다. 1998년부터는 실질적으로 사업을 지원하기 위해 시범지역에만 실시하던 현지 출장지도를 경기도 전역으로 확대, 실시하고 있다.[25] 1999년에는 전국의 보건소 요원들을 대상으로 국립재활원에서 재활전문교육을 실시했다.

이러한 선도적인 노력 덕택에 2000년부터는 보건복지부 재활지원과에서 국민건강증진기금 및 지방비를 재원으로 16개 지역사회 재활사업 거점 보건소를 지정, 운영하게 되었다.[26] 거점 보건소에서 개발하는 사업은 첫째, 보건소의 보건전문인과 읍·면·동의 사회복지 전문요원이 주축이 되어 지역 내 장애인의 욕구를 파악하고 지역 자원과의 연계체계를 구축해 장애인을 조기발견, 의뢰할 수 있도록 하는 것이다. 둘째, 장애인과 가족, 지역사회에 재활에 필요한 지식을 전달하여 장애인 스스로 재활에 적극적으로 참여할 수 있도록 유도한다. 셋째, 지역사회가 중심이 되어 재활에 대한 인식 개선을 위해 노력하고 교육 등을 통해 장애인이 지역사회의 일원으로 생활할 수 있도록 하는 사업들이다.[27]

25) 김병식「재활의 개념과 지역사회 재활사업의 이해」, 보건복지부 국립재활원, 『'98 지역사회재활 보건소장 교육자료』(1998).
26) 유원곤「지역사회 중심 재활사업의 활성화방안」, 보건복지부 국립재활원 『지역사회 중심 재활교육 중급과정 교재』(2000).
27) 김완호「지역사회 중심 재활과 중간관리자의 역할」, 보건복지부 국립재활원 『지역사회 중심 재활교육 중급과정 교재』(2000).

지역보건사업의 문제점과 발전방향

1990년대에 접어들어 지역보건사업의 활성화를 위한 법적 기반이 마련되고 건강증진기금을 조성하는 등 사업 추진 여건이 좋아졌다고는 하지만 모든 보건소의 지역보건사업이 활성화된 것은 아니다. 우리나라 지역보건사업의 가장 큰 문제점은 그간의 질병 양상과 인구 특성의 변화에도 불구하고 그에 대처할 수 있는 새로운 지역보건사업을 개발하지 못한 채 여전히 인구 억제·전염병 관리·사후 치료 위주의 소극적인 지역보건사업에 안주하고 있다는 점이다.

그 원인은 여러가지 측면에서 분석해볼 수 있다. 우선 그간 정부가 의료보험의 확대, 의료시설과 의료인 등 의료자원의 확보 같은 치료 중심의 정책에만 주력하고 건강증진, 질병의 사전예방 등 공중보건정책의 개발과 추진에는 소극적이었다는 점을 들 수 있다. 의료공급자 역시 건강보다는 질병에만 관심을 갖고 질병기전의 규명과 고도로 전문화된 치료기술의 개발에만 주력해왔다. 또한 국민들도 건강에 대한 자기책임을 실감하지 못하고 건강관리에 있어 의료전문가에게 전적으로 의존해왔다는 점 등을 들 수 있다.[28]

그러나 좀더 근본적인 원인은 건강과 질병에 대한 잘못된 패러다임에 있다 하겠다. 19세기말 이래 서양의학을 지배해온 질병관은 생의학적 패러다임(biomedical paradigm)에 근거한 것이었다. 이 패러다임은 미국으로부터 직수입되어 현재까지 우리나라 의학의 중심적 질병관으로 자리잡고 있다. 생의학적 패러다임은 데까르뜨적 세계관에 깊게 뿌리박고 있다. 데까르뜨는 정신과 육체를 엄밀히 구분했고, 이 구분에 따라 육체는 각 부분의 배열과 기능에 의해 완전히 이해될 수 있는 기계로 간주했다. 질병은

---

28) 오대규「2000년대 한국의 공공보건정책 방향」, 영남대학교 의과대학 예방의학교실『21세기 우리나라 공공보건사업의 방향』(1998).

이 기계가 고장난 상태이며 의사의 역할은 인체라는 기계를 수리하는 것이었다. 따라서 의학은 하나의 상처로부터 신체의 다양한 각각의 부분에 포함된 생물학적 메커니즘을 이해하려는 노력에 스스로를 한정시켜왔다. 환경이나 사회적 문제와 마주치게 되면 의학 연구자들은 "그것은 의학의 영역을 벗어난 것"이라고 말해왔다.[29]

영국 버밍엄대학교 사회의학교실 교수였던 매퀸(T. McKweon)은 의학이 인류의 건강증진에 과연 얼마나 기여했는가에 큰 관심을 갖고 있었다. 그는 18세기부터 1970년대 중반까지 영국의 인구증가를 포괄적으로 분석한 후 의학의 한계를 깨닫게 되었다. 당시 대부분의 의료인과 일반인들은 개인을 대상으로 한 진료행위가 건강향상의 중요한 요인이라고 생각하고 있었다. 그러나 그는 20세기 중반까지 주된 질병이던 감염성 질환의 정복은 항생제의 발견이나 예방접종에 의한 것이라기보다는 경제수준 향상에 따른 영양상태의 개선과 공중보건사업에 의한 위생상태의 개선 같은 의학 외적 요인이 더 중요한 역할을 했다고 주장했다.[30] 그의 연구결과에 영향을 받아 캐나다·미국·유럽 등지에서는 그때까지 국가 재정투자의 우선순위를 차지하던 치료 중심의 보건의료 조직체계의 정비보다 개인의 생활행태를 변화시키기 위한 보건교육이나 건강 친화적인 환경 조성을 위한 정책들에 더 많은 투자를 하는 방향으로 변화가 일어났다. 이후 이는 세계적인 추세로 자리잡아왔다.

반면에 1990년 이전까지 우리나라 보건정책의 방향은 생의학적 패러다임에 근거한 신체적 질병의 생물학적 치료에만 초점을 맞추어왔다. 그러나 1995년 국민건강증진법이 제정된 사실에서 보는 바와 같이 우리나라에서도 보건정책의 방향은 서서히 변화하고 있다. 이러한 흐름에 발맞추어 지역보건사업이 더욱 활성화되기 위해서는 다음과 같은 노력이 뒤따라야

---

29) F. Capra, *The Turning Point*, 이성범·구윤서 옮김 『새로운 과학과 문명의 전환』(범양사 출판부 1998).
30) T. McKweon, *The role of medicine-Dream, mirage or nemesis?*, 손명세·정상혁 옮김 『의학의 한계와 새로운 가능성』(한울 1994).

만 한다.

 첫째, 정부는 질병의 치료보다는 건강증진과 질병예방에 중점을 둔 정책을 개발하고 지역사회가 이를 추진할 수 있도록 적극 지원해야만 한다. 둘째, 보건의료분야 종사자들은 기존의 질병 위주의 사고방식에서 벗어나 건강에 대한 이해를 새롭게 해야 하며 건강에 미치는 정신적·사회적·환경적 영향을 고려한 포괄적인 건강증진전략 개발에 노력해야 한다. 마지막으로, 국민들도 전문가에게만 의존하지 말고 건강에 대한 자기책임을 인식하여 건강에 이로운 생활양식을 적극 실천하는 한편, 건강한 환경을 조성하기 위한 노력을 게을리하지 말아야겠다.

생활양식과 건강

김광기 인제대 보건대학원 부교수, 의료사회학.

1997년 7월 2일자 『뉴스위크』지는 '100세까지 살 수 있다'라는 제하의 글에서 "인간이 늙는 것은 피할 수 없지만 올바른 식생활과 운동요법……으로 지금보다 훨씬 더 오래 살 수 있다"라고 주장했다. 인류의 가장 보편적이고 오래된 소망 중의 하나가 오래 사는 것일진대, 100세까지 살 수 있다는 데에는 관심이 가지 않을 수 없다. 과연 올바른 식생활, 절주, 금연 및 운동을 실천하는 것을 포함한 건강한 생활습관을 갖는다면 장수에 대한 인간의 소망을 달성할 수 있을까?

사실 인간은 단순히 오래 사는 것만이 아니라 건강하게 장수하기를 더 소망한다. 그러나 이런 소망보다 더 관심을 끄는 것은 어떻게 이것을 이룰 수 있느냐이다. 나날이 새로워지는 과학기술로 무장한 의학의 힘으로 이 소망을 이룰 수 있을 것인가 아니면 각자의 생활을 건강하게 함으로써 성취할 것인가.

많은 사람들은 의학기술의 발전으로 인류가 질병의 고통에서 완전히 해방될 날이 멀지 않았다고 믿고 있다. 생명공학의 발전으로 인간 유전자를 해독하게 됨으로써 질병을 미연에 방지할 뿐만 아니라 현재의 불치병도 치료할 수 있게 되어 인류는 더이상 질병으로 고통받지 않게 될 것이라고 희망에 들떠 있는 사람들도 적지 않다. 다른 한편에서는 의학이 아무리 발전한다 하더라도 인간은 질병을 피할 수 없으며, 완치할 수 없는 질병은 언제나 있을 것이다. 따라서 질병을 예방하는 것이 최선이며, 이를 위해서는 자신의 생활을 건강하게 영위해야 한다고 주장하는 사람도 있다. 물론 이 두 가지 주장을 모두 수용하여 개인적으로는 건강한 생활양식을 실천하는 것과 함께 의학기술의 발전이 뒷받침되어야 한다는 견해도 있다.

최근 들어 의학계뿐만 아니라 일반인들 사이에서도 가장 관심을 끌고 있는 것은 건강한 생활양식(lifestyle)의 실천이다. 질병과 조기사망(premature death)을 예방하기 위한 확실한 방법은 의학기술이 아니라 생활을 건강하게 영위하는 것이라는 믿음이 널리 퍼져 있다. 이와 관련하여 몇가지 관심이 끄는 것이 있다. 왜 건강수준을 향상시키기 위한 여러가지 수단 가운데 건강한 생활양식을 사람들이 더 선호하게 되었는가? 건강한 생활양식은 무엇이며 건강을 확보하는 수단으로 과연 가치가 있는 것인가? 개인의 입장에서는 이를 어떻게 실천할 수 있는가? 실천에 장애가 되는 것은 무엇이며 어떻게 극복하여야 하는가? 이러한 물음들을 중심으로 생활양식과 건강의 관계를 살펴보겠다.

왜 생활양식인가

질병예방과 건강 유지 내지는 증진의 방법으로 의학적인 접근보다 건강한 행동양식이나 생활습관을 더 선호하는 까닭은 몇가지로 생각해볼 수 있다. 우리나라 10대 사망원인을 살펴보면 교통사고를 포함한 각종 사고와 여러가지 암을 제외하면 나머지는 뇌혈관 질환, 심장과 간에 관련된 만성퇴행성질환들이다. 흔히 성인병이라고 부르는 이러한 만성퇴행성질환에 대한 의학적 치료는 어떠한가? 최첨단 현대의학이라도 만성질환을 완치하기보다는 만성질환자를 돌보는 역할밖에는 하지 못한다는 것이 솔직하고 올바른 평가일 것이다. 암에 대한 예방 및 조기진단과 치료기술이 많이 발전했음에도 암으로 인한 사망률은 크게 감소하지 않는 것을 보아도 건강수준 향상에 있어 의학의 역할은 제한적이라고 할 수밖에 없다.

의학이 건강을 확보하기 위한 유일한 대안이 되지 못한다는 근거 가운데는 역사적 경험도 있다. 인류의 평균수명이 지금처럼 7,80세에 이르게 된 것은 비교적 최근의 일이다. 19세기 말이나 20세기 초반까지 인류의 평균수명은 지금의 절반이 조금 넘는 4,50세 정도였다. 인류의 오랜 역사를 놓고 볼 때, 평균수명이 한세기 동안에 이렇게 급속히 증가할 수 있었던 원인은 무엇일까? 이는 예방접종이나 항생제 개발과 같은 의학기술의 발전에 힘입어 당시의 주요 사망원인이던 급성전염성질환을 적절히 통제할 수 있었기 때문이라는 것이 일반적인 평가이다. 그러나 이런 평가에 대한 경험적인 증거를 찾으려 했던 학자들의 연구결과는 우리의 통념과는 다른 결론을 내리고 있다. 영국이나 미국이 20세기에 경험한 사망률 감소는 영양상태의 개선·개인 위생수준의 향상·위생적인 상하수도 시설 확보 등에 따른 결과이고, 예방접종 같은 의학기술은 아주 미미한 역할밖에 하지 못했다는 것이다. 따라서 일반적인 생각과 달리 급성전염성질환을 통제하는 데 있어서도 의학의 역할은 상당히 제한적이라는 것을 알 수 있다.

인간의 수명을 연장하고 건강을 유지하려는 노력에서 우리가 기대할 수 있는 의학의 역할이 예상외로 미미함을 볼 때, 의학에만 의존하여 건강을 생각하는 것은 올바르지 않다고 할 수 있다. 그렇다면 어떻게 할 것인가? 우리가 수명을 연장하고 건강수준을 향상시키기 위한 방법은 무엇인가? 의학이 더이상 믿을 만한 대안이 되지 못하는 상황에서 개인이 선택할 수 있는 가장 확실한 방법은 바로 건강한 생활양식의 실천이다. 우리나라 10대 사망원인의 공통점은 이들 모두가 건강에 해로운 생활양식에서 비롯된다는 것이다.

개인의 입장에서 건강한 생활양식의 실천이 중요한 것은 의료와 생활양식만이 건강을 결정하는 요인이기 때문은 아니다. 사실 건강은 유전적 소인·생활양식·환경 및 보건의료체계 등 여러 요소에 의해 결정된다. 앞서 지적한 것처럼 의학을 포함한 보건의료체계가 건강 확보의 대안으로서 한계가 있다면 유전적 소인과 환경의 경우는 어떠한가? 그러나 유전적 소인과 환경이 중요한 건강 결정요인이라 하더라도 개인의 입장에서 건강확보 수단으로 활용하기에는 어려움이 많다. 유전적 소인을 바꾸거나 자신이 속한 환경을 건강에 이롭게끔 만드는 데 있어 개인이 할 수 있는 선택이나 노력은 제한적일 수밖에 없다. 개인의 입장에서는 자신의 건강을 위해 주변환경을 변화시키려고 노력하기보다는 환경의 지배를 받고 주어진 환경에 적응하는 편이 더 쉬울 것이다.

환경을 변화시키기보다는 생활양식에 의존해 건강을 확보하려는 접근방법을 선호하는 것은 서양의학의 전제와 맞물려 있다. 서양의학은 개인 건강의 궁극적 책임을 사회에보다는 개인에게 둔다. 개인이 일하고 있는 작업장의 환경변화 같은 거시적이고 사회적인 접근방법보다는 개인의 섭생과 자기통제 같은 방식을 통해 건강을 유지할 수 있다고 생각한다. 이러한 전제를 갖는 서양의학의 생의학적 모델에 입각해 있는 의료인들이 환자들에게 건강한 생활양식의 실천을 더 강조하는 것은 매우 자연스러운 일이다. 의료인의 지시와 권고에 따르게 마련인 일반인의 입장에서는 건강한 생활양식을 실천하는 것이 지상명제가 될 수밖에 없다.

생활양식이란 무엇인가

개인이 일상생활을 살아가는 생활방식으로서의 생활양식은 자신과 자신이 속한 집단 및 사회·경제적 지위를 반영하고 있다. 현대적 의미에서 생활양식은 자신이 선택한 여러가지 소비행위, 즉 옷차림·음식·주택·자동차·노동습관·여가유형 같은 것들로 구성된다. 이는 자신의 정체감이나 문화적 취향 및 소속집단을 표현하는 수단이기도 하며 개인의 행동에 상당한 영향력을 미친다. 생활양식은 자신에게만 독특한 옷차림이나 음식의 선택 같은 일련의 소비와 관련된 여러가지 생활습관과 행동지향 (behavioral orientation)이 통합되어 나타나는 것이다. 그러므로 생활양식은 일정한 유형과 나름의 질서를 가지며 개인이 소속된 집단에 따라 다양하게 나타난다.

여러가지 생활양식 중에서 특정한 것을 선호하는 개인의 선택이 필수적이며, 이러한 선택을 실행할 수 있으려면 여러가지 사회적 환경 즉 생활기회가 뒷받침되어야 한다는 뜻에서, '선택'(choice)과 '생활기회'(life chances)는 생활양식을 구성하는 주요개념이 된다. 생활기회란 경제·사회적 지위, 사회관계와 같은 제반의 사회적 조건을 의미하는 것으로, 생활양식의 실천과 밀접한 관련을 갖는다. 이러한 사회적 조건은 개인이 속한 사회집단 특히 사회경제적 계층에 따라 달라진다. 따라서 생활양식 역시 사회경제적 계층에 따라 다르다. 개인은 자신이 가진 사회적 조건과 속한 사회구조의 범위 내에서 특정한 생활양식을 선택하며, 이는 개인의 행동에 영향력을 발휘한다.

생활양식을 특별히 건강과 관련시킨 '건강생활양식'(health lifestyle)이란 생활기회에 따라 주어지는 여러가지 대안들 가운데 자신이 선택한 '건강 관련 집단행동유형'(collective patterns of health-related behavior)으로 행동과 가치관 및 태도를 포함하는 개념으로 이해할 수 있다. 대부분의 사람들에게 건강생활양식이란 음식·운동·스트레스 관리·흡연·음주·약물 사용·사고위험 및 신체적 용모에 관한 의사결정을 의미하며 이는 개인의 건강수준과 평균수명에 결정적인 역할을 한다.

개인 차원에서 건강생활양식을 선택하고 이러한 선택이 확산되는 이유는 몇가지로 나누어볼 수 있다. 첫째, 이미 지적한 것처럼 의학의 한계를 극복하려는 움직임과 건강의 책임을 개인에 두는 서양의학적 전제에 따른 진료행태를 꼽을 수 있다. 둘째, 여러가지 공중보건학적인 프로그램 덕택이다. 이들 프로그램은 전사회적으로 건강 제일의 가치관을 확산시킴으로써 개인들이 건강생활양식을 선택하도록 권장, 유도하고 있다. 셋째, 건강생활양식은 우리 시대의 문화적 기호에 적합한 방식이기 때문이다. 불확실성과 다양성으로 특징지어지는 이 시대는 선택의 시대라고 할 수 있다. 사회구조 속에서 모든 것을 규정하던 시대가 지나고 여러가지 다양한 대안에 대해 선택을 통해 의사결정을 하는 것이 자연스런 시대가 되었다. 건강에 관해서도 마찬가지로 타인(의료인)에게 의존하기보다는 자신의 선택에 의해 건강을 확보하려는 사람이 많아졌다. 이제는 '잘 살아보자'가 아니라 '건강이 최고야'라는 생각이 지배적인 시대가 된 것이다. 더이상 건강을 타고난 것 또는 신의 선물로 여기지 않고 개인이 스스로의 힘으로 성취할 수 있는 것으로 생각하며, 이러한 경향은 중·상층에서 시작해 이제 하층에까지 확산되고 있다. 넷째, 가장 보편적인 사회적 가치가 된 건강을 상업적으로 활용하는 자본가들의 활동도 건강한 생활양식의 확산에 큰몫을 하고 있다. 건강이란 개인의 노력에 따라 성취할 수 있다는 점을 부각하여 건강 확보의 수단으로서 특정상품을 구매하도록 유도하는 '건강의 상품화'(commodification of health) 현상은 결국 건강에 대한 개인의 책임의식을 조장하는 것이다. 마지막으로, 건강 자체가 갖는 수단적 성격 때문이다. 대부분의 사람들은 건강한 삶 자체를 목적으로 삼는 것이 아니라 사회가 바람직하다고 인정하는 다른 가치들을 획득하기 위한 소비수단으로써 건강을 활용한다. 돈을 벌거나 일을 하려면 건강해야 하고, 또한 건강해야 오래 살고 다른 사람들에게 멋있게 보일 수 있고, 각종 교제생활로 원활한 사회할동을 할 수 있기 때문에 건강해지려고 노력하는 것이다.

 그러나 이러한 생활양식의 선택이 모든 사람들에게 같은 형태를 띠는 것은 아니다. 생활양식은 생활기회에 따라 다양하게 결정된다. 이는 다시 말해 사회적 조건이 좋은 사람은 그렇지 않은 사람에 비해 선택할 수 있는 자원의 종류와 양이 많다는 것을 의미한다. 건강생활양식과 관련지어 보면, 건강을 향상시키려는 행동은 사회·경제적 조건에 관계없이 누구나 다 선택할 수 있지만 그것을 추구하는 방식은 계층에 따라 다르다는 것이다. 상층에 속할수록 개인이 선택한 건강생활양식은 질적인 면이나 실행 가능성 면에서 다른 계층보다 우월한 위치에 있을 것이다.

이처럼 개인이 선택할 수 있는 건강생활양식은 사회·경제적 상황에 따라 다르기 때문에 건강생활양식은 사회적으로 결정된다는 주장도 있다. 선택은 개인이 하더라도 그 폭은 사회적 상황에 따라 결정되는 것으로, 이는 사회화과정을 통해 자연스럽게 형성된다. 사회화과정과 사회현실에서의 경험을 통해 생활양식에 관한 인식의 경계와 건강생활양식으로 활용 가능한 자원도 결정되기 때문에 결국 개인이 선택할 수 있는 건강생활양식은 사회적으로 결정되는 것으로 파악한다. 그러나 생활기회에 의해 기계적이고 결정론적으로 생활양식이 형성되는 것은 아니며 반드시 개인의 선택이 우선되어야 한다. 그러므로 건강생활양식이란 생활기회와 선택의 두 가지 구성요소의 상호작용에 의해 결정된다고 할 수 있다. 그러나 이 두 요소 중에서는 생활기회가 좀더 큰 비중을 차지한다.

건강생활양식의 실천에는 앞서 살펴본 생활기회 즉 사회·경제적 계층 외에 다른 요인들도 영향을 미친다. 가장 대표적인 것들로는 연령·성·인종 같은 것을 들 수 있다. 연령에 따라 건강생활양식이 변화하는 것은 흔히 볼 수 있다. 일반적으로 연령이 높을수록 건강에 대한 관심도 커진다. 음식을 선택할 때도 가능한한 육식을 피하고 휴식을 많이 취하며, 금연과 절주의 절제된 생활을 실천하며 과격한 운동을 삼가하는 것이 나이 든 사람들에게서 가장 쉽게 관찰할 수 있는 건강생활양식이다. 이는 젊은 사람들의 건강생활양식과는 상당한 차이가 있다. 또한 남녀간에도 눈에 띄는 차이를 보인다. 일반적으로 남성이 여성보다 운동을 많이 하고 흡연이나 음주의 비율도 높은 것 등이다. 마지막으로 인종에 따른 차이를 볼 수 있는데, 이는 생물학적 차이라기보다는 건강에 대한 사회·문화적 믿음과 가치관 같은 환경적 차이에서 비롯되는 것으로 파악해야 할 것이다.

건강생활양식의 구체적인 증거

그렇다면 실천적인 입장에서 볼 때 건강생활양식이란 무엇을 의미하며 과연 근거가 있는 것인가? 질병예방과 건강증진 방법에 관한 정보의 홍수 속에서 어떤 것이 옳은 것이며 자신에게 가장 효과적인 것은 무엇인지를 많은 사람들이 궁금해하지만 이러한 궁금증을 쉽게 해소할 수 없는 것도 사실이다. 상반되는 정보 때문에 오히려 혼동만 가중되는 경우도 있다. 아침을 먹는 것이 좋다는 주장이 있는가 하면, 아침을 먹지 않는 것이 질병예방과 건강증진에 더 좋다는 주장도 있다. 어떤 것이 더 옳은 정보인가를 판단하는 방법은 여기서 세세하게 논하지 않기로 한다. 다만 개인적인 경험에 근거한 것보다는 학술적인 근거를 갖는 정보가 더 바람직하다는 극히 상식적인 판단만이라도 활용하는 것이 도움이 될 것이다.

여러 학자들이 건강한 생활양식이라고 제시하고 있는 것을 크게 나누면 간단히 말해 건강에 위험한 행동은 하지 말아야 하고, 건강에 이로운 것은 해야 된다는 것이다. 건강위험행동이라고 여겨지는 것은 과식, 지방이나 콜레스테롤이 높은 음식 섭취, 과음·약물 오남용·수면부족·운동부족·지나친 성생활·비만·흡연·스트레스·난폭운전 및 화학오염물질에 노출되는 것 등이다. 이러한 행동은 직간접적으로 질병과 조기사망을 초래할 위험성이 높은 요인들이므로 반드시 피하도록 권고한다. 긍정적인 영향을 미치는 것으로는 여러 사례를 들 수 있는데, 그 가운데 미국 캘리포니아주의 앨러미더 카운티(Alameda County)의 주민을 대상으로 버크먼(L. Berkman)과 브리슬로우(L. Breslow)가 연구한 결과가 학술적으로 가장 설득력있는 것으로 평가받는다. 이들은 이 지역에 거주하는 성인 7천명을 10년 동안 추적 연구하여 건강한 생활양식이 무엇인지를 밝히고 있다. 하루 7,8시간의 수면, 아침식사를 포함해 하루 세끼를 규칙적으로 하기, 간식을 안 먹거나 조금 먹기, 정상수준의 체중을 유지하기 위한 체중조절, 일주일에 최소 3회 이상의 적당한 운동, 적당한 음주 및 금연 등 7가지 생활양식이 건강수준 결정에 중요한 역할을 하는 것으로 파악되었다. 45세의 남자가 7가지 중 3가지 이하를 실천했을 경우 확률적으로 21.6년을 더 살 수 있을 것으로 기대되는 데 비해 7가지 모두를 실천할 경우 33.1년을 더 살 수 있을 것으로 기대된다고 보고하고 있다. 다시 말하면 건강생활양식을 4가지 더 실천하는 것만으로도 약 11년 정도의 평균수명을 연장할 수 있다는 것이다. 또한 7가지를 다 실천하는 사람의 건강수준은 한 가지도 실천하지 않는 사람에 비해 30년은 더 젊은 것으로 평가되었다는 사실을 덧붙이고 있다. 이 연구결과는 연구 설계나 방법론에서 다른 연구들보다 과학적이기 때문에 학계에서 가장 널리 인용되고 있으며 상당히 신뢰할 만하다고 볼 수 있다.

앨러미더 연구에서 보듯 건강한 생활양식을 구성하는 요소에는 일반인들이 상식적으로 생각할 수 있는 것 이상의 특별한 것이 포함되어 있지 않다. 따로 보약이나 건강보조식품을 먹는 것도 아니다. 평범한 일상생활을 절제있게 하는 것이야말로 건강생활양식의 실천인 것이다. 사실 대부분의 사람들은 건강생활양식이 무엇이며 어떻게 실천하면 되는지를 잘 알고 있으며, 이를 실행하려는 의지도 있다. 문제는 실천하려고 노력하지만 실패하는 경우가 많다는 것이다. 예컨대, 보건사회연구원에서 1995년에 전국의 성인을 상대로 조사한 한국인의 보건의식행태 연구에 의하면 현재 흡연하고 있는 남자의 60%는 금연을 시도한 경험이 있었으며 앞으로 반드시 끊겠다고 응답한 남자 흡연자도 40%나 되었다.

대개의 사람들이 건강에 대한 자기책임을 통감하고 건강생활양식을 선택하여 실천하려 하지만 왜 성공하지 못하는가? 이러한 실천에 장애가 되는 것들을 꼽아보면 우선 대부분의 사람들은 실제로 병에 걸려 아프기 전까지는 자신의 건강에 별로 신경쓰려 하지 않는 경향이 있다. 이는 미래의 질병이나 사망이 현재의 욕구충족과는 별 상관이 없다고 생각하기 때문이다. 지금 담배 한 대 피운다고 만성질환에 곧바로 이환되거나 조기사망하지는 않으리라고 생각한다. 담배를 피우고 과음도 하지만 지금 현재 비교적 건강하게 잘 지내고 있으므로 특별히 건강생활양식을 실천할 필요는 없다고도 생각한다. 계획을 세우고 새로운 것에 도전해야 하는 식의 변화는 번거롭고 비용도 많이 들기 때문에 원치 않는 사람도 많다. 체중조절과 식이요법을 위해 몇십년 동안 가지고 있던 식습관을 하루아침에 바꾸려 할 때 심리적으로 부담스러운 것은 당연하다.

　이러한 개인적인 가치관이나 태도 외에 사회적인 방해요소들도 있다. 첫째, 건강에 이로운 생활양식을 택하건 해로운 생활양식을 택하건 이는 순전히 개인적 선택의 문제라고 생각하는 개인주의적 사고방식이다. 일단 개인이 선택한 특정의 생활양식은 개인의 권리이므로 건강에 해롭다는 이유로 이를 전환할 것을 강요하는 것은 개인의 권리 제한이라는 것이다. 소위 흡연권을 주장하며 금연구역의 설정을 개인의 자유권을 침해하는 것으로 여기는 것도 이에 해당한다. 둘째, 선천적으로 건강이 약한 사람보다는 강한 사람이 오래 살아남을 수밖에 없다는 적자생존의 논리도 있다. 굳이 건강한 생활습관을 실천하지 않더라도 강한 자는 건강하게 오래 살 수 있을 것이며 그런 사람만이 진정으로 살아남을 자격이 있다는 생각이다. 이러한 사고는 허약하고 불행하게 지내느니 차라리 일찍 죽는 것을 선택하겠다는 그릇된 인식과 더불어 건강한 생활의 걸림돌이 되고 있다. 셋째, 자본주의체제의 근간에서 비롯되는 가장 중요한 요소로서 이윤추구를 최우선으로 하는 기업활동을 들 수 있다. 개인과 공중의 건강을 위해 기업의 생산품과 기업활동을 스스로 통제하는 것은 이윤추구에 배치되는 것이라고 여겨 기업의 이윤추구에 도움만 된다면 개인의 건강을 담보로 하는 활동이라도 전혀 문제시하지 않는 행태는 흔히 볼 수 있다. 담배 제조회사들이 국민 건강에 해가 된다는 것을 인정하면서도 담배 판매를 촉진하기 위해 각종 홍보와 광고를 하는 것이 그 전형적인 예이다.

　이러한 이윤추구를 위한 무차별적인 기업활동 때문에 건강생활양식을 실천하기 어렵게 되는 과정은 매우 점진적이며, 겉으로는 강압적이지 않지만 실제로는 거절할 수 없도록 되어 있다. 초콜릿이나 과자를 생산하는 제과회사의 경우, 이들 제품을 자녀에게 선물하는 부모가 '좋은' 부모라고 제품홍보를 하면, '좋은' 부모가 되기 위해 그런 제품을 계속 사주는 일이 반복된다. 이렇게 해서 초콜릿을 계속적으로 먹게 된 어린이는 어느 순간에 질병(충치)에 걸리고 만다. 주류 판매회사들의 주류광고는 우리 사회에서 가장 소중하게 여기는 가치관을 중심테마로 하는 경우가 많다. 가장 많이 사용하는 테마가 고향에 대한 그리움·정·우정·즐거움·깨끗함·젊음·성공 같은 것으로, 이는 모두 우리 사회가 바람직하게 여기는 가치들이다. 이들 광고가 전하는 메시지는 '우리 제품을 마시면 광고테마에서 보여주는 가치관을 당신도 가질 수 있다'는 것이다. 대개의 사람들은 무의식중에 여기에 젖어들어 상품을 소비(음주)하게 되며 이런 일이 반복되다 보면 과음이 습관이 되고 알코올의존에까지 이르게 된다. 니코틴의존으로 담배를 끊지 못하는 원인 가운데도 담배회사들의 광고와 기업활동이 가장 큰 몫을 차지한다고 할 수 있다. 이와같은 기업활동에는 결국 'X(기업의 상품)를 가지면 Y(문화적으로 바람직한 것)를 누릴 수 있다'는 고도의 전략이 깔려 있기 때문에 개인의 입장에서는 이러한 권유와 유혹으로부터 자유롭기가 대단히 어렵다. 자신이 속한 사회의 구성원들이 문화적으로 바람직하다고 여기는 것을 공유하려는 의도에서 기업의 제품을 계속 사용하다 보면 결국에는 건강위험행동을 하나의 생활양식으로 채택하게 되어 질병에까지 이르는 것이다.

 기업활동이 건강생활양식의 실천에 장애가 되는 또다른 양상으로는 특정행동만을 과대 포장하는 경우가 있다. 예컨대, 특정한 음식이나 약품을 먹으면 질병을 예방하고 장수할 수 있다는 광고문구가 가장 흔한 예이다. 그 저변에는 건강생활양식을 구성하는 다른 행동들은 별로 중요한 것이 아니고 이 상품만 소비하면 된다는 생각이 깔려 있다. 건강과 건강생활양식을 종합적으로 파악하기보다는 필요에 따라 특정부분만을 확대·강조하여 건강은 개인 혼자의 노력(소비)만으로도 성취할 수 있다고 주장하는 것이다.

건강생활양식의 실천, 누구의 책임인가

앞서 살펴본 것처럼 건강에 이롭거나 해로운 생활양식은 개인이 주어진 사회적 조건 속에서 선택에 의해 만들어가는 것이므로 대체로 건강에 대한 책임은 개인에게 있는 것으로 여긴다. 그러나 건강에 대한 책임을 개인에게만 돌리는 것이 올바른 것일까? 건강에 해로운 행동 또는 생활양식이라는 것을 알면서도 개인이 원해서 선택한 것이므로 개인이 책임을 지는 것은 당연하며, 건강에 이로운 생활양식 역시 개인이 선택한 것이므로 개인의 노력에 의해서 달성할 수 있는 것이지 집단이나 지역사회에서까지 책임감을 느낄 필요는 없다라는 논리가 사실상 현재 의학계를 지배하고 있다.

특정 사회구조 속에 살고 있는 개인이 그 사회가 문화적으로 바람직하다고 여기는 것을 성취하려는 노력의 결과로서 건강에 위협을 주는 생활양식을 가지게 되고 그 결과로서 질병에 이환되었을 경우, 이를 순전히 개인의 책임이라고만 하는 것이 과연 옳은가에 대해서는 의문의 여지가 있다. 흔한 예를 들어보자. 우리나라에서 술은 곧 인간관계에서의 '정'과 '친밀감'을 상징한다. 더불어 술을 마시는 것으로 이러한 감정을 표현하는 문화에서 사회화과정을 겪은 사람이 술을 즐기게 되고 그로 인해 결국 간경변으로 사망하였을 경우, 술을 조절하지 못한 개인만을 탓하는 것은 뭔가 잘못된 것이 아닐까? 그 개인이 다른 문화, 예컨대 술을 전혀 마시지 않는 회교도 국가에서 자랐다면 술이 아닌 다른 방법으로 사랑을 표현했을 것이고 술을 전혀 마시지 않고도 살 수 있었을 것이다. 음주를 허용하는 문화권에서 자랐기 때문에 음주는 좋은 것 또는 바람직한 것으로 여겨 건강에 위협이 될 정도로 마시게 되었다는 맥락에서 그 개인은 희생자일 수도 있다. 문화적 가치·규범·믿음체계 등과 같은 사회·문화적 환경 때문에 개인이 특정한 생활양식을 선택할 수밖에 없고 그로 인해 건강을 해치게 되었는데 그 결과를 개인의 책임으로만 돌린다는 것은 결국 '희생자를 문책하는'(blaming the victim) 셈이 된다. 개인의 자발적인 선택이란 것도 결국 사회적으로 학습된 인식의 경계 내에서 이루어지는 의사결정에 불과하며, 인식의 경계는 개인이 속한 사회·경제적 조건에 제한을 받는 것이다. 개인의 선택보다 생활기회를 더 우선적으로 고려해야 하는 이유가 바로 이것이다. 사회적 환경의 지배를 받는 개인이 선택하는 건강위험행동이나 생활양식은 개인의 입장에서 어찌할 수 없는 선택일 수도 있다. 개인의 건강생활양식 형성에 생활기회가 선택보다 우월한 영향력을 행사한다면 건강에 대한 책임을 개인에게 묻기보다는 사회에 묻는 것이 더 옳을 것이다. 그러나 현실적으로는 건강에 대한 사회적 책임보다는 개인적 책임을 강조하는 경향이 더 강하다. 이러한 경향이 더욱 크게 문제시되는 전형적인 사례는 근본적으로 안전한 작업시설이 미비한 환경에서 유발되는 산업장재해나 직업병에 대한 책임을 개인의 부주의나 위생의식의 결여로 치부하려는 데서 볼 수 있다.

건강을 결정하는 요인들 중에서 가장 중요한 것은 환경이다. 보건의료체계가 질병의 예방과 건강수준의 향상에 기여하는 바는 앞서 논의한 것처럼 아주 미미하다. 유전적 소인이 건강을 결정하는 중요한 요인이긴 하지만 환경보다는 상대적으로 그 기여도가 약하다고 할 수 있다. 지금의 환경이 다음 세대에는 유전적 소인이 될 수 있다는 측면을 생각하면 환경이 더 중요하다는 것을 쉽게 알 수 있다. 조상으로부터 건강한 유전자를 물려받은 사람이라도 환경오염으로 유전자에 변형이 생기면 이는 다음 세대에는 건강에 위협적인 유전적 소인이 되는 것이다. 이는 환경오염과 같은 물리적 환경 외에 환경의 다른 차원, 즉 사회적 환경 및 정신적 환경에도 적용된다. 환경이 건강을 결정하는 데 가장 중요한 요인인 또다른 이유는 건강생활양식 자체가 결국에는 사회적 조건, 즉 환경에 의해 결정된다는 점이다.

생활양식이란 환경의 범위 내에서 개인의 선택에 의한 것이라고 할 때,

건강에 대한 책임을 개인에게만 묻는다면 희생자를 문책하는 오류를 범할 수 있음은 이미 지적하였다. 이런 지적과 더불어 간과해서는 안될 것은 이것이 환경 변화와 개선에 대한 책임을 회피하고 싶어하는 집단을 위한 이데올로기로 사용될 수 있다는 점이다. 고용주들은 근로자의 건강을 위해 작업환경을 변화시키기보다는 근로자들에게 안전수칙이나 건강생활양식의 실천을 강조하는 것을 더 손쉬운 방법으로 여긴다. 이는 개인의 건강과 삶의 질보다는 기업활동을 더 우선시하는 집단에서도 마찬가지이다.

이처럼 생활양식의 변화를 개인에게만 맡긴다는 것이 한계가 있다면 질병예방과 건강증진을 위한 가장 좋은 방법은 환경의 변화와 함께 하는 생활양식의 변화이다. 건강생활양식과 관련된 환경의 변화란 무엇을 말하는가? 건강에 이로운 물리적 환경이란 자연환경과 인간이 만든 환경을 건강에 이롭도록 해야 한다는 것을 의미하며 이는 우리가 익히 알고 있는 바이기도 하다. 이보다 더 중요한 것은 사회적 환경의 변화이다. 우리가 만든 제도, 각종 법규와 규정들, 규범, 가치관, 태도 등과 같은 문화적인 환경을 건강에 이롭도록 변화시키는 것이 가장 중요하다. 최근의 건강증진사업에서 환경변화를 위한 여러 전략들이 많이 제시되고 있지만 근본적인 문제는 자본주의체제에 대한 정치경제학적 차원에서 논의해야 할 것이다. 구체적인 방법으로는 건강에 위협이 되는 상품에 대한 광고의 제한, 소비자 교육, 기업들의 활동에 대한 계속적인 감시 등을 생각해볼 수 있다.

참고문헌

남정자 외 (1995)『한국인의 보건의식행태』, 한국보건사회연구원.

Berkman, L. and Breslow, L. (1983) *Health and ways of living: The Alameda County Study*. Fairlawn, N. J.: Oxford University Press.

Cowley, G. (1997) "How to live to 100". *Newsweek* 한국어판, vol. 285.

Cockerham, W. (1997) "Lifestyles, social class, demographic characteristics, and health behavior". *Handbook of Health Behavior Research I: Personal and Social Determinants*, D. S. Gochman. ed. New York: Plenum.

Cockerham, W., Rutten, A., and Abel, T. (1998) "Conceptualizing contemporary health lifestyle: Moving beyond Weber". *Readings in Medical Sociology*. W. Cockerham, M. Glasser and L. Heuser. eds. Upper Saddle River, N. J.: Prentice Hall.

Crawford, R. (1994) "Individual responsibility and health politics". *The Sociology of Health and Illness: Critical Perspectives*. 4th ed. P. Conrad and R. Kern. eds. New York: St. Martin's.

Knowles, J. (1994) "The responsibility of the individual". *The Sociology of Health and Illness: Critical Perspectives*. 4th ed. P. Conrad and R. Kern. eds. New York: St. Martin's.

McKeown, T. (1979) *The Role of Medicine: Dream, Mirage, or Nemesis?*. Princeton, N. J.: Princeton University.

McKinlay, J. (1994) "A case for refocusing upstream: The political economy of Illness". *The Sociology of Health and Illness: Critical Perspectives*. 4th ed. P. Conrad and R. Kern. eds. New York: St. Martin's.

McKinlay, J., McKinlay, S., Beaglehole, R. (1989) "Trends in death and disease and the contribution of medical measures". *Handbook of Medical Sociology*. H. Freeman and S. Levine, Englewood Cliffs. eds. N. J.: Prentice Hall.

Thorogood, N. (1992) "What is the relevance of sociology for health promotion". *Health Promotion: Disciplines and Diversity*. R. Bunton and G. Macdonald. eds. London, UK: Routledge.

4

자연요법의 임상체험 이야기 · 전홍준

스트레스와 명상 · 장현갑

생활 속의 자연요법 · 임준규

자기(磁氣)로 치료한다: '한서생체자기경락요법'을 중심으로 · 구한서

자연요법의 임상체험 이야기

전홍준 광주한방병원·자애병원 원장.

병은 자신이 만든다

자세히 살펴보면, 모든 질병과 불건강의 상태는 자기자신에게서 비롯한다는 사실을 알 수 있다. 그러나 대부분의 사람들은 이를 의식하지 못하기 때문에 병에 걸리게 되면 왜 이런 병이 자신에게 찾아온 것인지 이해하지 못한다. 그래서 고통이 마치 하늘에서 뚝 떨어진 것인양 느끼게 마련이다. 그렇지만 모든 고통은 결국 틀림없이 자기 스스로 만들어내서 경험하고 있는 것이다.

사람들은 평소에 걱정을 많이 하고 화를 자주 내며 심한 스트레스를 받는 등 마음이 늘 편치 않고, 기름기 많은 음식과 술·담배를 많이 취하고 과식을 하면서도 자신에게 암이나 심장병, 고혈압, 당뇨병, 중풍 따위가 찾아오면 의아하게 생각한다. 걱정과 분노를 풀고 스트레스가 없어 마음이 평화로울 때, 기름기 많은 음식과 술·담배를 절제하고 음식을 절식·소식하게 될 때 건강해진다는 사실을 알면서도 말이다.

이렇게 마음과 섭생을 바꾸면 건강이 좋아지는 이유는 그것이 바로 자

* 이 글은 필자의 편역서 『경이의 超소식요법』(정신세계사 1999) 가운데 '편역자의 뒷이야기' 내용을 고쳐쓴 것이다.

연의 도리와 생명의 궤도에 정확히 부합하는 삶이기 때문이다. 조선조 세조 때 간행된 『팔의론(八醫論)』은 의사를 심의(心醫)·식의(食醫)·약의(藥醫)·혼의(昏醫)·광의(狂醫)·망의(妄醫)·사의(詐醫)·살의(殺醫)의 여덟 등급으로 나누고 있다. 혼의 이하는 옳지 않은 악의(惡醫)라고 해서 경계의 대상으로 규정하고 앞의 세 등급의 의사 중에서도 약만 쓰기를 좋아하는 약의보다는 음식의 조절로 병을 고치는 식의를, 그보다는 마음을 잘 다스려 병을 치유하는 심의를 가장 높게 평가했다.

현대 서양의학의 뿌리인 히포크라테스의학의 주요내용도 마음가짐과 섭생을 가장 중요하게 보고 자연과 조화를 이루는 삶을 살도록 가르치고 있다. 의사란 원래 병증을 약물로 치료하는 일만 행하는 것이 아니라 자연과 생명의 도리에 맞는 삶을 살도록 가르치는 교사였던 것이다.

그런데도 오늘날 현대의학은 마음과 섭생의 관리는 소홀히하고 주로 약물이나 물리적 방법에 의존하다보니 현대병의 중심 유형인 만성퇴행성질환에는 무력한 모습을 보이고 있다. 물론 현대의학이 이런 모습을 보이기까지에는 사회경제적·정치적·문명사적 배경과 대중의 집단의식 등이 다차원적으로 작용하고 있다.

첨단의학의 비약적 발전에도 불구하고 만성·난치성 질환, 그리고 불건강 내지는 반(半)건강 상태의 질병예비군의 수가 갈수록 증가함에 따라 현대 서양의학이 고비용 저효율의 의학이란 비판과 더불어 현대의학에만 의존하는 데 대해 회의를 품는 분위기가 세계적으로 확산되고 있다. 따라서 이의 대안을 찾는 과정에서 '대체·보완의학'(alternative and complementary medicine)이니 '심신의학'(mind-body medicine)이니 '전체성의학'(holistic medicine)이니 하는 자연회귀적인 의료모델들이 새삼스레 거론되고 있다.

근간에 세계적으로 논의되고 있는 각종 '대체의학'의 내용을 살펴보면 마음과 몸은 서로 분리된 것이 아니라는 심신일원론(心身一元論), 칼로리 영양학보다는 절식·소식과 같은 생태주의적 영양학, 의사에게만 의존하여 병을 고치겠다는 생각보다는 자기 스스로 치유한다는 자연치유사상 등이 그 골자를 이룬다.

이러한 분위기는 현대산업문명에 대한 비판 위에서 새로운 문명의 틀을 모색하려는 움직임과 궤를 같이하고 있다. 한마디로 질병의 병증만을 제거하는 '질병의학'의 한계를 벗어나 인간의 건강을 전체적으로 개선시키는 '건강증진의학', 삶의 질을 총체적으로 향상시키는 '전인치유의학(全人治癒醫學)'으로 나아가고자 하는 다양한 시도가 이루어지고 있는 것이다. 그러한 시도들 가운데 특히 절식(絶食, fasting)과 생채식(生菜食, wheatgrass diet) 요법을 비롯한 다양한 자연요법은 손상된 자연치유씨스템과 면역력을 회복시키고 건강을 근본적으로 개선하는 탁월한 자연치유 방법의 하나로 평가받고 있다.

동양권의 절식요법학회에서는 정치적·종교적 목적으로 금식하는 경우에는 단식(斷食)으로, 의학적 목적으로 금식하는 경우에는 절식으로 그 용어를 구분하여 쓰고 있다.

생식(生食) 또는 생채식이란 여러 종류의 곡식가루와 야채, 해조류, 과일 등을 주식으로 하되 불에 익히지 않고 날것으로 먹는 일종의 소식(小食)요법을 말한다.

자연요법을 처음 접하다

필자가 자연요법을 처음 접하게 된 것은 1986년 10월 일본 나고야 의사회관에서 열린 제23회 국제절식요법학회에서였다. 이 학회는 주로 절식과 소식 같은 자연요법을 의학적으로 응용하고 있는 세계적인 의학자들의 학술모임인데, 이때 일본인 의사 코오다 미쯔오(甲田光雄) 선생의 특강 '절식과 생채식요법의 임상경험'이 크게 주목을 받았다.

그 자리에는 그동안 코오다 선생의 도움으로 중증 암에서 회복한 두 명의 여성 환자가 이 요법의 임상체험 과정을 증언하기 위해 나왔는데, 한 사람은 갑상선암을 앓았던 48세의 부인이고 다른 한 사람은 유방암으로 고통받았던 52세의 부인이었다. 두 사람 모두 한때 오오사까 성인병쎈터에서 현대의학으로는 더이상 손을 쓸 수 없다는 진단을 받고 절망에 빠진 바 있다. 그러나 생식과 절식을 비롯한 코오다 선생의 독특한 자연요법을 2년여 동안 실행한 결과 병증이 완치되어 매우 건강한 모습으로 그동안의 경과를 증언하고 있었다.

서양의학의 관점에서 보자면 실로 충격적인 내용이었다. 중증 암환자에 대한 현대의학의 기계론적인 접근방법, 즉 수술·화학요법·방사선요법 등이 별 도움이 못되는 현실에서 전체론적인 자연치유방법, 곧 병증만 제거하는 것이 아니라 자연치유씨스템을 회복시키는 방식이 이들을 구원해주었으니 말이다. 이런 식의 자연요법이 모든 환자를 다 구할 수는 없다 하더라도 소수의 환자에게만이라도 이 정도의 도움을 줄 수 있다는 것은 얼마나 놀라운 일인가.

1987년 봄, 필자는 모든 일을 뒤로 미루고 몇달 동안 코오다 선생을 비롯한 일본의 자연요법 의사들을 방문했다. 코오다 선생은 당시 오오사까 대학 의학부 미생물병연구소의 겸임교수로 재직하면서 야오(八尾)시에서 개인의원을 개설하고 환자들을 돌보고 있었다. 필자는 이때 많은 환자들을 만나보고 자연치유요법의 탁월한 효과에 대해 감탄하지 않을 수 없었다. 여기서 일일이 다 밝힐 수는 없지만 참으로 신기한 사례들을 많이 관찰했다. 필자는 이때 독특한 자연요법체계의 장점들을 더욱 확신하게 되었고, 이 방법들을 필자의 환자들에게도 적용해보겠다고 마음먹었다.

자연요법을 임상에 응용하다

같은해에 필자는 코오다 선생말고도 일본, 미국, 그리고 국내의 자연요법 연구가들을 찾아다니면서 그들의 경험을 보고 배울 수 있는 기회가 있었다. 여기서 얻은 지식과 경험을 토대로 하여 필자가 다시 환자를 보게 되었을 때는 화학약품이나 수술만을 치료방법으로 여기는 데서 상당히 벗어날 수 있었다. 그렇다고 서양의학을 완전히 도외시한 것은 아니고, 그 환자를 위해서 어떤 방법이 최선의 치료법인가를 검토할 수 있는 여유를 갖게 되었다고 하겠다. 실제로 필자는 이 독특한 치료체계를 통해서 새로운 차원의 임상경험을 시작한 것이다.

그 무렵 중증 간암으로 좌절에 빠져 있던 J씨가 필자의 진찰실을 찾아왔는데, 두 주먹만한 크기의 종양덩어리가 간 부위에서 만져졌다. 그는 이미 어느 대학 암쎈터에서 절망적이라는 진단을 받고 입원도 포기한 상태라고 했다.

필자가 일하던 병원 근처에 살고 있던 이 환자는 암 부위의 통증이 심해서 음식을 먹을 수 없자 그저 진통제와 수액주사를 맞을 목적으로 찾아온 것이었다. '자연요법이 통증을 줄이는 데 도움이 될 수 있다'고 설명하자 환자와 가족들은 그 방법을 따르고 싶어했다.

이날부터 필자는 그동안 보고 배운 바대로 주로 생채식(生菜食)을 비롯한 여러 자연요법을 실행하였다. 환자와 가족들이 이 방법을 믿고 잘 따르며 열심히 노력한 결과 입원 일주일 만에 통증이 거의 사라지고 식욕이 생기기 시작하는 것이었다. 퇴원한 후에도 이 요법을 꾸준히 실천하여 증세가 크게 좋아지자 3개월 후에는 처음 진찰받았던 암쎈터에서 재진을 받았는데 상태가 너무 호전되어 있어서 그곳 의사들도 놀라더라는 것이다. 약 6개월 후 이 환자의 암은 말끔히 치유되었다.

비슷한 시기에, 심부전증을 앓고 있던 40대 초반의 부인 C씨에게도 특별한 일이 일어났다. 필자와 만날 당시 C씨는 모 유명 대학병원에 오랫동안 입원했다가 회복할 가망이 거의 없다는 진단을 받고 퇴원하여 가족들이 장례를 논의할 정도로 절망적인 상태였다. 필자를 찾을 당시 이 환자는 이전 한달 가량 대변을 거의 본 적이 없어 뱃속에 변이 가득 차 있었다. 먼저 하제(下劑)와 관장을 통해 장을 비운 다음 생야채즙과 유동생식을 조금씩 먹게 했다. 팔과 다리를 미세진동시키는 모관운동(毛管運動)을 비롯하여 다양한 자연요법을 병행했는데, 그 결과 약 3개월 후에는 출근하는 남편의 아침식사를 준비해줄 정도로 회복되었다.

이러한 경험들은 필자 자신에게도 놀라운 일이었다. 어깨 너머로 보고 배운 것을 그대로 시도해본 것뿐인데 기대 이상의 성과를 얻은 것이다. 서양의학 교과서에는 말기 암과 같은 난치병 환자 1천명 가운데 한두 명 정도가 이유는 알 수 없지만 자연치유된다는 통계가 있다. 그렇다고 자연요법을 통해 치유된 경우가 모두 여기에 속한다고는 볼 수 없다.

서양의학이나 한방의학이나 나름대로 탁월한 점이 있는 것과 마찬가지로, 전체론적인 자연요법에는 기계론적 의학의 관점으로는 도저히 이해가 안되는 독특한 장점과 효능이 있다. 아무튼 이런 특별한 경험을 계기로 필자는 자연요법이 지닌 뛰어난 생명력을 더욱 확신하게 되었다.

자연요법, 서양의학의 한계를 뛰어넘는 탁월한 의학

서양의학적 방법만으로는 치유가 어려운 환자들에게 자연요법이 왜 이처럼 독특한 효능을 발휘하는가를 이해하기 위해서는 필자의 임상경험을 함께 살펴보는 것이 좋을 듯하다.

현대 서양의학의 중심사상은 '특정병인설(特定病因設)'에 기초한 분석주의적 기계론이다. 특정병인설이란 모든 질병에는 특정한 원인이 있으므로 그 원인을 찾아내서 제거해야 병이 낫는다는 이론이다. 예를 들면 감염된 질병의 원인균을 찾아서 그 세균을 죽일 수 있는 항생제를 써야 병이 낫는다는 식이다.

1970년대 후반에 필자는 레지던트로서 외과 수련을 받고 있었는데, 이때만 하더라도 늦봄부터 초여름, 특히 논에 모심기를 할 무렵이면 위·십이지장궤양의 천공에 의한 복막염 환자들이 응급실로 실려오는 경우가 아주 많았다. 치료는 개복수술을 통해 천공된 구멍을 꿰매주거나 절제한 후 오염된 복강 내부를 생리식염수로 세척하는 방법인데, 고장난 기계를 수리하는 식이다. 이처럼 병의 원인을 찾아서 바로잡아주는 방법으로 치료하는데, 수술 전에 그토록 심한 복통을 호소하던 환자가 수술 후에는 극적으로 호전되는 것이다.

이런 경험을 되풀이하다보면 기계론적인 서양의학의 위력에 감동하지 않을 수 없다. 골절된 뼈를 수술로 바르게 맞추거나 출혈에 의한 쇼크 환자에게 수혈을 하거나 심한 호흡곤란이나 통증 같은 증세를 약물로 처치해주면 정말 극적인 반응을 보인다.

이처럼 특정한 원인을 찾아서 이를 해결하는 식의 기계론적인 서양의학의 방법은 탁월한 효과가 있지만, 문제는 이런 방법이 모든 질병에 다 통하지는 않는다는 것이다. 특히 암·심장병·고혈압·당뇨병 같은 만성퇴행성질환의 경우 특정한 원인 한두 가지를 찾아서 치유하려 해도 뜻대로 잘 되지 않는다. 그러다보니 이런 만성질환들에 대해서는 병을 치유한다기보다 평생동안 약을 복용하며 병을 다스린다는 식으로 그 증세를 억압하는 것말고는 별 다른 도리가 없다.

그렇지만 서양의학의 기계론적인 방법으로는 치유가 거의 불가능해보이는 이런 난치성 질환들도 관점을 바꾸어 전체론적인 자연요법을 시행하면 매우 쉽게 해결되는 경우가 있다. 최근에 필자가 만난 환자들 가운데 몇가지 사례를 살펴보기로 하자.

50대 중반의 작가 J씨는 십수년 전에 만성중이염 수술을 받은 적이 있는데, 1998년 여름 재발하여 귓물이 계속 흘렀다. 모 유명 대학병원 이비인후과에서 정밀검사를 받은 결과 곧바로 수술을 해야 한다고 했다. 지체하면 뇌에까지 염증이 파급될 위험성이 있었기 때문이다. 수술 준비를 위해 마취과에서 검사하는 과정에서 고혈압이라는 새로운 병증이 발견되었다. 혈압을 조절해야만 안전하게 마취를 할 수 있기 때문에 이번에는 순환기 내과로 보내졌다. 고혈압은 치유되는 것이 아니라 장기간 조절해야 하므로 평생동안 약을 먹어야 한다고 했다. 이와같이 혈압을 조절하며 수술 날짜를 기다리는 과정에서 필자를 만나게 되었다.

"수술받을 때까지 시간이 있으니 그 사이에 절식을 한번 해보면 어떨까요? 절식은 수술 후의 회복기간을 단축하는 데도 도움이 됩니다."

나의 권유에 J씨는 처음에는 다소 망설이는 듯했지만 곧 절식을 하기로 결심하고 7일간의 효소절식을 실행했다. J씨는 이 절식 이후 지금까지 1년 이상 준생식(準生食)을 계속하고 있는데, 혈압은 절식 직후부터 정상으로 떨어져 그후 약을 복용하지 않고도 지금까지 120/80이라는 정상혈압을 유지하고 있다.

J씨는 아침과 저녁은 집에서 생채식을 주로 하고 낮에는 밖에서 활동하기 때문에 점심 때는 보통식사를 하는 식의 준생식을 불편없이 계속하고 있다. 이런 식의 절충식 생식이라면 즐겁게 할 수 있다는 것이다.

J씨는 지금까지 중이염 수술을 받지 않고도 잘 지내고 있으며, 더욱 신기한 일은 탈모가 심하던 머리에 까만 머리털이 새로 돋아나고 정력도 증강되고 있다는 것이다. 얼굴빛도 아주 맑고 건강한 모습을 되찾았다. 원래의 병원 스케줄대로라면 벌써 수술을 받았어야 하고 지금도 혈압강하제를 먹고 있어야 할 것이다.

절식과 생채식이라는 단순한 방법이 어떻게 해서 이런 효과를 가져오는 걸까? 그 치유원리와 메커니즘을 서양의학의 시각으로는 이해하기 어렵겠지만 절식과 생채식을 연구하는 의학자들은 다음과 같이 설명하고 있다.

많은 현대인들은 고기·술·설탕·정제염·가공식품 등을 상식하고 정신적 스트레스가 많아 혈액이 오염되어 있다. 혈액이 오염되면 점도(粘度, viscosity)가 높아지면서 끈적끈적해져 혈관 속의 피가 원활히 흐르지 못하게 된다. 혈관 속에 노폐물이 오랫동안 정체되어 있으면 혈관벽에 달라붙어 찌꺼기가 쌓여 혈관이 좁아지거나 응고된 혈전(血栓)들이 생겨서 피의 순조로운 흐름을 막는다. 이 정도까지 되면 말초의 미세혈관들이 막혀

버려 피를 전신에 보내기 위해 심장이 높은 압력으로 펌프질을 해야 하는데, 이것이 바로 고혈압이다. 더 진행되면 동맥경화나 심장병으로 발전하기도 한다. 뇌혈전이나 뇌출혈 같은 중풍, 그리고 심근경색증 같은 관상동맥질환도 이런 메커니즘에 의해 발병한다.

따라서 절식을 하면 칼로리 공급이 중단되므로 신체의 각 조직 속에 쌓여 있던 노폐물과 찌꺼기가 에너지로 재활용되기 위해 연소된다. 그 결과 피의 점도가 떨어지고 혈관 내의 찌꺼기가 청소되면서 피의 흐름이 원활해진다. 이렇게 되면 심장은 전신에 피를 보내기 위해서 높은 압력을 쓸 필요가 없으므로 혈압은 저절로 정상이 되는 것이다. 그리고 생채식 같은 소식을 계속하면 피의 점도를 높이는 원인이 주어지지 않으므로 혈압이 다시 올라갈 이유도 없다.

절식 직전에 채혈한 피와 절식 직후에 채혈한 피를 생혈액검사(生血液檢査) 같은 방법을 통해 비교해보면 육안으로도 크게 차이가 나는 것을 알 수 있다. 절식 전에 혼탁하고 오염되어 있던 피가 절식 후에는 맑고 투명하게 바뀌어 있는 것을 보면 누구나 놀라게 된다. 또한 절식 전에 몸에 부항(附缸)을 붙인 피부의 소견(所見)과 절식 후에 부항을 붙인 소견이 크게 차이가 나는 것도 누구나 쉽게 판별할 수 있다.

이런 것을 보더라도 절식은 사람의 피를 정화해주는 훌륭한 의학적 방법임에 틀림없다. 절식과 소식은 피를 맑게 해줄 뿐만 아니라 전신의 세포에 신선한 충격을 줌으로써 세포들을 더욱 젊게 만들고 인체의 면역기능을 높여주는 작용을 한다.

미국 텍서스의대 교수를 역임한 세계적인 생리학자 유병팔(劉秉八) 선생의 실험 가운데는 '고칼로리로 배불리 먹는 쥐들과 저칼로리로 소식하는 쥐들을 분리하여 관찰한 결과, 배불리 먹는 쥐들에게서는 암이나 혈관질환 같은 난치병이 많이 생기는 반면에 소식하는 쥐들에게는 병이 거의 생기지 않는다'는 내용이 있다. 또한 배불리 먹는 쥐들의 평균수명이 3년 정도인 데 비해 소식하는 쥐들의 평균수명은 4년 반 내지 5년으로 50% 이상 늘어나는 것을 볼 수 있다.

　이와 비슷한 결과가 미국 위스콘신대학을 비롯한 여러 대학의 의학자들의 연구를 통해서 최근에도 증명되고 있다. 굶주림을 면할 정도로 다이어트를 시킨 쥐의 그룹이 마음껏 먹도록 허용한 쥐의 그룹보다 수명이 두 배 가까이 늘고 면역기능도 현저히 증가하여, 병에 걸리지 않거나 있던 병도 저절로 낫는다는 것이다.

　마음껏 먹는 쥐가 소식하는 쥐보다 병도 많고 빨리 죽는 현상을 관찰하면서 유교수는 과식하는 것이 무서워졌고, 특히 기름기나 버터로 뒤범벅된 서양음식이 독약덩어리처럼 여겨졌다고 한다. 유교수는 지난 30년 동안 아침과 점심을 거르고 저녁 한 끼만 먹는 소식을 실천하고 있는데, 일흔이 다 된 나이에도 불구하고 지금까지 건강하게 정력적으로 활동하고 있다. 그나마 그 한 끼의 내용도 잡곡밥과 야채가 전부이다. 인간의 생물학적 자연수명인 125세까지 건강하게 사는 모습을 직접 보여주는 것이 유교수의 바람이다.

　L그룹의 간부사원인 40대의 C씨는 1998년 봄 뇌혈전과 출혈에 의한 좌반신마비와 언어장애로 중환자실에 입원하여 치료를 받았다. 당시 의사들은 좌반신마비가 완치되기는 거의 불가능하다고 판단하고 있었으므로 환자와 가족들은 필자의 권유에 따라 곧 자연요법 요양기관으로 옮기게 되었다. 이후 약 3주간의 효소절식을 마치고 계속해서 생채식과 보조적 자연요법을 실행했는데, 빠른 속도로 회복하여 발병 6주 만에 회사로 복귀할 수 있었다.

　필자가 관찰한 바로는, 중풍환자가 어떤 의료기관에서 어떤 식의 치료를 받고 있더라도 발병한 순간부터 최소한 2주간의 절식에 이어서 장기간의 생채식, 그리고 보조적 자연요법을 실행한다면 큰 도움을 얻을 것이다. 이것이야말로 뇌졸중을 극복하는 최선의 방법 가운데 하나임에 틀림없다. 물론 중풍을 예방하는 최선의 길은 평소 생활에서 절식과 소식을 실행하고 편안한 마음을 유지하는 것이다.

유명한 원로변호사 L씨는 지난 몇년 동안 심근경색증 때문에 심장발작을 일으키곤 해서 응급실에 실려가는 일이 자주 있었다. 절대안정을 취하라는 주의를 받고 늘 자택에서만 지내다보니 우울증과 기억력 감퇴까지 뒤따라 활력없는 생활을 하고 있었다.

L씨는 80세가 다 된 나이인데도 필자의 권유로 J대학 한방병원에서 5일간의 절식을 실행하고 그후 곡채식 위주의 소식섭생법을 실행한 결과 건강상태가 여러 모로 좋아졌다. 그밖에 발포부항(發泡附缸)과 전중혈(田中穴) 쑥뜸 그리고 기타 자연요법도 병행했는데, 지금은 아주 활기있게 살고 있다.

60대 후반의 사업가 Y씨는 3년 전부터 심근경색과 부정맥, 당뇨, 목디스크 때문에 몇 차례 입원해 치료를 받았다. Y씨는 평생동안 약을 먹어야 한다는 데 대해 늘 불쾌한 감정을 가지고 불안해하던 차에 1주간의 효소절식과 생채식요법을 실행한 결과, 그후 어떠한 약물도 더 쓸 필요가 없을만큼 건강이 전체적으로 호전되었다.

또한 필자의 경험에 의하면 웬만한 정도의 당뇨는 1주간의 절식에 이어 생채식 3개월이면 거의 다 좋아져 더이상 혈당강하제를 쓸 필요가 없을 정도이다.

높은 산의 정상에 이르는 길이 여러 개이듯 질병을 대하는 방식도 다양하다. 같은 질병을 치료할 때도 그 증세를 직접 제거하는 식으로 접근할 수 있는가 하면 그러한 질병이 발생한 사람의 건강의 본바탕을 개선하는 방향에서 접근할 수도 있다. 예를 들어 부패한 웅덩이에서 세균이나 벌레가 자라고 있다고 할 때 살충제를 써서 세균을 박멸하는 식으로 처리할 수도 있겠지만, 이런 약을 쓰지 않고도 부패한 물을 맑은 물로 정화시켜 세균이나 벌레가 더이상 서식할 수 없는 조건을 만들어서 해결할 수도 있는 것이다. 전자가 질병에 초점을 맞추는 분석적인 서양의학의 방법이라면 후자는 건강에 초점을 맞추는 전체론적인 자연요법의 방법이다. 자연요법을 통해 각종 만성퇴행성질환이 근본적으로 치유되는 이유는 이러한 방법이 질병의 병증을 직접 제거하기보다는 그 병증을 발생시키는 건강의 토양을 전체적으로 개선해주기 때문이다.

약의의 한계를 넘어 식의와 심의의 길로

그렇다면 절식·생채식을 비롯한 자연요법은 모든 병을 치유할 수 있는 만능 건강법인가? 그동안 우리나라에서는 자연요법이 공식 의료권을 통해서보다 민간요법 연구가들에 의해 대중에게 확산되어온 셈이다. 그 결과 자연요법이 마치 만병통치술인양 과장된 분위기도 없지 않다.

그러나 자연요법만이 진리인 것처럼 미화하는 태도는 서양의학만이 진실이라고 억지를 부리는 태도와 다를 바 없다. 장구한 의학의 역사가 보여주는 큰 교훈 가운데 하나는 '건강과 질병을 설명하고 해결할 수 있는 단일이론은 영원히 존재하지 않는다'는 것이다.

현상세계의 모든 진리는 상대적이다. 따라서 '이것만이 절대적 진리이다'라고 하기보다는 '이러한 관점에서 볼 때만 이것은 진실이다'라고 말해야 한다. 세상에 존재하는 다양한 의학체계는 모두 서로 다른 관점에서 건강과 질병을 바라보고 만들어진 상대적인 신념체계들이다. 그러므로 각각의 의학체계는 장점과 더불어 단점과 한계를 지니고 있다. 따라서 모든 건강법의 성공사례의 이면에는 드러나지 않은 실패사례도 꼭 있게 마련이다. 자연요법의 경우도 예외일 수 없다.

필자가 그동안 관찰해온 바에 의하면, 환자가 어떠한 치료법이나 건강법에 의존하든지간에 건강 회복에 실패하게 되는 배경은 크게 보아 다음의 세 가지 범주에 속하는 것 같다.

첫째, 질병의 진행정도가 이미 회복될 수 있는 자기치유력의 한계를 넘어선 경우이다. 둘째, 환자가 그 방법을 온전히 신뢰하지 못해 제대로 실행하지 않거나 일관성 있게 지속적으로 실천하지 못한 경우이다. 셋째, 환자나 가족의 마음이 근심걱정·두려움·분노·비탄·절망·피해의식 등의 어두운 감정으로 차 있거나 늘 불안해하고 산란해 있는 경우이다.

필자는 지난 10여년 동안 근무하던 대학병원 등에서 많은 사람들에게 절식과 생채식을 비롯한 자연요법을 안내해왔다. 많은 환자들에게서 서양의학의 관점으로는 도저히 상상할 수 없는 실로 극적인 치유가 일어났지만, 모든 사람이 다 좋아진 것은 아니어서 기대하는 만큼 좋은 결과를 얻지 못한 경우도 없지 않았다. 기대에 미치지 못한 배경과 이유는 앞서 말한 대로 대체로 세 가지인데, 첫번째에 해당하는 환자는 어떤 치료법을 쓴다고 해도 별수가 없겠지만 두번째의 경우, 즉 자연요법의 원리를 믿지 못하거나 처음에는 잘 믿고 따르다가 오래가지 못하고 이전과 같은 생활로 돌아가는 경우에는 거의 예외없이 불건강과 질병을 새로 만들어내고 만다.

앞에서 성공사례로 소개한 간암환자 J씨의 경우가 좋은 예이다. J씨는 중증 간암을 이겨내고 기적같이 다시 살아나 5년 동안은 소식과 생채식 등 자연요법의 원리대로 생활하며 건강하게 지냈다. 그런데 그후 마음이 변하여 과거와 같은 문란한 생활로 돌아가고 말았다. 특히 기름기 많은 고기와 술을 폭식·폭음하는 식습관에 젖어서 살다가 어느날 갑자기 사망하고 말았다. 이에 반해, 비슷한 시기에 회복되었던 심부전증 환자 C씨는 자연요법의 원칙들을 잘 지키는 생활을 지속한 결과 지금까지 건강하게 생활하고 있다.

이런 일들을 보고 있노라면 사람들은 자신의 삶의 방식을 통해 자기 몸에 병이 생기게도 하고 낫게도 하고 또 다시 만들기도 하는 것을 알 수 있다. 바꿔 말하면 건강도 자기 스스로 만드는 것이다.

절식·생채식 같은 자연요법을 쓴다 해도 별 효과가 없거나 실패하는 이유 가운데 가장 중요하게 다루어야 하고 주의를 요하는 대목이 앞서 말한 세번째의 경우이다. 서양 속담에 '고양이도 근심 가운데 있으면 말라죽는다'는 말이 있다. 고양이라는 동물은 원래 병에 잘 걸리지 않고 목숨이 질기기로 유명한데, 이런 고양이마저도 근심걱정 앞에서는 버티지 못한다는 뜻이다. 따라서 근심걱정이나 어두운 마음에 사로잡혀 있는 한 아무리 뛰어난 자연요법을 쓴다 해도 소용없는 일이다.

그래서 예로부터 약의나 식의보다는 심의를 첫째로 꼽았던 것이다. 허준의 『동의보감(東醫寶鑑)』에도 "마음이 산란하면 병이 생기고〔心亂卽病生〕 마음이 안정되면 있던 병도 저절로 낫는다〔心定卽病自癒〕"라는 내용이 있다. 필자는 이 구절이야말로 『동의보감』의 으뜸가는 교훈이라고 생각한다.

심신에 나타나는 모든 병의 궁극적인 원인은 어두운 신념, 상념, 감정이다. 따라서 어두운 마음에서 풀려나 고요하고 평화로운 마음, 모든 존재와 조화를 이루는 사랑스런 마음이 회복될 때 자연치유력이 크게 발현되는 것은 물론이다. 마음의 안정은 소홀히 하면서 몸만 치료하려 들면 처음에는 몸의 병증이 완화되거나 치유되는 것처럼 보이겠지만, 어두운 마음이 쉴새없이 지어내는 병적인 에너지가 곧 유턴하여 또다른 질병과 불건강의 모습으로 되돌아올 것이다.

의사라면 누구나 가끔 경험하는 일이지만, 병세가 너무 심각해서 어떤 치료를 한다 해도 곧 사망할 것 같던 환자가 기적같이 회복되는 경우가 있는가 하면, 이 정도로 가벼운 병증이라면 쉽게 회복될 수 있으려니 했는데 시간이 갈수록 점점 나빠져서 어떤 치료를 해도 낫지 않고 결국 사망하고 마는 경우가 있다. 왜 이런 일이 일어나는가? 그 비밀은 십중팔구 환자의 의식에 내재한 신념·상념·감정의 상태에 있다는 것이 필자의 믿음이다.

예를 들어 같은 만성간염을 앓고 있고 전신상태도 비슷한 환자 A와 B가 절식이나 생채식 같은 자연요법을 시행한다고 하자. 그런데 A는 좋은 결과를 얻고 있는 데 반해 B는 전혀 도움이 되지 않거나 심지어는 더 악화되는 경우가 있다. 필자는 이런 일을 실제로 여러 번 경험했다. 이런 결과를 낳는 요인은 무수히 많겠지만, 그 중에서도 당사자의 마음상태가 가장 중요하다고 할 수 있다.

30대 초반의 Y씨는 5년 전 폐결핵을 앓다가 병원의 약물치료를 받고 회복되었다. 그런데 1998년 이른봄에 폐결핵이 재발했다. 이 무렵 그의 마음은 최악이라고 할 만큼 어두운 상태였다. 극도의 분노와 좌절감, 피해의식에 사로잡혀 있었고, 이런 어두운 마음이 결핵을 다시 불러들인 주된 원인으로 추정되었다. 어느 대학병원에 입원해 진단을 받은 결과 중증 폐결핵이었고, 우측 폐에 3cm 크기의 공동(空洞)까지 형성되어 있었다. 공동부위의 절제수술을 시행하고 최소한 3년 이상의 약물치료를 받아야 한다는 것이 의료진의 소견이었다. 입원중에도 심한 객혈, 고열, 기침으로 고통스러웠으나 약물치료가 이런 증세를 완화해주지 못하자 환자는 실망하고 퇴원해버렸다. 정서가 늘 불안하고 안절부절못하는 가운데 모종의 자연요법을 실행해보았으나 이 또한 별로 도움이 되지 못했다. 그야말로 어떤 치료법도 소용이 없었던 것이다.

이처럼 고통이 극심했던 1998년 여름, Y씨를 처음 만나게 된 필자는 그의 마음속에 가득 차 있는 두려움과 분노와 좌절감을 지우지 않는 한 어떠한 약물치료나 건강법도 그를 구해내지 못할 것임을 알았다.

필자는 당시 사람들의 마음을 어둠에서 밝은 쪽으로 되돌리고 자신감을 증폭시키는 도구로서 '아바타(Avatar) 프로그램'이라는 심리학적 프로그램을 환자들에게 열심히 활용하고 있었기 때문에 Y씨에게도 이 프로그램에 참여해보라고 권유했다. 이 프로그램을 통해 자신의 마음속에 자리잡고 있던 분노와 두려움과 좌절에서 벗어난 Y씨의 모습은 완전히 다시 태어난 사람처럼 보였다. 마음은 고요하고 평화로워졌으며, 사랑의 감정이 크게 되살아나고 있었다. 곧 7일간의 효소절식에 이어 생채식과 보조적 자연요법을 시작하였다. 결핵 전문병원에서 처방한 결핵약의 투여도 병행했다. 그전에 병원에서는 최소한 3년 동안의 약물치료를 예정하고 있었지만, 서너 달 후의 흉부 X선 촬영 결과는 말 그대로 놀라움 자체였다. 결핵의 모든 병소와 우측 폐엽의 공동까지 말끔히 사라진 것이다. 그를 담당했던 의료진도 도저히 납득할 수 없는 일로 여겼다.

자연요법을 활용하는 의사들은 이런 경이로운 일들을 흔히 보고 겪는다.

다만 드러내서 말하지 않을 뿐이다. 다른 의사들과 불필요한 논쟁을 하고 싶지 않기 때문이다. 필자는 평소 이러한 성과에 대한 의학적 원리를 놓고 의사들끼리 논쟁을 벌이는 것은 씨름선수와 권투선수가 시합하는 것만큼이나 의미없는 일이라고 생각해왔다. 문제를 바라보는 관점이나 시각이 출발에서부터 차이가 너무 크기 때문이다.

쉽고 재미있는 방법이 효과도 크다

사람의 몸을 맑게 하고 건강을 증진시키는 물리적 방법 가운데 가장 효과적인 방법을 하나만 꼽으라고 한다면 필자는 주저없이 절식과 생채식을 들겠다. 절식과 생채식이 인체 내에 누적된 노폐물과 독소를 청소해줌으로써 병적인 요인들이 마치 눈녹듯이 사라지는 것을 수없이 경험했기 때문이다. 그러나 앞에서도 지적했듯이 이 방법이 만능은 아니며 더러는 도움이 되지 못하는 경우도 있다는 점을 말해두고 싶다.

절식과 생채식의 원리를 처음 배운 이래 많은 환자들에게 이 방법을 응용하는 과정에서, 필자는 늘 어떻게 하면 이 방법의 실패율을 최소화하고 그 효과를 극대화할 수 있을까 하고 이것저것 많은 실험을 해보았다. 여기에 그 정리된 결과를 간단히 소개하려고 한다.

먼저, 절식이나 생채식을 실행할 때에는 그 효과를 100% 믿고 즐기는 마음으로 실천하는 자세가 필요하다. 절식이나 생채식의 실행을 무슨 극기훈련으로 생각한 나머지 '언제쯤이나 이 힘든 짓을 그만둘 수 있을까?' 하며 과거의 생활로 돌아갈 날만을 기다린다면 매우 곤란하다. 실제로 정통적인 생채식요법의 식단을 그대로 적용할 경우 대개 초기 단계에서 너무 힘들어하며 더러는 중단해버리는 경우도 있다. 이렇게 되면 기대하는 성과를 얻지 못하는 것은 자명하다.

따라서 '완전생식'이 힘든 사람에게는 그 식단의 원형을 고집스럽게 강요하기보다 내용을 조금 변형하더라도 '아, 이 정도라면 화식(火食) 못지 않은 풍성한 식사구나' 하는 생각이 들도록 융통성 있게 식단을 바꾸어 준생식을 허용하는 것이 좋다. 물론 그 효과가 완전생식에는 미치지 못하겠지만, 준생식도 오랫동안 재미있게 하면 투쟁하는 마음으로 완전생식을 고집하는 것보다는 여러모로 좋다. 실제로 많은 실행자들이 이 정도의 준생식이라면 평생동안이라도 하겠다고 말하고 있다.

절식과 생채식을 실천하는 사람이 그동안 자신의 의식에 덧씌워놓았던 모든 제약을 풀어내고 무한한 생명의 근원, 곧 순수의식으로 다시 깨어날 때 그 효과는 우리의 상상을 초월한다. 마음이 늘 고요하고 평화로우며 행복감으로 충만해져 모든 것을 받아들이고 사랑할 수 있는 마음이 일어날 때 실로 놀라운 자연치유력이 발현되는 것이다.

필자는 그동안 마음을 편안하고 고요하게 할 수 있는 여러가지 방법을 체험해보았는데, 그 중에서도 단기간에 근본적인 변화를 가져올 수 있는 심리적 자연치유의 도구로 앞서 말한 '아바타 프로그램'이 매우 뛰어나다는 것을 발견했다. 이 프로그램은 몸 너머의 마음과 영성까지 다차원적으로 치유하는 기술로, 여러 해 동안 많은 사람들에게 적용해본 결과 그 효과가 매우 탁월하다는 것을 확인하였다.

총체적인 건강관리에서 가장 중요한 것은 자신의 건강에 대한 책임이 전적으로 자신에게 있음을 자각하는 일이다. 마음과 영성을 치유해주는 효능이 탁월한 방법일수록 사람의 내면에 숨어 있는 불행해지려는 의도, 좌절하고 포기하려는 생각을 명료하게 드러내준다. 이때 효율적인 기술로 이를 없애주면 놀라운 변화를 볼 수 있다. 이와같은 영성적인 자연요법들은 몸 안에 심어놓은 불쾌한 감각을 유쾌한 감각으로 바꿀 수 있도록 도와주는데, 이때 놀라운 치유가 일어나기도 하고 몸이라는 물질적 존재의 한계를 넘어 자신이 무한한 영적 존재임을 체험하기도 한다. 따라서 필자는 근래에 모든 절식·생채식 실행자들에게 이러한 프로그램을 병행하도록 권유하고 있는데 그 효과는 실로 경이로움 그 자체이다. 절식·생채식에 이러한 영적인 프로그램을 병행할 경우 그 효과는 몇십배로 증폭되는 것이다. 자연요법 실행자가 분노·걱정·좌절 같은 어두운 마음에서 벗어나 밝고 즐거운 마음을 갖게 되면 생채식이 가져다주는 치유력의 효과는 비할 바 없이 상승한다. 이 정도가 되면 어떤 어려움도 없이 생채식과 절식을 순조롭게 진행할 수 있다.

이 탁월한 두 가지 방법에 우리의 전통기공도 병행할 것을 권한다. 필자가 응용하고 있는 기공방법은 매우 쉽고 간단하지만, 이것만으로도 건강이 크게 증진되고 자연치유의 효과가 있음을 확인한 바 있다. 따라서 몸〔身〕을 정화하는 절식과 생채식, 마음〔心〕을 다스리는 영성치유 프로그램, 기(氣)를 증강시키는 전통기공을 생활 가운데서 삼위일체로 어우러지게 한다면 그 성과가 어떨까?

그렇게 되면 세 가지 방법이 따로따로 낼 수 있는 에너지의 합계보다 더 큰 힘이 나온다는 것을 누구나 경험하게 된다. 그것은 우리가 상상하고 기대할 수 있는 수준을 훨씬 넘어선다. 일종의 씨너지효과인 셈이다. 따라서 필자는 항상 이 세 가지 방법을 함께 활용하도록 권유하고 있다. 이를 실천해본 어떤 사람은 이것을 헬스 트리오(health trio, 건강삼중주)라고 부르자고 제안한 바 있다.

헬스 트리오, 이는 아주 자연스럽고 조화로운 예술이다. 필자는 그동안 사람들이 이 멋진 예술을 재미있게 즐기는 사이에 그들의 건강과 삶의 근본이 바뀌어가는 것을 많이 보아왔다. '건강하고 행복한 삶이란 바로 이런 모습이구나' 하고 느낄 수 있었다.

40대 중반의 부인 D씨는 1997년 봄 S대학 암쎈터에서 유방암 절제 수술과 항암제 투여를 받았는데, 그후 채 2년이 지나지 않은 1999년 이른봄 폐와 흉골에 암이 전이되었다는 진단을 받았다. 절망감 속에서 다시 항암제와 방사선치료를 받고 있던 중 헬스 트리오 프로그램에 참여했다.

처음 만났을 때 말 그대로 '죽을상'이던 D씨의 얼굴이 불과 일주일 만에 몰라볼 정도로 밝아진 것을 보며, 필자는 사람의 생명에 무한한 자연치유능력이 잠재되어 있음을 새삼 깨달았다. D씨는 프로그램을 마친 뒤 바로 병석에서 일어나 지역사회와 교회에서 열심히 봉사활동을 하고 있다. 이제 D씨는 더이상 환자가 아니다.

앞서 소개한 바 있는 60대 남성 Y씨는 생채식을 실행하는 과정에서 헬스 트리오 프로그램에 참여했다. 당뇨와 목디스크 증세는 절식과정에서 많이 개선되어 이미 건강에 대한 자신감과 활력을 되찾고 있었지만, 9일 동안 진행된 헬스 트리오 프로그램을 마친 후의 변화된 모습은 나도 놀랄 정도였다.

사람이 바뀌기 위해서는 오랫동안 힘들고 복잡한 과정을 거쳐야 한다는 관념은 더이상 통하지 않는다. 단순함과 온전함이 회복되면 변화는 즉시 일어난다. 모름지기 진리는 평범한 데 있다. 필자는 질병을 치유하고 건강을 회복하는 방법이 단순하고 쉽고 재미있을수록 그 효과도 크다는 것을 늘 실감하고 있다.

스트레스와 명상

장현갑   영남대 사회과학부 교수, 생물심리학.

명상의 의미

'나는 누구인가?'란 물음은 인간존재에 대한 근본적인 물음으로, 이에 대한 해답을 얻기 위해 인류는 수천년 동안 많은 노력을 기울여왔다. 여러 종교와 철학 등은 이러한 노력의 소산이다.

인도를 비롯한 동양의 철학이나 종교에서는 현존적인 삶을 고통(苦)으로 보고 이 고통이 어떻게 만들어졌으며(集), 이 고통이 소멸된 세계(滅)로 가려면 어떻게 가야 하는가(道)에 대해 많은 관심을 보여왔다. 이처럼 삶의 고통에서 벗어나 안락한 세계로 가려는(離苦得樂) 노력이 명상이라는 마음수련 방법을 낳았다.

명상은 절대적인 의미와 상대적인 의미로 나누어 생각할 수 있다. 절대적 의미의 명상이란 모든 인간적 제한조건(고통)으로부터 해방되어 해탈을 이루는 것을 목표로 하는 구도로서의 명상이다. 상대적 의미의 명상이란 한 개인의 사고·가치·감정 등 개인의 존재를 제한하는 주관적 편견과 선입관으로부터 벗어나 더 밝고 건강하고 자유로운 삶의 모습으로 바뀌는 것을 목표로 하는 생활 속의 명상을 뜻한다. 오늘날 심리학이나 의학에서는 주로 명상과 건강의 상관성에 주목하고 있다.

명상을 하는 방법에는 여러가지가 있지만 크게는 두 가지로 분류한다. 첫째는 특정한 하나의 대상에 의식(시각이나 청각)을 집중하는 훈련으로, 사진을 찍을 때 피사체에 렌즈의 초점을 맞추는 것처럼 특정한 대상에 의식을 집중하는 집중명상(concentration meditation)이다. 예를 들면 '옴마니밧메훔'과 같은 진언(眞言, 만트라 mantra)을 계속 반복하여 왼다거나 특정한 화두에 의식을 집중해가는 명상이 여기에 해당한다. 불교에서는 이런 명상을 '삼매'(三昧, 三摩地, samadhi) 또는 '사마타'(Samatha) 수행이라고 부른다.

다른 하나는 전체적인 지각세계를 있는 그대로 고요히 관찰하는 명상으로, 마치 시각의 전면을 가능한한 넓게 포착하기 위해 카메라의 렌즈를 최대한 확장하는 것과 같이 의식을 가능한한 확장시켜 또렷하게 하는 명상이다. 이를 통찰명상(insight meditation), 또는 주의집중명상(mindfulness meditation)이라 부르며, 불교에서는 이런 유형의 명상을 '위빠싸나'(vipassana)라고 부른다.

간단히 말해 전자의 집중명상은 만트라나 화두 같은 하나의 특정 대상에 의식을 집중해나가는 명상이며, 후자의 통찰명상은 여러가지 일상적인 행동들 가운데 지금 행하고 있는 그 행동에 주의를 모아가는 명상이다. 후자 가운데 특히 주의집중명상은 자신의 생각·욕망·감정 등에만 주의를 기울일 뿐 이런 것들이 일어나고 사라질 때 특별한 해석이나 판단을 하지 않고 그냥 지켜보는 것을 특징으로 한다.

따라서 명상이란 일차적으로 의식을 어느 한 대상에 모으는 훈련을 통해, 삶 전반에 걸쳐 일어나는 갖가지 일들에 마음을 고요히 모음으로써 궁극적으로는 내적 평온감을 극대화해 진정한 자기를 만날 수 있도록 하는 것이다.

삶의 고통을 초월하여 열반에 이르고자 하는 절대적 의미의 명상이 불교의 전통적 수련과제이다. 그러나 1950년대 이후 산업문명이 고도화됨에 따라 스트레스와 같은 새로운 고통이 등장하게 되었다. 스트레스를 방치하면 결국에는 각종 신체적 질병이 발생한다는 사실이 밝혀지면서 이에 대처하기 위한 기법으로서 명상의 중요성이 부각되기 시작하였다.

1970년대 들어 스트레스에 의한 정신 및 신체 질환이 만연하고, 병원을 찾는 외래환자의 70~80%가 스트레스 관련 환자라는 사실이 알려지면서 앞서 언급한 두 가지 명상법이 임상치료에 도입되어 큰 관심을 끌었다.

첫번째 방법인 집중명상법은 하버드의대의 허버트 벤슨(Herbert Benson) 박사에 의해 보급되어 이완반응(relaxation response)이란 이름으로 임상에 적용되기 시작하였다. 두번째 방법인 위빠싸나 명상법은 매서추씨츠 대학병원의 존 카벗-진(Jon Kabat-Zinn) 박사에 의해 8주간의 스트레스 완화 프로그램 형태로 임상에 채택되었다. 북미의 경우 오늘날에는 수백여 곳의 메디컬쎈터에서 각종 질병의 치료와 예방에 명상 프로그램을 응용하고 있으며, 그밖에 많은 기업체나 학교에서도 명상은 스트레스 대처기법과 창의성이나 생산적 사고를 함양시키는 심리적 훈련수단으로 각광받고 있다.

이완반응법

1967년 허버트 벤슨은 하버드의대에서 심장병 전문의 과정을 마치고 생리학교실에서 원숭이를 대상으로 스트레스와 혈압의 상관관계를 연구하기 시작하였다. 원숭이의 혈압이 상승할 때는 백색 광선을 비추어주고, 혈압이 내려갈 때는 청색 광선을 비추어주면서 원숭이가 자신의 혈압을 낮출 때마다 더 좋은 먹이를 주었다. 계속된 훈련 끝에 원숭이는 자신의 혈압을 스스로 낮출 수 있게 되었다. 이 연구결과가 세상에 알려지자 초월명상(Transcendental meditation, TM. 요가의 한 형태)을 하던 한 수련자가 벤슨을 찾아와 "왜 원숭이 같은 동물만 대상으로 연구를 하는가? 초월명상을 수련하는 사람도 혈압을 임의적으로 내릴 수 있다"고 주장하였다. 이

수련자가 거듭 찾아와 졸라댔기 때문에 벤슨은 초월명상 수련자를 대상으로 초월명상 동안 일어나는 혈압변화뿐만 아니라 기타 여러가지 생리학적 변화에 관심을 갖고 정신생리학적 연구를 시작하였다.

이 연구에 자원한 초월명상 수련자들의 혈관 속에 생리학적 기록장치를 삽입한 후, 호흡률에서 뇌파에 이르기까지 여러가지 생리학적 기능을 측정하였다. 측정은 명상에 들어가기 전 20분 동안의 휴식기와 명상을 하는 20분 동안, 그리고 명상이 끝난 후 정상상태로 되돌아가는 20분 동안 세 차례에 걸쳐 이루어졌다.

명상 전 휴식상태에서 명상상태로 들어가자마자 놀라운 생리학적 변화들이 관찰되었다. 물론 이들은 명상 전의 안정상태에 있을 때도 낮은 수준의 대사상태를 보였지만 명상상태에 들어가자마자 산소섭취율이 17%나 감소하고, 이산화탄소의 배출률도 급격하게 줄어들었다. 호흡률도 안정상태에서는 분당 14~15회였는데, 명상상태에서는 10~11회로 줄었고, 혈류 속의 유산염 수준도 현저히 낮아졌다. 유산염 수준은 불안이나 긴장도와 관련된 것으로, 유산염 수준이 낮다는 것은 평화감과 이완감이 높다는 의미이다. 측정된 이들의 유산염 수준은 당시까지 보고된 어떤 사례에서보다도 더 낮은 수준이었다. 끝으로 명상상태에서는 휴식기에 비해 느린 파형의 뇌파(특히 α파)가 많이 보였는데, 이것은 명상을 하는 동안 심리적으로 이완되어 있었음을 뜻한다. 명상가들은 명상 전의 휴식상태에서부터 명상하는 동안 그리고 명상 이후 동안 계속하여 낮은 혈압을 보여주었다. 대체로 명상하는 동안 혈압이 낮아지긴 했지만 그리 현저하게 낮아지지는 않았다.

이 연구결과에서 보듯 명상상태의 생리학적 특성은 수면이나 동면처럼 낮은 수준의 신진대사율을 보인다는 것이다. 이완반응의 생리학적 특성을 수면이나 동면 상태와 비교해보자. 동면상태에 들어간 동물의 체온을 알아보기 위해 직장(直腸) 온도를 측정해보면 정상상태에 비해 60°F나 낮다. 그러나 명상에 들어간 수련자들의 체온은 정상체온과 다름이 없다. 따라서 체온변화로 볼 때 명상상태와 동면상태는 판이하다. 한편 신진대사율로 수면과 명상을 비교해보자면 수면에 들어간 후 1시간 이후부터 5시간까지 대사율이 서서히 낮아지지만 명상의 경우는 명상에 들어간 뒤 3, 4분 이내에 바로 대사율이 급속하게 떨어진다. 수면상태에서는 θ파와 같은 불규칙적인 느린 뇌파, 즉 서파(徐波)가 두드러지는데, 명상상태에서는 규칙적인 α파가 눈에 띄게 나타난다. θ파는 전형적인 수면파이고 α파는 안정된 각성파이다.

이러한 명상상태의 생리학적 특징을 쉽게 설명하면 대사율로 볼 때 낮은 대사상태에 있지만 뇌파로 볼 때 또렷한 각성상태를 유지한다고 할 수 있다. 벤슨 등은 이러한 특징을 '각성-저대사 상태'(wakeful-hypometabolic state)라고 불렀는데, 이는 불교에서 말하는 선(禪)의 경지, 마음은 별처럼 또렷하면서도 몸은 고요하고 적적한 상태인 이른바 '성성적적(惺惺寂寂)의 경지'를 표현한 것이라고 할 수 있다.

1975년 벤슨은 초월명상 전문수련가가 아닌 일반인을 대상으로 이완반응 명상법을 소개하였다. 이완반응법은 어떤 종교적 색깔도 배제한 순수한 의미의 명상법으로서 오직 스트레스를 극복하고 건강을 증진시키는 것을 목적으로 한다. 일반인이나 환자들도 이완반응을 실천하면 앞서 본 전문 명상수련가들과 같은 의식상태를 나타낸다. 그리하여 이완반응명상법이 스트레스 예방이나 스트레스에 의한 각종 질병 치유에 크게 도움이 된다는 사실이 널리 알려지게 되었다.

1940년대 스위스의 생리학자 헤스(Walter R. Hess)는 뇌의 시상하부의 어떤 부위를 자극하면 과도한 스트레스로부터 신체를 보호하려는 특정한 생리적 기제가 작동하게 된다는 사실을 발견하여 노벨생리학상을 받았다. 이러한 보호반응은 스트레스를 접하면 즉각 작용하는 위기반응인 '싸움-도피반응'과는 정반대의 것으로, 마음이 편안해지고, 근육이 이완되며, 혈압과 호흡률이 낮아지는 평화로운 상태에 이르게 한다. 명상을 하는 동안 일어나는 이러한 이완반응을 헤스가 언급한 보호반응으로 간주할 수 있다.

만약 이완반응 동안 일어나는 생리학적 반응이 헤스가 언급한 보호반응이라면 이완반응은 대뇌의 생리학적 작용에 바탕을 둔 부교감신경계의 반응으로, 스트레스로부터 생명체를 보호해주는 매우 유익한 반응이다.

이완반응을 일으키는 데는 몇가지 단계가 있지만 하버드의대의 심신의학연구소에서 행하는 표준적인 이완반응법을 소개한다.

1단계 당신의 종교적 신념체계에 맞는 특정 단어나 짧은 구(句)와 같은 만트라를 먼저 선택하라. 기독교도는 '하느님은 나의 목자이시다', 불교신도라면 '옴마니밧메훔' 같은 만트라를 선택한다. 종교를 믿지 않는 사람은 '하나' '평화' '사랑'과 같은 중립적인 단어를 선택하라.

2단계 편안한 자세를 취하고 조용히 앉는다.

3단계 눈을 감는다.

4단계 근육을 이완시킨다.

5단계 호흡을 천천히 자연스럽게 하면서 숨을 내쉴 때마다 마음속으로 선택한 만트라를 반복한다.

6단계 이완반응을 하는 동안 계속 수동적 자세를 취하라. 잘하지 못하면 어쩌나 하는 따위의 걱정은 하지 말라. 마음속에 다른 생각이 떠오르더라도 '아, 그래'라고 스스로에게 말하고 조용히 암송하던 만트라로 되돌아가라.

7단계 10~20분 동안 계속하라. 시간을 알아보기 위해 눈을 떠도 되지만 자명종 시계를 사용해서는 안된다. 끝나면 1분 정도 조용히 그대로 눈을 감고 앉아 있다가 눈을 뜬다. 1~2분 동안 일어서지 마라.

8단계 하루에 한두 번은 이 방법을 실천하라.

이완반응을 임상분야에 활용한다는 것은 스트레스가 여러 질병을 야기할 수 있고 악화시킬 수도 있다는 이론적 근거에 바탕을 두고 있다. 명백한 임상적 의미를 갖는 질병조건에서도 이완반응의 효용성은 사람에 따라 달라질 수 있다. 이제 이완반응 명상법의 효과가 큰 것으로 알려져 있는 몇가지 대표적 질병에 관해 살펴보자.

고혈압

고혈압은 여러가지 원인으로 야기될 수 있지만 적어도 스트레스성 고혈압의 경우에는 이완반응이 큰 도움이 된다. 그러나 스트레스가 고혈압 발생의 주원인이 아니라면 약물치료가 최선의 치료방법이 된다. 벤슨 등의 연구자들은 이완반응이 혈압을 낮출 수 있음을 보여주는 많은 증거를 제시하였다. 이런 연구결과를 평균해보면 고혈압환자의 경우 이완반응이 5~10mmHg 정도의 혈압을 낮추는 효과가 있다. 이완반응의 효과는 개개인의 스트레스가 고혈압을 야기하는 정도에 따라 달라진다. 예컨대 스트레스로 인해 혈압강하제를 섭취해야 할 정도로 혈압이 높은 환자의 경우 이완반응을 규칙적으로 계속 실시하면 스트레스로 인해 높아진 혈압만큼 혈압강하 효과를 볼 수 있다. 비록 이완반응학습 후에도 계속 약물을 복용해야 할 정도로 혈압이 높다 하더라도 약물의 복용량이 줄어들고, 약물에 의한 부작용도 상대적으로 감소한다.

이완반응이 혈압을 낮추는 데 가장 효과적인 경우는 '흰색-코트 고혈압'(white-coat hypertension) 환자의 경우이다. 이런 환자는 의사의 진료실이나 이와 유사한 장면에서만 특별하게 혈압이 올라간다. 일반적으로 고혈압이 '침묵의 살인자' 또는 '내적 시한폭탄'과 같이 매우 위험한 병이라고 알려져 있기 때문에 혈압이 높다고 진단해주는 의사 앞에만 가면 환자는 심한 공포감을 느끼고 이로 인해 혈압이 상승하는 것이다. 최근 연구에 의하면 고혈압으로 진단받은 환자 가운데 25% 이상이 바로 '흰색-코트 고혈압' 환자라고 한다. 벤슨이 보고한 전형적인 사례를 살펴보자. 이 환자는 55세의 남자로 광고회사 중역으로 있는데 10년 전 신체검사 때 경미한 고혈압이라는 진단을 받았다. 그후 그는 중풍이 발생할지도 모른다는 두려움으로 인해 정기적으로 검사를 받았고 검사일 전 며칠동안 몹시 불안해 했다. 이런 상태에서 혈압을 측정하니 계속해서 매우 높은 수치가 나올 수밖에 없었다. 고단위의 혈압강하제를 복용해도 의사의 진료실에만 들어서면 혈압이 높아졌다. 그러나 평상시 24시간 동안의 혈압 변동을 측정해보았더니 혈압은 낮은 수준으로 나타났다. 사실 이 환자는 그동안 낮에는 자주 현기증과 피로감을 느꼈는데 이런 현상은 혈압강하제를 다량 복용해서 평상시 혈압이 지나치게 낮아졌기 때문이었다. 전형적인 '흰색-코트 고혈압' 환자로 추정되는 이 환자에게 이완반응을 실천하도록 권유했다. 이완반응을 실천한 이후 공포감이 점차 감소했으며 드디어 의사의 진료실에서 혈압을 측정해도 심리적으로 편안함을 느끼게 되었고 혈압도 정상상태를 유지했다. 1년 후에는 투약을 완전히 중지할 정도로 건강을 회복했다.

통증

스트레스와 불안은 통증의 역치(閾値)를 낮춤으로써 통각자극에 더 민감하게 한다. 이런 현상은 악순환을 되풀이한다. 즉 통증이 오면 이에 더욱 민감해져서 통증이 악화되면 어쩌지 하고 염려하기 시작한다. 이런 염려는 통증에 대한 지각을 더욱 과민하게 하여 더욱 심한 아픔을 느끼게 한다.

이완반응은 이런 악순환의 고리를 끊어주기 때문에 많은 종류의 통증을 치료하는 데 유용하게 쓰인다. 특히 스트레스성 근육통이나 두통치료에 매우 유용하다. 경우에 따라서는 이러한 통증이 몇주 안에 완치되는 경우도 많다. 통증이 아주 심한 경우는 이완반응만으로 완전히 제거할 수 없지만 통증에 대한 내성을 증가시키므로 고통을 잘 견뎌내게 도와준다.

불임증

피임을 하지 않았는데도 결혼한 후 몇년이 지나도록 자식이 생기지 않는 부부는 자주 우울해하고 불안해하며 화를 잘 낸다. 또한 불임치료는 비용이 많이 들기 때문에 스트레스가 더욱 높아진다. 이런 높은 스트레스 때문에 배란이 불규칙해지고 호르몬 분비에도 변화가 생길 수 있으며, 나팔관 기능에도 이상이 생기거나 정자 생성이 감소될 수도 있으므로 불임 가능성은 더욱 높아진다.

심리학자 앨리스 도우머(Alice Domor)와 동료들의 연구에 의하면 이완반응에 기초한 스트레스 완화 프로그램은 불임 스트레스를 상당히 감소시켜 임신 가능성을 높인다고 한다.

불안·분노·적개심 및 우울감

스트레스는 신체에 영향을 미칠 수 있을 만한 심리적 변화를 야기한다. 불안감은 메스꺼움·구토·설사·공황발작(panic attack) 등을 일으키며 적개심이나 분노는 심장병 발병의 위험요인으로 알려져 있다. 규칙적으로 이완반응을 실천하면 불안감, 적개심, 분노 그리고 우울감을 감소시킨다는 사실이 많은 연구들에서 밝혀졌다. 따라서 이러한 심리적 변화에 수반되는 각종 신체적 질병이 이완반응 훈련으로 예방되거나 치료될 수 있다.

주의집중명상법

고대불교에서 연유한 위빠싸나 수행법에 근거를 둔 주의집중명상법이 임상에 처음 도입된 것은 1980년이다. 미국 매서추씨츠대 메디컬쎈터의 행동의학자 존 카벗-진 박사가 스트레스 감소 클리닉을 설립하면서 이 명상법을 도입하였다. 이 클리닉이 설립된 후 20여년 동안 1만명 이상의 암·심장병·고혈압·AIDS·불면증·두통·디스크·당뇨병 등 스트레스에 의한 각종 심신증 환자가 이 명상법으로 치료를 받았다. 이 클리닉에서 실시하는 8주간의 스트레스 완화 프로그램에 참여한 환자들은 대개 주치의의 권유로 찾아온 환자들이다.

이 클리닉에서는 전통적인 의학적·심리학적 방법에서처럼 질병의 종류에 따라 환자를 구분하고 각기 처치를 달리하기보다는 모든 종류의 환자들에게 동일하게 8주간의 스트레스 감소훈련 프로그램에 참여하도록 한다. 이 프로그램은 어떤 것은 좋지 않으니 해서는 안된다고 강요하지 않는다. 대신 자신의 능력이나 내면적 치유력을 동원할 수 있거나 좀더 새롭고 창의적인 방법으로 행동을 바꾸어나갈 수 있도록 하는 데 도움이 되는 점들을 강조한다.

이 클리닉에서 실천하는 주의집중명상법은 크게 두 가지로 구분된다. 첫째 방법을 공식 명상수련법이라 부르는데, 이것은 하루 중 일정시간을 정해 의식을 집중해나가는 훈련을 하는 것이다. 둘째 방법은 비공식적 명상수련법이라 하는데, 이것은 일상생활을 해나가는 동안 매순간 바깥으로 떠도는 마음을 자기자신에게로 되돌려 자신의 마음을 또렷이 정리해가는 훈련을 말한다. 두 가지 명상법을 좀더 구체적으로 살펴보자.

이 클리닉에서 실시하는 공식 명상수련법은 가만히 누워서 자신의 몸을 샅샅이 살펴보는 '신체관법'(身體觀法, body scan), 조용히 앉아서 호흡을 살펴보는 '정좌명상'(sitting meditation) 그리고 일련의 신체동작을 천천히 부드럽게 하면서 마음을 모으는 '하타요가'(hatha yoga) 등 세 가지 방식이다. 8주 동안 이 세 가지 방법을 실천해보아 그중 자기에게 가장 적합한 것을 선택하도록 한다.

① 신체관법은 발끝부터 머리 정수리까지 신체의 모든 부분을 차례로 살펴보면서 이때 일어나는 신체감각에 주의를 기울인다. 이 명상은 등을 대고 누워서 하는 것이기 때문에 만성통증을 갖고 있거나 특정 신체 부위에 통증을 갖고 있는 사람이 실천하기 쉽다.

② 정좌명상은 두 다리를 가부좌 또는 반가부좌 자세로 꼬고 머리·목·등은 똑바로 세우고 앉는다. 이 자세는 전통적으로 불가에서 전해지는 자세이지만 카벗-진의 스트레스 클리닉에서는 등받이가 똑바로 선 의자에 앉아서 한다. 먼저 호흡할 때 콧구멍으로 들락날락하는 공기의 흐름이나 아랫배의 부드러운 상하 움직임에 주의를 집중한다. 이렇게 하여 주의집중력이 커지면 호흡하는 동안 호흡의 질이 달라지거나 소리·냄새·촉각 등의 감각이나 생각들이 의식선상으로 떠오르는 것에 주의를 기울인다.

이를 행하는 동안 모든 의식을 호흡에 집중하고 다른 반응은 하지 않은 채 안정상태를 유지한다.

③하타요가는 일련의 신체동작으로 이루어진다. 내적으로 안정상태를 유지하고 동작 하나하나에 주의를 기울이면서 신체가 탄력성과 힘을 기를 수 있도록 활기차게 해나간다. 요가를 하는 동안 호흡과 동작에 주의를 기울이면 집중력을 높일 수 있다.

④비공식적 명상이란 일정한 시간을 정해놓고 수련하는 공식명상과 달리 일상생활 속에서 행하는 것이다. 예컨대 밥을 먹거나 샤워나 면도를 하거나 운전하거나 일하거나 운동하거나 청소거나 설거지하거나 아이를 돌보거나 성행위를 하거나 기타 어떤 일을 하더라도 바깥으로 빼앗겼던 마음을 지금 이 순간 행하고 있는 대상으로 가져와 그것을 바라본다.

주의집중명상을 실천할 때는 마음을 한곳에 모으고 어떤 특정 대상에 호흡을 집중시켜나간다. 보통 처음에는 특정 대상에 의식을 집중하려고 애를 써보지만 금방 마음이 흐트러지게 마련이다. 예컨대 과거에 대한 기억이나 미래에 대한 생각, 어떤 신체부위의 아픔이나 가려움 같은 감각, 또는 따분함이나 초조감 또는 불안감 같은 심리적인 것들에 생각이 머물 때는 어떤 판단도 하지 말고 그냥 그것만을 조용히 관조하도록 한다. 이렇게 한 후에는 원래 주의집중의 대상으로 삼았던 곳으로 마음을 되돌리도록 한다. 방황하는 마음을 초점대상으로 되돌린다는 것은 앞서 보았던 이완반응과 같은 사마타 명상과 유사하다. 그러나 이 두 명상간에는 중요한 차이가 있다. 주의집중명상은 자신의 마음이 원래의 집중대상에서 떠나 다른 대상에 머물 때 머물고 있는 그 대상까지도 관찰한다는 것이 특징이다. 순간순간 변화하는 의식세계를 어떤 개입이나 판단 없이 그냥 그대로 관조하는 것이다.

카벗-진은 주의집중명상법을 실천할 때 무엇보다도 다음의 일곱 가지 태도를 확고하게 가져야 한다고 강조한다. 첫째, 판단하지 말라. 자기의 주관적 판단에 끌려 호오(好惡), 선악(善惡) 등 시비에 말려들지 말고, 자신의 마음이 일으키는 작용을 조용히 지켜보기만 하라. 둘째, 인내심을 갖는다. 사물이 변화하는 데는 시간이 필요하다. 금방 효과가 없다고 짜증을 내거나 초조하게 생각해서는 안된다. 셋째, 초발심을 유지하라. 처음 시작할 때 갖는 순수한 마음을 끝까지 지속하여야 한다. 넷째, 자신에 대한 믿음을 갖자. 자기자신이나 자신의 감정상태에 일어나는 변화를 주목하고 관찰하는 것이 중요하다. 다섯째, 지나치게 애쓰지 말라. 억지로 노력하지 말고 자연스럽고 편안한 마음으로 지켜보라. 여섯째, 수용하라. 모든 것을 있는 그대로 보고 그대로를 받아들인다. 일곱째, 내려놓아라. 집착하고 있는 대상을 모두 내려놓는다.

이러한 일곱 가지 태도와 더불어 평소 하루 20분 이상, 일주일에 6일 정도 명상을 하는 것이 좋다고 권고한다. 더불어 기름진 음식을 먹지 말고, 야채·과일과 같은 식물성 음식을 주로 섭취하고 물을 많이 마실 것을 당부한다.

또한 그는 매서추씨츠대학 메디컬쎈터에서 주의집중명상법을 실천한 환자들은 이 명상수련하는 것을 좋아했고, 새로운 삶의 전기를 얻었다고 보고한다. 일반적으로 8주간의 수행이 끝나면 처음 보이던 각종 신체징후와 불안·우울·적개심 같은 심리적 증후가 현저하게 감소한다고 한다. 여러 집단의 피험자를 대상으로 몇차례에 걸쳐 반복 연구해도 동일한 결과가 나타나며, 이는 질병의 종류와 관계없이 거의 유사했다. 이러한 사실은 곧 이 명상 프로그램은 대상자가 어떤 종류의 질병을 가졌든 또는 어떤 상황에 처했든 모두 적절하게 작용한다는 것을 의미한다. 신체질병의 증후가 감소하는 것과 더불어 건강에 관한 행동과 태도도 개선되며 세상이나 자기자신을 보는 관점도 크게 달라진다. 즉 이 명상을 수행한 사람들은 자신감이 생겨 더욱 당당하게 자기를 주장할 수 있게 되며, 자기자신을 좀더 잘 돌아보게 된다. 또한 이들은 자신의 삶을 더 잘 통제할 수 있다는 자신감을 갖고 스트레스 상황을 위협적인 것이 아니라 도전적인 것으로 기꺼이 받아들이며 삶이 매우 의미있는 것이라는 태도를 갖게 되었다고 한다. 8주간의 명상 프로그램을 마친 사람들을 대상으로 여러 차례 사후조사를 한 결과에 따르면 대부분의 사람들은 몇년간 이 명상을 계속하고 있었고, 이 프로그램에서 얻은 좋은 효과가 지속되고 있다고 응답하였다.

카벗-진 등의 연구(1992)에서는 이 명상법이 공황발작으로 심한 고통을 받고 있던 환자의 치유에 큰 효과를 보였다고 밝혔다. 공황발작 동안의 공포는 심장마비가 일어난 것과 흡사해 마치 죽음이 눈앞에 임박한 것 같은 위기감을 느낄 만큼 심각한 것이다. 이런 환자가 호흡명상에 주의집중 훈련을 하게 되면 과거 경험했던 가슴통증이나 숨막힘 같은 병적 공포가 약화된다.

또한 주의집중명상은 기종(氣腫, emphysema)이나 만성폐색 폐질환의 재활에 도움이 된다는 사실이 밝혀졌다. 한 연구결과에 따르면 매일 규칙적으로 주의집중명상을 실천하면 숨이 끊어질 듯한 밭은 호흡발작의 빈도와 정도가 감소할 뿐만 아니라 이러한 발작을 통제할 수 있다는 자신감도 증가한다는 것이다.

최근 매서추씨츠대학 메디컬쎈터의 피부과는 주의집중명상이 잘 알려진 스트레스 관련 질병의 하나인 건선피부병(psoriasis, 마른버짐)의 치료에 효과가 있다는 것을 증명하였다. 이 질환의 전통적인 치료법은 환부에 자외선을 쪼이는 것이다. 그런데 이 자외선 치료를 하는 동안 명상을 한 사람과 단순히 광선만 쪼인 사람을 대상으로 치료효과를 비교했더니 명상을 한 사람이 그렇지 않은 사람보다 훨씬 빨리 치유되는 결과를 얻었다.

카벗-진은 1997년 달라이 라마와의 대담에서 최근 2년 동안 자신의 스트레스 클리닉에서 주의집중명상을 실천한 사람이 1155명인데, 이 프로그램이 끝난 후 32% 정도가 분노·불안·우울·신체화(somatization)와 같은 행동증후가 줄어들었다고 말한 바 있다. 의학적으로 진단해보면 8주간의 명상이 끝났을 때 45% 정도의 사람들에게서 각종 질병의 증후가 감소했으며, 80% 이상의 환자가 자신의 신체적·심리적 증후가 감소했음을 자각했다고 한다. 물론 모든 사람에게 명상이 좋은 효과를 나타내는 것은 아니다. 15~20% 정도는 명상을 하고 난 후 과연 무엇이 어떻게 좋아졌는지 알 수 없다고 응답했다. 그러나 현재까지 주의집중명상법에 비견될 만한 좋은 결과를 보여주는 심리적 개입방법은 발견할 수 없었다는 것이다.

요가나 명상 또는 적절한 운동과 채식 위주의 식사 같은 동양의 전통적 생활습관의 채택이 정신적 긴장에 기인하는 각종 통증이나 심장병, 암과 같은 질병의 예방과 치유에 도움이 된다는 결과가 1970년대 후반부터 등장하기 시작했다.

예컨대 오하이오주립대학의 키콜트-글레이저(Kiecolt-Glaser) 박사는 대학생을 상대로 시험기간 동안 점진적 이완명상법을 실시했더니 독감 같은 감염성질환을 방지하는 조세포(助細胞, helper cell) 수가 증가한다는 사실을 발견하였다. 이처럼 요가에서 비롯한 명상법을 실천하면 면역기능이 높아진다.

캘리포니아 의대 교수인 딘 오니시(Dean Ornish) 박사는 심한 관상성 심장병 환자들에게 하루 20분간의 요가, 15분간의 점진적 이완훈련, 15분간의 정좌명상, 5분간의 심상법 등 하루 1시간 가량의 명상을 하게 하고, 그밖에 철저한 채식과 하루 30분 정도의 걷기 운동, 그리고 금연을 실천하도록 하였다. 이렇게 1년간 이 프로그램을 실천한 심장병 환자는 관상동맥의 폐색이 현저하게 호전되어 심장병이 치유되었다고 한다. 이 연구결과는 심장병 연구의 신기원을 이룬 것으로 알려져 있으며 이 프로그램의 내용을 담은 책자는 『뉴욕 타임즈』가 꼽은 최장기 베스트셀러가 되었다.

새로운 의학으로서의 명상의학

미국 국립보건원(NIH) 산하 대체의학연구소의 래리 도씨(Larry Dossey) 박사는 현대의학의 발달을 세 단계로 나누고 있다. 1단계는 1860~1950년까지 발달한 기계론적 의학의 시기로, 이때는 특정 질병의 원인을 찾아내고 이를 치료하는 기적의 약물 개발에 중점을 둔 시기이다. 이 시기의 의학이 오늘날 서양의학의 근간을 이루고 있다. 2단계는 1950년대 이후 고도 산업화가 이루어지면서 스트레스에 의한 각종 신체질병이 극성을 부리는 가운데 등장한 정신-신체의학의 시기이다. 이 시기에는 스트레스 대처기법이나 낙천적 태도, 긍정적 신념과 같은 심리적 요인이 질병 발병과 치료에 중요한 역할을 한다는 인식이 생겨났다. 앞서 본 명상법이 심신증 환자의 치료과정에서 각광받게 된 것은 이런 맥락에서 이다. 3단계는 '원격치료의학'(telesomatic medicine)이 일반화된 시기로, 이것은 A라는 기공사가 B라는 환자에게 기를 보내 질병을 치료하거나 멀리 떨어진 곳에서 환자의 질병부위를 진단하는 식의 의술이다. 이 의학이 비교적 일반화되면서 신체를 기계론적으로 보고 마음을 신체라는 기계에서 파생되는 것으로 보는 전통의학적 견해는 심각한 도전을 받게 되었다.

도씨 박사의 이런 견해를 전제로 할 경우 21세기의 의학은 명상수련을 통해 자기치유력을 증가시킴으로써 일차적으로 스트레스에 대처하는 심신의학에 더욱 관심을 가질 것이다. 나아가 이런 명상수련을 통해 기 에너지의 축적을 극대화하고 이를 자기 내부에서 그리고 타인과의 관계에 소통시켜 건강을 증진하는 기의학(氣醫學) 또는 기심리학(氣心理學)을 요체로 하는 제3의 의학이 꽃필 것이다. 따라서 오늘날 대체의학에 대한 기대와 열망이 21세기 의학의 중심과제가 될 것은 자명한 일이다.

참고문헌
장현갑·강성군 (1996)『스트레스와 정신건강』, 학지사.
Benson, Herbert & Klippa, Miriam. (1996) *The Relaxation Response*. New York: Avon.
Benson, Herbert. (1984) *Beyond the Relaxation Response*. New York: Times Books.
Benson, Herbert & Eileen Shuart. (1992) *The Wellness Book; The Comprehensive Guide to Maintaining Health and Treating Stress-Related Illness*. New York: Carlo.
Kabat-Zinn, Jon. (1994) *Wherever you go, There you are: Mindfulness Meditation in

Everyday Life. New York: Hyperion.

_____ (1991) *Full Catastrophe Living: Using the Wisdom of your body and mind to Face stress, Pain and Illness*. New York: Delacorte(장현갑·김교헌 옮김, 『명상과 자기치유』 상·하, 학지사 1988)

Ornish Dean. (1990) *Dr. Dean Ornish's Program for Reversing Coronary Artery Disease*. Random House(장현갑 옮김, 『약 안 쓰고 수술 않고 심장병 고치는 법』, 석필 2000).

생활 속의 자연요법

임준규 남원 호성한방병원 원장.

왜 자연요법인가

현대 서양의학은 고대그리스의 히포크라테스를 뿌리로 하여 19세기에 이르기까지 세포병리학과 미생물, 감염학을 포괄하는 의학적 체계를 갖추고 발전해왔다. 20세기 후반 이후에는 생명공학의 발전으로 세포복제와 유전자 조작 등을 통해 난치병의 혁신적인 치료와 장기이식술이 보편화되어 임상의학의 새로운 장을 열었다.

그러나 한편으로 자연의 질서를 어김으로써 일어날지 모를 인류의 재앙에 대한 우려의 목소리가 높아지고 있는 가운데, 인류가 원래 주어진 수명을 온전히 누리며 건강하게 살 수 있는 길은 자연의 질서에 순종하며 살아가는 것이라고 생각된다. 그러므로 2천년대의 새로운 의학은 첨단과학기술을 필요에 따라 선별하여 이용할 필요는 있겠지만 자연치료의학을 더욱 많이 수용, 보급해야 할 것으로 믿는다.

자연치료의학의 원리는 동양의학의 원전인 『황제내경(黃帝內經)』에 밝혀져 있는 바와 같이 인간이 자연의 원리에 순응하며 조화로이 살아가는 데 있다. 모든 생명체는 유한한 것으로, 태어나고〔生〕 자라며〔長〕 늙어〔老〕 쭈그러들고〔收〕 사멸하는〔藏〕 과정을 거치며 변화한다. 이 과정에서 자연환경의 변화에 걸맞게 순응하며 살아갈 때는 주어진 수명을 다하지만 그렇지 못할 때는 질병을 얻어 단명하게 되는 것이다.

이에 필자는 다음의 네 가지 방식을 통해 21세기의 새로운 건강생활을 제안하고자 한다. 첫째, 자연의 영향을 가장 민감하게 받아들이는 인체부위인 피부를 환경에 적응시켜 생체기능을 조절하는 방법으로 바람목욕과 냉온욕, 부항요법을 소개한다. 둘째, 올바른 식생활을 통한 건강법을, 셋째, 생활 속에서 쉽게 실천할 수 있는 여섯 가지 운동법을, 넷째, 건강한 삶을 위한 정서관리법을 소개하겠다.

자연요법의 실제

피부 단련을 통한 건강유지법

피부는 몸에 열이 쌓이거나 체온이 높아지면 땀을 내는 땀샘(汗腺)을 열어서 몸의 열을 식히고 외부의 온도가 내려가면 피부를 수축시켜 체온 발산을 막아준다. 뿐만 아니라 피부 호흡을 통해 허파의 기능을, 노폐물 배설을 통해 콩팥의 기능을 보완하는 중요한 생리기능까지 수행한다. 또한 피부는 햇빛 가운데 자외선을 흡수하여 뼈를 튼튼히 하고, 저항력을 높이는 비타민D를 만들어 저장하며, 각종 세균의 체내 침입을 막는 역할도 한다.

피부는 경락(經絡)이라는 기(氣)의 통로를 통해 오장육부와 연계되어 외부환경의 생물학적 정보를 오장육부에 전달하고, 오장육부의 기능상태를 피부면의 경혈(經穴)에 반영한다. 이러한 피부가 제 기능을 상실하게 되면 인간은 각종 질병에 시달리게 된다. 여기서 피부단련을 통한 건강유지법 몇가지를 알아보자.

①바람목욕(風浴法, 大氣療法)
옷을 다 벗은 후 창문을 모두 열어놓고 계절에 따라 얇은 시트나 담요를

시간에 맞추어 벗었다 덮었다 하면서 바람을 쐬는 방식이다. 1회 때는 벗는 시간을 20초, 2회 때는 30초, 3회 때는 40초 식으로 횟수를 거듭할 때마다 10초씩 벗는 시간을 늘려 11회까지 하기를 권한다. 시트나 담요를 덮을 때는 창문을 닫고, 옷을 벗은 시간이 50초일 때까지는 1분간 덮고, 벗은 시간이 1분~1분 30초일 때는 1분 30초를, 벗은 시간이 1분 30초에 이르면 2분간을 덮는다. 마지막으로 벗고 덮는 시간이 2분이 되면 이불을 덮은 상태에서 5분 정도 누워 안정을 취한다. 해가 뜨고 지는 무렵의 하루 두 차례씩 2개월 이상 계속 실행하여야 효과를 볼 수 있으며, 암과 같은 특정한 질병치료를 목적으로 행할 때는 하루에 대여섯 차례씩 실행할 수 있다.

②냉온욕(冷溫浴)

냉온욕은 냉탕과 온탕에 1분씩 번갈아 들어가 전신욕을 하는 것이다. 냉탕에서는 교감신경계가, 온탕에서는 부교감신경계가 항진(亢進)하여 자연스럽게 음양의 조화가 이루어짐으로써 자율신경계가 조정된다. 냉온수가 교대로 피부를 자극하여 피부표면의 맥관계 순환을 촉진함으로써 조직 대사작용을 원활히 한다. 또한 내부장기의 병적 반응으로 나타나는 피부표면에 생긴 기미나 경결 등을 치유할 수 있다. 전신을 담글 수 있는 크기의 냉탕용과 온탕용 두 개의 욕조를 마련하여 냉탕의 수온은 16~20°C, 온탕의 수온은 40~42°C로 맞춘다. 먼저 냉탕에 입욕하여 1분 동안 전신을 가볍게 움직인 뒤에 온탕에 들어가서 안정상태로 1분을 지낸 다음 다시 냉탕에 입욕한다. 이렇게 냉탕, 온탕에 1분씩 번갈아 입욕하다가 마지막 입욕은 반드시 냉탕 입욕으로 마친다. 입욕 횟수는 냉탕 6회에 온탕 5회가 표준이다. 그러나 이보다 한두 회 많거나 적어도 무방하다. 다만 심장병 환자와 암환자는 전문의사의 지시에 따라 시행해야 한다. 40대 이후의 장년은 냉탕의 수온을 22°C 정도로 하고, 온탕의 수온을 39~40°C쯤으로 맞춘다. 처음의 한두 차례는 하반신만 목욕물에 잠그다가 점차로 깊이 잠기게 하여 전신욕까지 마치는 것이 바람직하다.

③부항(附缸)요법

『황제내경』에 '자락법(刺絡法, 피부표면에 울체鬱滯된 정맥혈을 침으로 찔러 빼내는 법)'은 어혈의 국소적 정혈법(淨血法)이라고 소개되어 있다. 부항은 자락의 보조수단으로 이용하던 것으로 최근에 점차 여러 방식이 개발되어 일본에서는 흡각법(吸角法, 동물의 뼈로 부항의 도구를 만들어 사용하는 것) 또는 흡옥법(吸玉法, 옥으로 만든 부항 도구를 사용하는 것)을 이용한다. 중국에서는 화관기(火罐器, 부항컵 안에 약간의 솜을 넣고 불을 붙인 후 사용하는 방법)라는 방식을 개발해 자침(刺針)을 하지 않고 피명을 형성시켜 국소적으로 통증을 멈추게 하고, 소염 및 체질개선을 목적으로 이용하고 있다. 피부 표재부에 음압을 발생시켜 유발된 가스를 교환함으로써 국소 조직액을 정화시키고, 피명의 재흡수 과정에서 자가면역력을 활성화시켜 국소적인 소염·진통효과와 전신의 체액조정효과를 얻는 데 많이 쓰이는 요법이다. 우리나라 민간요법에서는 종지 같은 작은 그릇에 솜을 채우고 불을 붙여 부항단지를 만들어 썼다. 부항은 용기의 내부공간을 진공에 가깝게 하여 피부 표면에 붙여서 음압을 통해 피부면을 흡압하는 방법이다.

올바른 식생활을 통한 건강법

①생야채즙 음용 및 생식

자연계에 서식하는 모든 생명체는 일정한 법칙에 따라 먹이사슬을 이루며 살아간다. 식물은 햇빛과 물, 공기를 자양분으로 에너지를 합성하여 자라며 초식동물의 먹이가 된다. 육식동물은 초식동물을 먹이로 삼아 살아간다. 인류도 불을 발견하기 전에는 열매나 나무의 잎과 뿌리를 날로 먹으며 일반 초식동물과 같은 먹이사슬구조 속에서 살았다. 이는 남아 있는 화석의 치아구조와 배열을 통해 짐작할 수 있다. 인류가 화식(火食)을 시작한 이래 자연계에 서식하는 동물에게서는 볼 수 없는 질병들이 점차 늘어나게 되었다. 동물들이 먹이를 날로 먹는 것과 사람들이 음식을 조리해 익혀서 먹는 것을 과학적으로 분석해보면, 날로 통째 먹는 음식들은 그 식품이 지닌 영양소를 완전히 갖추고 있다. 그에 비해 조리해 익혀먹는 음식은 칼로리가 높고 소화흡수가 잘 되지만 생명체가 자연에서 필요로 하는 생명소(生命素)를 고루 갖춘 완전한 형태로 섭취할 수는 없다. 특히 현대인들의 식사에서 문제가 되는 것은 저섬유식과 생명소의 부족이라고 할 수 있다.

최근 들어 세계적으로 이름있는 영양학자나 자연요법을 전공하는 의사들이 날로 증가하는 만성질환을 극복하기 위한 수단으로 자연식이나 생식요법을 임상에 이용하여 많은 성과를 올리고 있다. 잎사귀(葉菜)는 하늘의 태양에너지를 흡수하고, 뿌리(根菜)는 대지의 기를 흡수하여 천지음양의 기를 조화시킨다. 자연의 먹이사슬을 거슬러 살아가는 현 인류가 이제와서 천연상태의 거친 음식을 그대로 먹고살기는 어렵지만 그나마 생야채즙과 생식을 통해 신선한 자연과의 만남을 갖는다면 좀더 건강한 삶을 영위할 수 있을 것이다. 현재 필자가 난치병에 활용하고 있는 생야채즙 처방을 잠깐 소개하면 다음과 같다.

당뇨병		비만성 고혈압		간암		폐암	
케일	100g	무	100g	치커리	100g	무	100g
컴프리	50g	아스파라거스	50g	신선초	50g	무청	50g
오이	50g	레몬	50g	컴프리	50g	도라지	50g
당근	50g	솔잎	50g	무청	50g	쌜러리	50g
쌜러리	50g	오이	50g	오이	50g	아스파라거스	50g

이상을 1회 복용량의 기준으로 삼고 생즙을 짜서 오전 11시, 오후 4시에 복용한다.

②전통음식과 건강

세계의 어느 민족이건 각기 고유의 전통음식을 지니고 있다. 전통음식은 그 민족의 기후·풍토·생활습관에 따라 오랜 세월에 걸쳐 형성되며 민족의 체질을 이룰 뿐 아니라 그 민족을 유지·존속시키는 데에도 큰 영향을 미친다. 우리 전통음식은 외양이 그다지 화려하지는 않지만 영양학적으로는 세계적으로는 유례를 찾아볼 수 없을 만큼 우수한 식품으로 인정받고 있다.

주식은 쌀과 보리를 포함한 오곡으로 만든 밥이며, 산야에 널려 있는 소채로 나물을 만들어먹는다. 겨우내 저장식품으로서 배추와 무로 김치를 담가먹어 현대 식생활에 부족하기 쉬운 고섬유질을 충분히 섭취하였고, 메주를 띄워 간장·된장·고추장 등 발효식품을 만들어 효소가 풍부한 음식을 섭취하였다. 특히 김장김치는 갖은양념과 젓갈을 넣어 만들어 김치가 익으면서 발효하는 과정에서 나오는 다섯 가지 맛을 조화시켜 오장의 기능과 음양조화의 생리기능을 조절할 수 있게 하였다. 그런데 최근 식생활 패턴이 바뀌면서 섬유질이 적은 고칼로리 음식과 단맛을 위주로 한 인스턴트 식품이 우리의 전통음식을 밀어냄에 따라 고혈압·당뇨병·비만증·중풍·직장암의 발생률이 높아지는 추세이다.

③ 자연식과 오미(五味)의 식생활 활용

가공식품은 일반적으로 칼로리는 높지만 대사에 필요한 효소를 비롯한 각종 생명소가 부족하다. 또한 상품화를 위해 쓰이는 방부제며 착색제가 인체에 해독을 끼칠 수 있다. 가공식품의 첫번째 해는 농후도에 있다. 가공식품인 콩비지의 농후도는 당근즙의 8.7배, 쌀러리즙의 9.4배나 된다. 이보다 농후도가 높은 가공식품은 얼마든지 찾을 수 있다. 발육기에 이처럼 농후한 음식을 주로 먹은 아이는 걸핏하면 감기나 기관지염, 편도선염을 앓는다. 생야채즙 복용의 효험은 생각보다 매우 뛰어나다. 이유기 이후에 과즙을 적당히 배합한 생야채즙을 수년간 상식한 어린이는 학령기에 이르러 지능이며 건강 면에서 우수한 어린이로 성장한다.

옛날 우리 조상들은 약을 사용하는 데 있어 사기오미(四氣五味)·승강

부침(昇降浮沈)·허실(虛實)·귀경(歸經) 등의 이론을 근거로 삼았다. '사기'는 온열한냉(溫熱寒冷)의 네 가지 기운이며, '오미'는 시고 쓰고 달고 맵고 짠 다섯 가지 맛이다. '승강부침'은 약의 작용이 위로 뜨는 것, 바깥으로 발산하는 것, 아래로 가라앉는 것 등을 의미하며, '허실'은 병의 성세에 따라 허(虛)한 경우에는 보(補)하는 약을, 실(實)한 경우에는 사(瀉)하는 약을 사용해야 한다는 것이다. '귀경'은 약의 효능을 좀더 구체적으로 적용시켜 약이 12경락 중 어느 경락에 작용하는지를 설명한 이론이다. 음식은 약에 비해 그 성질이 완만하고 편향되지 않지만, 식생활에도 '오미'의 이론을 활용한다면 좀더 건강하게 살아갈 수 있을 것이다.

'오미' 가운데 매운 맛은 열을 발산하는 것을 돕고 기운을 소통시키며 땀을 내고 식욕을 돋우며 위를 건강하게 한다. 단맛은 근육을 이완시키고 기아와 피로를 풀어주며 장을 윤택하게 하고 기(氣)와 양(陽)을 보하며 독소를 없애거나 완화시키고 갈증을 멈추어주며 진액을 만드는 작용이 있다. 신맛은 수렴작용을 해 기침이나 정액이 흘러나오는 것, 소변을 지리는 것, 설사, 식은땀이 나는 것 등을 다스린다. 쓴맛은 열을 식히고 습기를 말리며 독을 풀고 염증을 없애는 작용이 있고, 피와 음(陰) 성분을 보충하고 설사시키는 작용이 있다. 짠맛은 유연효능이 있어 뭉치거나 굳은 것을 풀어준다. 임신한 여자가 신맛을 찾고, 애주가가 술에 찌든 위장을 다스리기 위해 얼큰한 해장국을 찾는 것은 이러한 '오미'의 작용을 우리의 몸이 자동으로 감지하고 있기 때문이다.

생활 속에서 쉽게 할 수 있는 여섯 가지 운동법

이제 소개할 모관운동은 모세혈관 기능을 원활하게 하여 혈액순환을 정상으로 만들고 발의 고장도 고칠 수 있는 운동법이다. 평상침대와 경침 사용, 붕어운동, 합장합척운동, 배복운동의 다섯 가지는 척추를 바로하여 척추신경활동을 완전하게 하는 것을 목적으로 한다.

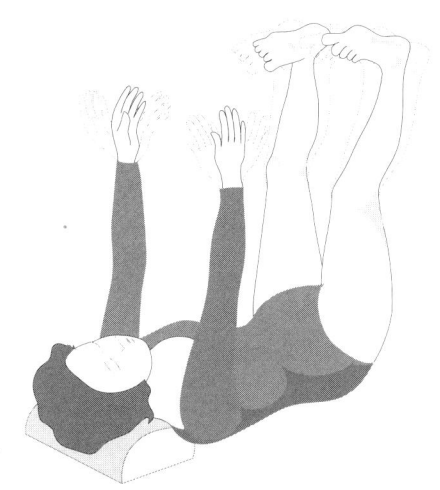

모관운동 누워서 손발을 수직으로 높이 올리고 팔다리를 약 1,2분간 흔듦으로 써 모세혈관망의 기능을 활성화한다.

① 모관(毛管)운동

반듯이 누워서 나무베개〔頸枕〕를 목뒤에 대고 손발을 되도록 몸통과 수직으로 높이 올리고 발바닥은 수평으로 한 뒤 손바닥을 가볍게 편다. 이 상태에서 팔과 다리를 1,2분 동안 약하게 흔드는 동작으로, 아침 저녁으로 1회씩 행한다. 혈액순환의 원동력인 모세혈관망은 팔과 다리에 전체의 7할이 분포되어 있는데 손발을 위로 올려 약하게 흔들어주는 것만으로도 이 모세혈관망의 기능을 높일 수 있다. 이 운동은 혈액순환(특히 정맥계통)을 좋게 하고 심장과 신장계통의 혈관기능을 높인다.

② 평상(平床)침대

생리적으로 보아 잠잘 때는 척추가 일직선이 되도록 딱딱한 침상에서 자는 것이 적합하며 합리적이다. 평상은 중력에 대해서 가장 안정된 평면이므로 이 위에서 잘 때는 전신의 평안한 휴식이 가능하며 또 척추 앞뒤의 부탈구가 좋아진다. 딱딱한 평상은 피부를 자극하여 간장과 신장의 활동을 촉진한다. 3~10번 척추가 평상 위에서 수평을 이루게 되면 간장과 심장의 기능이 완전해진다. 간장에 장애가 있으면 장의 운동이 둔해지고 변의 배설이 잘 안되어 오랫동안 장 속에 쌓여 뇌출혈의 원인이 되기도 한다.

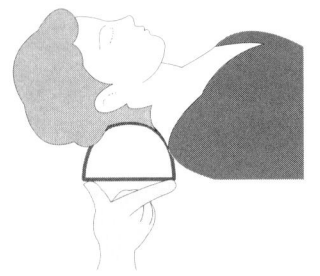

평상침대와 경침의 사용 전신의 평안한 휴식을 돕고 혈류의 흐름을 증가시켜 인대·건·근육의 기능강화를 돕는다.

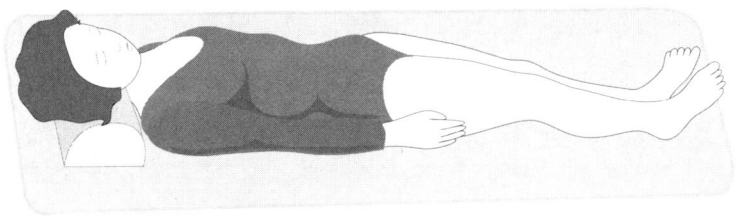

평상은 두께 1cm, 폭 73~90cm, 길이 180cm의 나왕 합판이 좋다. 평상 위에서는 붕어운동과 합장합척(合掌合蹠) 운동을 하고 알몸으로 자는 습관을 들이도록 한다.

③경침(頸枕)

딱딱한 베개를 사용하면 혈류의 흐름이 증가한다. 동맥경화로 혈관이 굳어 진 사람에게는 혈관에 낀 불순물들을 씻어주어 머리를 맑게 해준다. 오래 목을 구부리고 일하는 사람은 경추부위의 정맥이 부풀어올라 있으며 우심방이 확대되어 심장병이나 폐질환에 걸리기 쉽다. 경침은 목의 뼈를 바르게 하여 경추골의 부탈구를 예방하고 이로 인한 목과 어깨, 팔의 통증을 치료해준다. 이러한 통증은 대체로 경추골의 부탈구가 원인인데, 이는 경추관을 이루는 인대·건·근육·연골판 등이 유연성과 탄력성, 지구력이 부족한 탓에 발생하는 것이다. 평상과 딱딱한 베개를 함께 쓰고, 목과 어깨의 관절을 구성하는 인대·건·근육을 강화시켜 탄력성과 유연성, 지구력을 높여주는 목 추스르기 및 굽히기 운동 등과 모관운동을 함께 하면 좋은

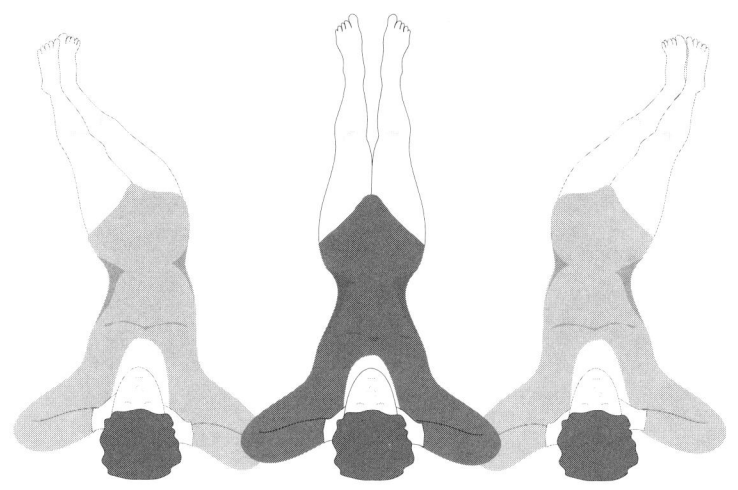

붕어운동 평상 위에 반듯하게 누워 금붕어가 헤엄치듯 몸을 좌우로 흔들어준다. 척추의 측만 곡을 예방하고 내장기능을 활성화하며 적혈구 생성을 증진시킨다.

효과를 볼 수 있다. 반경이 자신의 약지 길이만한 오동나무를 수직으로 둘로 쪼갠 다음 둥근 쪽을 4번에 경추 가로로 대고 반듯이 눕는 것이 경침의 올바른 사용법이다.

④ 붕어운동

 평상 위에서 물고기가 헤엄치는 모양의 동작을 빨리 하는 운동이다. 다리를 쭉 뻗은 상태에서 발끝을 무릎 쪽으로 당겨 발목을 직각으로 만들고, 두 손은 깍지 끼여 3·4번 경추 부위에 댄 상태에서 금붕어가 헤엄치듯 몸을 좌우로 흔들어준다. 이는 무릎을 세우고 하는 것, 엎드린 자세에서 하는 것, 다른 사람의 도움을 받는 것 등으로 변형하여 시행할 수 있다. 효능은 크게 세 가지가 있는데 첫째, 척추의 측만곡(側彎曲)을 예방하며 척수신경에 대한 압박이나 말초신경의 마비를 호전시켜 전신의 기능을 바로잡는다. 둘째, 장관에 진동을 줌으로써 장관계의 내용물을 골고루 퍼지게 하여 장염전·장폐색·맹장염·복통·위경련 등을 예방하며, 셋째, 골수 내의 적혈구 생성기능을 증진시킨다.

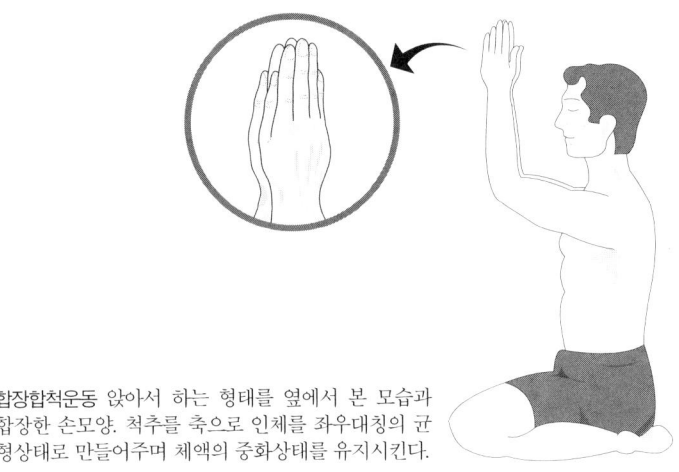

합장합척운동 앉아서 하는 형태를 옆에서 본 모습과 합장한 손모양. 척추를 축으로 인체를 좌우대칭의 균형상태로 만들어주며 체액의 중화상태를 유지시킨다.

⑤ 합장합척(合掌合蹠)운동

원래 척추를 축으로 하여 좌우 반신이 완전한 균형을 이루면 건강체로서 병에 걸리지 않는다. 그러나 거의 모든 사람들은 좌우 반신이 균형을 이루지 못하고 있기 때문에 질병에 걸리는 것이다. 인체를 균형상태로 만드는 합장합척운동은 앉아서 하는 것과 누워서 하는 두 가지 형태가 있다. 먼저 앉아서 하는 형태는 손가락 다섯 개를 서로 밀착시키고 손바닥을 마주해 합장을 한다. 합장은 얼굴의 높이와 같게 하고 팔꿈치는 심장보다 높이 올려 지각신경을 완전히 가동시킨다. 실시하는 시간은 40분으로, 일생에 한번만 하면 된다. 합장을 하는 것은 생물체에 일종의 전기회로를 만드는 것으로, 생명광선의 방사를 촉진시킨다. 척추를 축으로 하여 인체를 좌우대칭의 균형상태로 만들어주며 교감신경과 부교감신경을 조절하여 체액의 중화상태를 유지시킨다.

누워서 하는 형태는 먼저 편평한 바닥에 누워 경침을 목에 대고 두 팔을 가슴 위로 올린 뒤 두 손을 모아 합장한다. 처음엔 두 손의 손가락 끝만 붙이고 좌우 손가락을 서로 밀었다 멈췄다 한 다음, 손끝을 붙인 채 전후상하로 움직이는 것을 수차례 반복한다. 다음에는 손끝에 힘을 주어 서로 밀

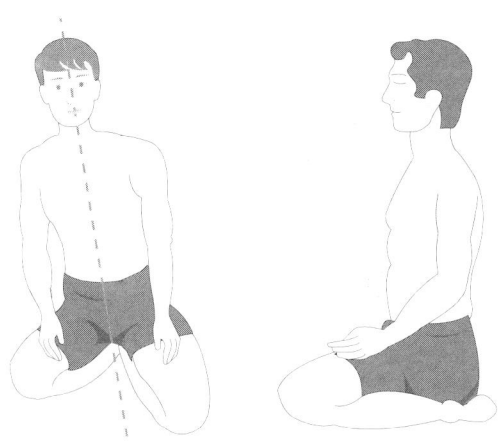

배복운동 몸을 곧게 하여 하나의 막대기를 흔드는 것처럼 몸통을 좌우로 흔드는 배부운동과 복부에 가볍게 힘을주고 앞뒤로 움직이는 복부운동을 병행한다. 척추 좌우의 근육을 긴장시켜 전신의 기능을 바로잡아준다.

면서 두 팔뚝을 축으로 수차례 손목을 회전시킨다. 동시에 두 무릎을 구부린 상태에서 벌려 발바닥을 서로 마주대고 몸통의 축 방향으로 발바닥 길이의 1.5배만큼씩 움직인다. 마지막에는 합장합척 상태로 5~10분 동안 조용히 휴식을 취한다.

⑥ 배복(背腹)운동

미저골에서 머리 정상까지를 일직선으로 하여 마치 하나의 막대기를 좌우로 흔드는 것과 같이 몸통을 흔드는 배부(背部)운동을 하면서 동시에 가볍게 복부에 힘을 주어 전후로 복부(腹部)운동을 시행한다. 아침 저녁 10분씩 시행하는데 1분에 50~55회를 기준으로 한다. 알몸으로 하는 것이 원칙이다. 이 운동은 척추 좌우의 근육을 번갈아 긴장시키므로 전신의 기운을 바로잡아주는 작용을 한다. 우리의 신경은 생리학상 동물성 신경계통(뇌척수신경)과 식물성 신경계통(자율신경)의 두 가지로 나뉜다. 전자는 우리들의 의식에 의해 마음대로 움직일 수 있는 지각신경 및 운동신경을 가리킨다. 후자는 어느정도는 우리들의 감정에 의해 작용하지만 마음대로 할 수 없는 신경이며 소화·흡수·순환 등의 기능을 맡고 있다. 이 식물성 신경은 다시 교감신경과 부교감신경으로 나뉘는데, 교감신경은 활동적·적극적 기능의 신경이며, 부교감신경은 억제적·소극적 기능의 신경이다. 이 식물성 신경은 각각 완전히 그리고 서로 대립적으로 작용하여 신체의 생리기능을 주관한다. 복부운동을 하는 것은 부교감신경을 자극하는 것으로, 만일 척추를 좌우로 흔드는 운동을 하지 않고 복부운동만 한다면 부교감신경이 항진되어 위궤양이나 암, 천식 등에 걸리기 쉽다. 반대로 복부운동을 하지 않고 척추를 좌우로 흔드는 운동만 한다면 교감신경을 긴장시켜 고혈압·당뇨병·동맥경화증 등에 걸리기 쉽다. 그래서 배부운동과 복부운동을 동시에 해야 하는 이유가 바로 여기에 있다. 말하자면 '등과 배를 함께 움직여' 체액의 평형을 유지하고 교감신경과 부교감신경 모두가 100% 활동하는 균형상태를 이루어, 무병한 건강체의 신경 기초를 만들려는 것이다.

정서관리를 통한 건강한 삶

① 스트레스 다스리기

항상 즐겁고 기쁜 마음으로 살면 스트레스를 받지 않고 엔도르핀이 많이 생산되어 오랫동안 젊음과 건강을 유지할 수 있다. 그러나 이것은 누구나 공감하지만 현실적으로는 실행하기 힘든 이상에 지나지 않는다. 우리의 삶은 늘 즐겁고 기쁘게 살 수 있는 상황만 주어지는 것이 아니다. 따라서 우리는 생활여건의 개선에 눈을 돌려야 한다. 평소 생활에서 받는 스트레스를 효과적으로 풀 수 있는 방법이 있다면 스트레스를 다소 받거나 이것들이 쌓이더라도 큰 문제가 되지 않을 것이다. 사람에게는 생활주기가 있다. 하루 24시간도 낮과 밤으로 구분되고 한 주일에도 주중과 주말이 있다. 따라서 우리는 하루의 낮 동안(혹은 주중)에는 일하고, 밤(혹은 주말)에는 쉬면서 여건이 허락하는 한 즐겁게 일에 열중할 수 있는 시간을 만들어야 한다. 그날의 스트레스는 그날에 말끔히 푸는 것이 좋다. 6일간 열심히 일하고 주말에는 일주일 동안 쌓인 스트레스를 풀 수 있는 시간을 가져야 한다. 스스로 자기 생활의 여건을 개선해가야 한다. 크게 보아 역사는 인간이 생존여건을 개선해온 기록이다. 오늘의 생활여건을 개선해가는 것은 내일의 발전을 다지는 의미인 것이다. 열심히 일하고 자신에게 주어진 휴식시간에는 철저히 즐거움을 누려야 한다. 휴식과 일이 잘 짜여져 물결치듯 이어지는 삶을 산다면 날이 갈수록 기쁨이 커질 것이므로 스트레스가 쌓일 여지가 없음은 물론 심신이 훨씬 건강해질 것이다.

②음악요법

같은 음악을 들어도 느낌은 사람에 따라 다 다르게 나타난다. 듣는 이의 마음상태에 따라 다를 수 있고, 경험과 이해에 따라서도 달리 나타난다. 또한 본래 지닌 음악적 소양이 풍부할수록 음악에 민감하게 반응한다. 음악요법은 이 세 가지 원리를 이용해 효과적으로 정서를 조절하는 것이다.

병을 치료하는 방법은 여러 갈래가 있다. 약을 복용하거나 수술을 하거나 또 한방에서는 침이나 뜸을 뜨는 등 다양한 방법이 있지만 중요한 것은 진단을 정확하게 해야 좋은 치료가 가능하다는 것이다. 음악요법은 인간이 정서조절을 잘못해 병이 발생한다는 생각을 기본전제로 하여 불균형한 정서의 편차를 조절하는 방법이다. 즉 맥진(脈診)으로 오장의 기능을 살펴서 그 정기허실(正氣虛實)에 따라 음악을 달리 활용하는 치료법이다.

심리적 긴장으로 인해 생긴 두통에 대해 흔히 서양의학에서는 긴장성 두통이라 진단, 치료한다. 그러나 한의학에서는 그 긴장이 노여움이 지나친 데서 온 것인지 또는 심한 놀라움과 두려움에서 생긴 것인지 혹은 기쁨이 지나쳐 온 것인지를 구별하고, 맥진을 비롯한 한의학적 진단법을 통해 침이나 약으로 다스린다. 이때 음악요법을 곁들여 활용할 수 있다. 한의학에서 활용하는 것은 음악요법의 여러 종류 가운데 주로 재생음악을 이용하는 듣기 위주의 형태이다.

노여움이 지나쳐서 생긴 두통에는 간의 기를 억제하면서 폐의 기운을 돋구어주는 애절하고 슬픈 곡을 사용하여 치료하면 좋은 효과를 거둘 수 있다. 놀라움과 두려움이 지나친 데 따른 두통에는 소화기를 왕성하게 하는 곡들이 효과가 있는 것으로 알려져 있다. 또 기쁨이 지나쳐 흥분하여 심장이 열을 받아 두통이 심할 때는 신기(腎氣)를 돕는 정서인 두려움과 놀라움을 주는 음악이 좋을 것이다. 위장병을 치료하는 데에도 음악요법을 사용할 수 있다. 지나치게 염려와 생각이 많아 위궤양이나 십이지장궤양이 생겼을 때는 염려와 사색을 억제하는 정서인 노여움을 북돋워주는 음악을, 기쁨과 즐거움이 부족해 심기(心氣)가 비위기(脾胃氣)를 살리지 못해 밥맛이 없고 소화장애가 있을 때는 신명나는 음악을 사용하는 것이 효과적이다.

맺음말

여기서 설명한 몇가지 자연요법은 기존의 기계적이고 수동적인 양방 처치의 한계성을 극복하려는 의도로 최근 다시 유행하고 있는 것들이다. 그러나 실제로 우리 인간들은 아주 오랜 옛날부터 자연스럽게 이러한 치료법을 개발, 시행해왔다. 인간에게 있어 질병은 각자에게 부조화스런 현재의 상황을 일깨워주는 신호체계이다. 그러므로 질병으로 인해 오히려 인간은 스스로의 삶을 돌이켜보고 성찰할 기회를 얻게 되며, 자신의 삶이 조화로운 삶인지를 판단하는 근거로 삼을 수 있다. 이러한 질병관을 바탕으로 앞서 소개한 자연요법들을 시행한다면 우리는 질병의 치료를 의사에게만 의존하지 않고 각자가 치료의 주체가 되어 한층 건강한 삶을 영위할 수 있을 것이다.

자기(磁氣)로 치료한다

'한서생체자기경락요법'을 중심으로

구한서 한서생체자기연구원 원장.

전자기요법과 한서생체자기경락요법

최근 대체의학(혹은 자연치료의학)에 대한 의료계와 일반인의 관심이 높다. 대중의 이용도에 비하면 우리나라에서는 아직 의과대학에서의 교육과 병원에서 제공되는 써비스가 미미한 편이다. 미국 국립보건원(NIH)은 그 중요성을 감안하여 1992년 후반에 국회의 법안통과를 기점으로 대체의학국(OAM)을 신설하는 등 적극성을 보이고 있다. 최근에는 30개의 의과대학이 대체의학 과정을 두고 있고, 의료보험업계는 대체요법에 대한 비용지불을 인정하기 시작했다. 미 국립보건원 대체의학국에서는 대체의학의 효과를 검증하고 연구하기 위해 이를 심신상관요법, 생체 전자기치료, 인도 및 중국의 전통의학체계, 수기치료, 약물치료, 약초요법, 영양 및 식이요법 등 7가지 범주로 분류한다.

이처럼 생체에 전자기(電磁氣, electromagnetic force)를 적용하는 요법은 미 보건당국에 의해서 침구·한약조제 등 전통 한의학과 더불어 그들이 말하는 '대체의학'[1]의 중요한 일부를 이루고 있으며, 특히 자석을 이용한

---

1) 우리말로는 전통 한의학(韓醫學)과 양의학 어느 쪽에도 속하지 않는 의학을 '대체의학'이라고 하는 데 비해 영어의 'alternative medicine'은 서양의 현대의학 이외에 모든 요법

각종 요법은 최근 그 인기가 부쩍 늘고 있다.

그러나 필자가 개발해 시행하고 있는 생체자기경락요법(生體磁氣經絡療法)은 몇가지 중요한 점에서 여타 어떠한 자기요법과도 구별된다. 그 차이점을 이루는 특징들이 근거가 있는 것으로 판명될 경우 이는 비단 자기요법에서만 중요한 일이 아니고, 동·서양 의학 전반에 걸친 '21세기 의학혁명'을 일으킬 수 있는 중요한 사안이다. 따라서 이 글에서는 '한서생체자기경락요법'(이하 한서요법)[2]이라고 필자가 명명한 이 요법을 중심으로 설명하고자 한다.

대체로 지금의 전자기요법은 질병의 근본원인이나 환자의 체질에 대한 구체적인 고려 없이 통증부위나 특정부위에 자석을 부착하거나 전기적 자극을 가하여 국소적 증상의 해소를 위해 전자기를 활용하고 있다. 이 점에서 이들 요법은 대부분의 전통적 약물치료나 물리적 요법과 마찬가지로 '대증적(對症的)'인 방법을 취하고 있다고 하겠다.

물론 이 말이 기존의 모든 의술이 좁은 의미의 '대증요법'(즉 표출된 증상을 직접 제거하는 작업)에 국한되어 있다는 뜻은 아니다. 그러나 전자기를 질병치료에 활용하는 일반적 방법들이 체질이 다른 개개인의 구체적 장부(臟腑)조건을 무시한 채 질병중심의 사고로 단지 병증에 따라 전자기가 나타내는 몇가지 효능만을 중시하여 인체에 적용한다는 점에서는 '대증적'이라고 말할 수 있다. 그리하여 자석치료가 인체에 좋다는 막연한 일반론을 내세울 뿐 특정인과 자기(磁氣)의 구체적인 상관관계를 객관화하여 정확한 근본치료를 할 수 없었다.

본 요법에서도 자석을 통증부위나 특정부위에 부착시켜 증상을 제거하

을 지칭하므로 전통 한의학까지 포함하는 좀더 넓은 개념이다.
2) 이렇게 명명하게 된 경위는 서양에서 대체의학의 중심지라 할 독일(이곳에서는 나투르메디찐 Naturmedizin, 즉 '자연의학'이라는 표현을 쓰며 국가에서 '자연의사'를 인정한다)에 필자의 자기경락요법(meridian magnetic therapy)을 처음 소개했을 때 이를 여타 생체자기요법과 구별해서 등록할 명칭이 필요하다고 해서 한서생체자기경락요법(Hanseo Meridian Magnetic Therapy, 약칭 HMMT)이라는 이름을 붙이게 되었다.

거나 완화하는 '대증방(對症方)'을 사용한다. 그러나 이것은 어디까지나 보조기능으로 활용할 뿐, 기본치료는 각 개인의 정상적인 장부생리를 유도할 수 있는 정확한 경락을 찾아 자기로 장부기능을 조절하는 경락조절법에 따른다. 또한 뒤에 설명할 '운기체질(運氣體質)'을 진단의 근본으로 삼아서 각 개인마다 정상적인 자장(磁場)을 형성시킬 수 있는 경락을 정확하게 조절할 수 있다. 전자기를 이용하는 것도 물리적으로 경혈(經穴)을 자극해 질병치유를 돕는 것인만큼 정확한 혈을 찾아 자석을 부착하는 것이 관건이 된다. 다시 말해 한서요법은 첫째, 질병에 대한 접근방법이 다르고 둘째, 체질 중심의 경락조절을 가능케 하는 독특한 진단법을 갖고 있으며 셋째, 자석을 사용하는 편리한 경락조절법을 개발하여 치료를 수행한다.

이 모든 것의 바탕에는 필자 나름으로 도달한 인체와 우주에 대한 동아시아 고래의 인식이 결정적으로 작용하고 있다. 그러나 여기서는 이에 대한 설명은 최소한으로 줄이고, 위의 세 특징을 중심으로 이 요법을 기술하겠다. 편의상 진단법보다 치료법과 그 임상성과에 대한 설명을 먼저 제시한다. 진단이 치료에 선행하고 실제로 진단법이야말로 이 요법의 핵심이지만, 동아시아 고래의 우주관에 의존하는 이 진단법에 대한 설명을 뒤로 돌리는 것이 일반독자가 좀더 이해하기 쉬우리라 생각하기 때문이다.

한서요법의 질병관과 체질론

질병에 대한 접근방법

현재까지의 치료법들은 어떤 질병이 발생했을 때 주로 그 증상을 억제 내지 해소하기 위해 약물이나 침, 수술 등 가능한 수단을 총동원하는 것이었다. 그러나 한서요법은 질병증상 자체를 중시하는 것이 아니라, 질병을 발생시킨 원인에 해당하는 장부(臟腑)를 찾아 자석의 N극·S극 작용원리에 근거한 '자기경락조절기'를 이용하여 부조화된 장부의 기능을 원천적으로 회복시킨다. 즉 인체의 자연치유력(自然治癒力)을 활성화해 스스로 모든 증상을 해소하여 건강을 회복하게 하는 방법이다. 필자는 질병의 원인을 각 개인의 고유체질에 따라 형성된 오장육부의 '생체자기(生體磁氣)' 교란으로 인한 기능이상으로 본다. 따라서 한서요법에서는 '치료'라는 질병 중심의 개념을 사용하지 않고 개개인의 장부기능의 조화에 중심을 둔 '조절'이라는 개념을 사용한다.

이는 질병의 치료뿐 아니라 그 예방을 위해서도 중대한 의미를 갖는다. 왜냐하면 질병 중심으로 세분화된 의료체계나 증상 중심으로 처방을 내는 기존 의료관행에서는 당연히 질병치료에 무게중심을 두기 때문에 예방은 단지 일반론에 그치고, 개개인에 따른 구체성을 띠지 못하기 때문이다. 그러나 관심의 초점을 '운기체질'상 나타난 개개인의 음양장부의 허실(虛實)에 두는 한서요법은 질병의 예방과 진단, 치료(조절)가 구체적이며 일관성과 연속성을 갖는다. 즉, 특정인 중심(개체 중심)의 진단과 조절 및 질병예방이 한데 어우러져 유기적 구조를 이루는 것이다. 따라서 당연히 질병예방에 중심을 두며, 질병치료에서도 그 치료 내지 조절방법을 좌우하는 관건은 증상보다 환자 개개인이 된다.

체질론과 질병 유발의 메커니즘

한서요법은 각 개인에게 있어 생체자기 교란으로 인한 육장육부기능[3]

---

3) 흔히 오장육부라 하는데 운기학에서는 유형지부(有形之府) 오장(간·심장·비장·폐·신장)에 무형지부(無形之府) 심포(心包)를 더해 육장과 육부(유형지부인 쓸개·소장·위·대장·방광+무형지부=삼초)인 12개 장부를 설정한다. 그중 6개 이상이 상관관계를 이루어 병적조건이 진행되거나 잠재하고 있는 기간에 외적이든 내적이든 어떤 요인이 병적조건에 부합되면 비로소 병적 현상이 발현된다. 즉 어떠한 질병을 막론하고 그와 결합할 선행조건이 장부 내에서 형성되지 않으면 발병하지 않는다.
여기서 무형지부를 설정한다거나, 유형지부의 경우에도 현대 생리학에서 검증되지 않은 온갖 기능을 그 장부에 부여하는 동양의학적 발상에 대해 한마디 언급할 필요가 있다. 설혹 현대과학적으로 '입증'이 안된 기능일지라도 임상적으로 확인된다면 치료에 활용하는 것이 당연하거니와, '입증' 문제 자체를 기본적으로 다른 각도에서 접근할 필요가 있다.

이상이 모든 질병을 일으키는 원인이라고 본다. 그러므로 이 요법에서는 개개인의 체질에 대한 정확한 판별이 결정적으로 중요하다. 이러한 진단법을 '한서운기체질진단법'(이하 한서체질진단법)이라고 부르는 이유는 인간이 자연계의 일부로서 우주의 운행법칙에 따라 입태(入胎)되고 출생하듯이 인간의 체질도 입태 및 출생과 더불어 정해지며 그 체질의 범주 내에서 살아간다는 전제를 바탕으로 하기 때문이다.

이처럼 체질은 우주의 운행법칙에 따라 형성되므로 시술자의 경험이나 주관이 개입할 여지가 없는 객관적인 것이고, 당연히 과학적 입증(즉 재현)도 가능하다. 그럼에도 불구하고 이를 무시하고 막연히 드러나는 신체적 특징만을 가지고 몇개 집단으로 나누어 인위적으로 체질을 분류하거나 체질 자체를 부정하는 것이 오늘날 의료계의 현실이다.

이러한 체질에 대한 인식 부족으로 인해 의료행위에서 인간 개체가 아닌 질병 중심의 의료분화(醫療分化)가 자리잡고 있다. 그 결과 개인의 고유성을 무시하고 지극히 후차적 문제인 질병증상에 따른 진단법이 고착되어 실제와 부합하지 않는 결과를 초래하게 되었다. 또한 사람의 생명과 건강을 통계학적 수치로 파악함으로써 인간을 질병치료의 주체가 아닌 객체로 전락시켰다.

여기에 대해 필자는 '모든 질병은 체질병이다'라는 명제를 앞세운다. 즉 질병은 각 개인마다 특수하게 형성된 체질상의 음양장부의 허실에 따라 발생하며, 개인의 고유한 체질을 벗어난 질병은 없다고 보는 것이다. 물론 불의의 사고로 인한 경우는 예외이다. 또한 동일체질을 가진 사람들간에도 건강상 많은 차이를 발견할 수 있는데, 이는 입태 전의 유전인자가 각기 다르고 살아온 과정도 다양하기 때문이다. 그러나 어떠한 경우라도 각 개인의 고유체질 자체에는 조금의 변형도 일어날 수 없다. 따라서 질병의

즉 현대과학 특유의 세분화 방식이 아니라, 인체 전체를 하나의 장(場, field)으로 설정하고 이 장에서 벌어지는 복잡하기 그지없는 생명작용을 측정하는 데 결정적으로 중요한 몇개의 매개변수(媒介變數, parameters)가 곧 오장육부라고 보는 관점이 필요한 것이다.

현상은 다양해도 그 사람의 체질에 맞게 치료해야 부작용 없는 근본치료가 가능하다. 모든 질병은 증상이 나타나기 전에 이미 신체 내에서 장부기능상의 부조화라는 선행조건을 가지므로 장부기능의 조화를 회복시켜 이 조건을 제거해주면 인체는 스스로 질병을 치유할 수 있는 능력을 갖게 된다.

반면에 이 조건이 제거되지 않은 채 증상만 해소할 경우, 그 해소과정에서 다른 장부에 이상이 생겨 새로운 증상이 나타나거나 원래의 장부이상이 다른 형태의 질병을 유발하거나 아니면 일정기간 이후 원래의 질병이 재발하게 마련이다.

한서요법의 치료법과 임상실적

간편한 조절방법

먼저 한서요법의 치료법을 소개하고자 한다. 이 요법에서는 우주변화의 원리를 응용한 '운기론(運氣論)'에 따라 기본적으로 6,400여 체질을 분류하고 각 개인의 부조화된 음양장부의 기능을 체질에 따라 조절한다. 앞서 말한대로 이러한 '장부기능 조절'이 치료의 핵심이다(보조수단으로 '대중방' 자석을 쓰기도 한다).

이때 사용하는 '자기경락조절기'는 자석의 N극·S극을 이용해 경락을 따라 사법(瀉法)과 보법(補法)을 자유자재로 응용할 수 있는 간편한 기구이다. 각 개인의 체질에 따라 음양장부 경락의 시작과 끝이 되는 양 손발의 특정 경혈에 조절기를 부착해 기혈의 원활한 흐름을 돕는다. 조절기에 사용하는 자석은 하나하나가 인체에 맞게 특수제작된 특허품(대한민국 발명특허 1994년 4월 23일 제072160호)으로 강력하고 효과적이며 기복없이 조절작용을 하게끔 되어 있다.

조절기를 부착하면 그 경락과 혈이 소통하는 장부는 활기를 되찾는다.

이것이 다른 장부와 연계되어 전체적으로 신체의 안정을 찾게 되며, 일정 기간 지속적으로 조절하면 건강을 회복할 뿐만 아니라 거의 모든 질병을 사전에 예방할 수도 있다.[4]

일단 정확한 처방이 내려지면 환자 스스로 이 조절기를 사용하여 손쉽게 치료를 계속할 수 있다. 효과는 본인이 얼마나 꾸준히 조절을 지속하느냐에 달려있다. 그밖에도 침술이나 수술에서와 같은 고통이 없고 약물부작용으로부터 자유롭다는 이점이 있다.

임상실적과 의학계의 반응

필자의 연구원을 찾는 환자들은 거의 대부분이 현행 의료계에서 치료를 포기한 상태의 만성질환자들이다. 필자는 지난 20여년 동안 7만 5천여명에 달하는 회원을 한서체질진단법에 따라 진단하고 자기경락조절기로 치유해왔다. 만성간염·당뇨·고혈압·중풍·퇴행성질환·각종 암·디스크 등 드러난 증상에 연연하지 않고, 증상의 원인이 되는 오장육부의 기능을 원상으로 회복하는 데 주안점을 두었다. 이 과정에서 병명은 수백개여도 개인의 고유체질을 벗어난 질병은 없었음을 확인할 수 있었으며, 체질진단에 오진이 없었기 때문에 많은 환자들이 나름대로 상당한 효과를 보았다.

그동안의 결과를 토대로 필자는 '정확한 진단, 약물공해로부터의 해방, 질병의 예방'이라는 3법을 완성하여 실행했다고 자부한다. 그래서 국내는 물론 세계 여러나라의 관련 의학자들에게 한서요법을 전수하고 있고 임상을 통해 이 요법의 과학성을 증명하고 있다. 국내의 대전대학교[5] 및 경산대학교[6] 부속 한방병원에서 각각 관절통·근육통과 신경성·긴장성 두통

---

4) 조절에는 14개, 즉 7쌍의 자석을 사용하며 조절기는 원칙적으로 한번에 2시간 정도 붙였다가 일단 뗀 후, 4시간 이상 지난 후에 다시 붙이는 식으로 한다. 자주 할수록 효과가 좋다. 조절기를 부착해 일시적으로 활성화된 장부가 조절기의 도움없이 작용하는 상태로 돌아갔다가 다시 활성화되는 과정을 반복하는 가운데 장부의 활성도가 높아지고 증상도 자연히 사라지는 것이다.
5) 대전대학교부속한방병원 문서번호: 병총 70호. 1995.04.03.
6) 경산대학교부속대구한방병원 문서번호: 원무 제 95-29호. 1995.04.24.

환자를 대상으로 시술한 결과 84%의 유효성을 인정받았다. 그리고 서울 가톨릭의대 강남성모병원 가정의학과[7]에서도 자기경락조절기를 임상에 활용하여 "한서자기경락요법을 기능성질환 환자에게 적용해본 결과 85%에서 주관적 증상이 호전되었으며, 99.3%에서 EAV(경락진단기)가 정상화되었다"는 결론을 얻었다.

특히 중국의 쓰촨성 중의약연구원(四川省中醫藥研究院)에서는 고혈압·당뇨·간장질환 등 난치환자를 대상으로 임상한 결과 87%의 효과를 인정하여[8] 지난 1996년 5월 중국의 각 성에서 선발한 의사를 대상으로 뻬이징중의약대학 부속병원에서 한서요법을 전수하였다. 또한, 1996년 10월 중국 허난성 장져우(鄭州)에서 개최된 '국제 전통 생명과학 학술대회'에서 5백여편의 논문 중 필자의 논문이 최우수상을 수상, 각국 대표들로부터 한서요법의 전수를 요청받기도 했다.[9]

그리고 서구 대체의학의 본산이라 할 수 있는 독일에서는 여러 해 전부터 이 요법에 관심을 갖고, 1999년 11월 독일의학회 주최로 바덴바덴에서 열린 학회의 정식 순서의 하나로 쎄미나를 가져 큰 반향을 불러일으켰다.[10] 그 결과 현재 독일 내 3개의 종합병원에서 이 요법의 임상시술을 준비중이고, 2000년 4월부터 독일 의학자들에게 전수교육을 실시했다.

7) 박은숙「기능성질환에 대한 전침진단 및 한서자기조절요법의 적용」, 국제 기능교정 및 TMJ연구회 주관 '제2회 제3의학/대체의학 씸포지엄'(1999. 1. 30～31).
8) 周建偉(쓰촨성 중의학연구원 침구과 주임)외 6명「具氏生體磁氣經絡療法 治療痛症的 臨床觀察」, 中國中醫藥學會 주최, 河南省醫藥學會 주관 제1회 世界傳統生命科學大會(國際中醫與周易學術硏討會)(1996. 10. 18～21). 또한『亞洲醫學』1999년 10월 증보관에 王虹「具氏生體磁氣經絡療法的臨床應用」, 壓德全「具氏生體磁氣經絡療法 治療坐骨神經痛5例 療效觀察」, 李忠 「具氏生體磁氣經絡療法 治療癌性疼痛4例報道」 등 모두 6편의 임상자료가 실렸다.
9) 중국에서의 반응에 대한 르뽀기사로는『신동아』1996년 5월호 및 1997년 1월호에 각기 실린 안영배 기자의 기고문 참조.
10) "Medizinische Woche Baden-Baden"(1999. 10. 30～11. 5). 공동주제는 'Naturheilverfahren an der Jahrtausendende: Rueckblick und Perspectiven', 주관단체는 Aerztegesellschaft für Erfahrungsheilkunde e. V. 이 모임에서 필자의 발표시간에 강남성모병원 박은숙 교수와 독일인으로서 한서요법을 전수받아 현지에서 시술해온 의사 올레쉬(Hans V. Olesch)의 보충보고도 있었다.

그러나 이러한 성과에도 불구하고 특히 국내에서는 아직도 양·한의학계 모두가 한서요법에 전체적으로 냉담한 실정이다. 여기에는 여러가지 현실적 요인도 작용하고 있겠지만, 무엇보다도 이 요법의 기본전제가 현대 서양의학 및 과학으로서는 인정하기 힘들다는 점, 그리고 한의학의 경우도 이론적 근거가 부분적으로 다르며 시술방식이 판이하다는 점이 원인일 것이다. 실제로 이 요법의 임상결과를 직접 목격하고 그 치료법의 효능을 인정하는 사람들도 이러한 치료를 가능케 하는 진단법의 원리는 수긍하지 못하는 경우가 많다. 그러나 이 진단법은 첫째, 누가 하더라도 동일한 결과가 나온다는 점(즉 재현가능성)과 둘째, 정확한 체질진단 없는 자석요법은 부분적이고 피상적인 치료에 그친다는 점에서, 가장 과학적인 진단법이라고 말하고 싶다. 이제 이 진단법의 원리와 순서를 소개한다.

한서요법의 체질진단법과 기본개념

체질의 형성과 진단

인간의 체질은 하늘과 땅 각각의 오행(五行) 기운이 서로 만나 작용하는 법칙에 따라 좌우 대립된 체질로 형성된다.[11] 우측은 입태시의 천지기운을 기준으로 한 '선천체질'이 되고, 좌측은 출생시의 천지기운을 기준으로 한 '후천체질'이 된다.

현재까지 대부분의 학계에서는 체질을 나눌 때 좌우 구분없이 분류한다. (일부 예외를 제외하면) 하지만 우리 인체는 좌우의 서로 다른 체질이 상호보완적으로 작용하면서 생명을 유지한다. 이 개념은 경락을 통한 기의 조절에서 매우 중요한 관점이며, 이제 설명할 임상실험으로 확연히 입증

---

11) 이러한 천지의 상호작용을 체계화한 것이 운기학(運氣學)인데 간단히 설명하면, 운기는 오운육기(五運六氣)의 줄임말로 5운(木·火·土·金·水)은 다섯 가지로 분류된 하늘의 운행원칙을 뜻하고, 6기(風·寒·暑[또는 熱]·濕·燥·火)는 여섯 가지로 분류된 땅의 기운을 말하는데, 이 또한 오행의 다른 표현이다.

된다.

체질진단 방법은 다음과 같다. 각 개인의 출생 년·월·일에 따라 좌우 체질을 분류하는데, 정상분만의 경우 출생일로부터 입태일을 역산할 수 있다(이 점은 현대의학의 상식에 어긋나므로 특히 의문의 대상이 되지만 여기서는 이 요법의 진단순서를 있는 그대로 기술하는 데 만족하기로 한다). 인공분만인 경우는 경락조절기를 이용한 특수한 방법으로 정확한 입태일과 그에 따른 '정상' 출생일을 찾아야 하는데 그 과정이 좀 복잡하다. 본인이 출생일을 모르거나 잘못 알고 있는 경우도 진찰을 통해 체질을 확인하기가 힘들다. 그러나 일단 날짜만 정확하면 체질진단은 누가 하든 똑같이 나온다.

예컨대 239면의 '임상사례 1'에 나오는 1937년 11월 5일(양력) 출생자는 우측은 목목불급(木木不及), 좌측은 금금불급(金金不及) 체질이다. 이 예를 들어 천간지지(天干地支) 상합법칙에 따른 한서체질진단법을 좀더 구체적으로 설명해보겠다.

1937년 양력 11월 5일의 일진은 병신일(丙申日)이다. 병신일에 출생한 사람은 간지상합(干支相合) 법칙에 따라 256일 전인 1937년 2월 23일 신사일(辛巳日)에 입태된 사람이다. 이때 운기(運氣)는 1운 1기인 목목불급(木木不及, 즉 肝虛·膽實)이고, 1937년 11월 5일 출생시의 운기는 4운 5기인 금금불급(金金不及, 즉 肺虛·大腸實) 체질로 형성된다.

이렇게 체질이 결정되면 이 진단된 체질에 따라 좌측은 좌측대로 우측은 우측대로 각각 한서생체자기경락조절기를 필요한 경락에 부착하여 좌우 생리기능의 회복을 돕는다.

앞에서 말했듯이 임상결과를 수긍하면서도 한서체질진단법을 의심하는 사람들도 많다. 하지만 이 진단법이 아니고서는 이러한 임상결과가 나오기 어렵다. 현재 모든 의료계에서 시행되고 있는 각종 질병진단법이 과연 얼마나 과학적이고 객관적이며 재현성이 있는가에 대해서는 비단 필자만이 아니고 수많은 사람들이 의구심을 갖고 있다. 더욱 중요한 문제는 설혹 질병 자체의 진단이 정확하더라도 그 질병의 근본원인을 환자의 독특한 체질과 연관시켜 짚어내려는 시도를 애당초 하지 않거나, 하더라도 객관성과 재현성이 거의 없다는 점이다. 생명을 대상으로 한 진단은 한치의 오차도 허용할 수 없는데, 의학계의 이런 현실은 큰 문제가 아닐 수 없다.

이 진단법의 유효성은 의외로 간단히 임상적으로 입증할 수 있다. 우선 기존 의료진단기구를 통해 환자에 대해 가능한 모든 검사를 한 다음, 환자를 한서체질진단법에 따라 진단한 후 처방을 결정하여 장부의 경락을 한 시간 정도 조절한다. 조절이 끝난 후에는 다시 처음 방법대로 검사를 실시한다. 이렇게 하면 즉시 이 진단법의 정확성 여부를 확인할 수 있다.

중립장부론

운기학은 기존의 한의학에서도 운용하는 경우가 있고, 수지침요법에서도 운기론에 따라 좌우체질을 나누기도 한다. 그러나 한서체질진단법을 기존의 모든 체질진단법과 구별해주는 결정적인 요소는 필자가 개발한 '중립장부(中立臟腑)' 이론이다. 이를 통해 비로소 장부의 허실을 명확히 구분짓고 부작용 없는 치료를 시행할 수 있다.

중립장부는 오장육부 중 오행의 상생상극원리(相生相剋原理)에 기반을 두고 나를 극할 수 있는 것은 허(虛)하고 내가 극할 수 있는 것은 실(實)하여 침범을 당할 수도 할 수도 없게 만드는 상태, 즉 저울의 중심점처럼 전체의 균형을 유지해주는 역할을 하는 장부를 말한다.

인간은 누구나 생리작용에서 오장육부간의 중립을 유지하는 장부를 좌우에 각각 하나씩 갖고 있다. 그 중립장부를 축으로 하여 나머지 4개 장부가 상호대립작용을 하며 이것이 또 좌우로 대립관계를 유지하여 생명활동을 하는 것이다. 이처럼 '중(中)'이란 다름아닌 자기(磁氣)의 N극·S극 작용을 가능케 하는 것이다. 중심체 없이 N극과 S극이 따로 존재할 수 없고, 각 극의 특성에 따른 작용도 할 수 없다. 그러므로 우주에 존재하고 운동하는 모든 것은 N극과 S극 작용의 몸체인 '중'을 축으로 하여 대립과 투쟁,

통일작용을 반복함으로써 생성·소멸하는 것이다. 이러한 이론에 근거해 각 개인의 중립장부를 찾아내고 그 중립장부를 자극하지 않는 범위 내에서 치료에 임하는 것이 한서체질진단법의 핵심이다. 필자는 인체생리작용에 있어 동양의학 5천년사에서도 발견하지 못한 개체 중심의 중립장부를 최초로 발견하여 진단 및 치료행위에 적극 활용함으로써 동양의학의 진단체계를 과학적·객관적으로 증명할 수 있게 하여 새로운 동양의학체계를 확립했다고 감히 자부한다. 동시에 그간 서양과학자·의학자들로부터 지극히 추상적이고 관념적이며 주관적이라고 비판받아온 동양의학관에 종지부를 찍게 하였다는 데 가장 보람을 느낀다.

몇가지 기본개념

이제 한서요법의 이론적 근거를 이루는 몇가지 기본개념을 소개하겠다. 필자는 이들 개념이 현대과학의 최신 발견들과도 상통하는 바 있다고 확신하지만, 이 요법의 우주관은 근대과학의 우주관과 상치되는 것이 사실이다. 이 문제는 좀더 깊은 연구와 넓은 식견을 가진 학자가 정리해줄 일이고, 여기서는 필자의 연구와 시술의 바탕이 되고 중립장부의 발견을 가능하게 한 생각들이 어떤 것인지만 소개하겠다.

① 원천자기(源泉磁氣)

우주공간을 가득 채운 구극미립자(究極微粒子)가 기본적으로 양극성(兩極性)을 띠는 자성체(磁性體)라고 할 때, 대자연계에 존재하는(미생물을 포함한) 모든 생명체뿐만 아니라 인간이 의지하고 살아가는 이 지구를 포함한 모든 천체(天體) 역시 하나의 자성체이다. 필자는 이 자성, 즉 자화(磁化)될 수 있는 성질이 물리학에서 말하는 협의의 전자기(電磁氣, electromagnetic force)로만 나타나지 않고, 우주에 존재하는 만물형성의 근원이자 동력원으로 작용한다고 보며, 이를 협의의 자기와 구별하기 위해 '원천자기'라고 부른다.[12]

우주에 존재하는 만물의 생멸현상을 일궈내는 원천자기의 입장에서 보면 인위적으로 나누어놓은 생물과 무생물의 구분도 편의적인 것 이상의 큰 의미를 가질 수 없게 된다.

② 생체자기(生體磁氣)

원천자기의 개념을 생물의 생장·소멸 과정으로 국한할 때는 생체자기라고 본다. 생체자기는 우주자기력인 원천자기의 범주에 속하는 생명의 근원물질이기 때문에 인체형성의 기본이자 생명력을 지속시키는 동력원이 된다. 또한, 생물이 생장·소멸하는 과정에 반드시 나타나는 질병이라는 비정상적 상황을 초래하는 근본원인이자, 이를 다시 정상으로 유도하는 기본물질이기도 하다. 자석을 활용한 경락조절이 가능한 것도 인체가 생체자기로 형성되어 있고 자석의 자기와 생체자기가 모두 원천자기의 작용이기 때문이다.

③ 자기와 인체

인체는 상호연관된 유기체로 순환계에 의해 생명력을 유지하는데, 특히 경락계·혈관계·신경계의 3계에 의해 각 기관이 유기적인 관계를 이루고 있다. 지금까지는 생명유지 현상을 심장의 펌프작용에 의한 혈액순환으로 설명해왔는데, 그렇지만은 않다. 주먹만한 심장 하나로 어떻게 9만 6천여 km에 달하는 체내 혈관의 운행력을 발휘할 수 있겠는가. 혈액순환은 혈액 중에서 철 성분을 많이 함유하는 헤모글로빈이 주도한다고 알려져 있다. 그러나 더 깊이 들여다보면 생명력의 통로인 경락계에 정상적인 자기가 흐름으로써 이 자기의 유도에 의해 혈액 순환이 원활하게 이루어지는 것이다.

모든 사물이 운동력을 갖기 위해서는 자장이 형성되어야 한다. 따라서

---

12) 서구의학계에 이 요법을 소개하면서 '원천자기'를 독일어로 Urmagnetismus, 영어로는 ur-magnetism이라 번역했다.

인체가 원활하게 유지되기 위해서도 일정한 자장이 형성되어야만 각 개인의 특성에 따라 건강한 생활을 할 수 있다. 따라서 자장 이상에 따른 생체자기의 결핍은 곧 우리 몸의 병인(病因)이 된다.

④ 기(氣)의 실체

동서를 막론하고 요즘은 '기'를 신비론적으로 해석한다. 그러나 필자는 '기'의 실체란 바로 '원천자기'이며 이는 현대과학의 발달로 확인이 가능하다고 믿고 있다. 물론 현대물리학은 아직 전자기가 아닌 자기를 인정하지 않으나, 불과 한 세기 전인 19세기만 해도 전기(電氣)와 자기(磁氣)는 별개의 실체로 구분했다. 한서요법은 생체자기와 현대물리학에서 인정하는 전자기를 실증적으로 연결시켜 원천자기에 대한 과학적 단서를 제시했다. 특히 한서체질진단법은 천지의 음양작용과 인체의 음양작용 사이의 연관성을 입증했다. 우리가 흔히 말하는 음양작용은 곧 원천자기의 N·S극 작용인 것이다.

임상사례

앞서 설명한 진단법과 치료법을 종합적으로 보여줄 임상사례 몇가지를 소개한다. 이는 어디까지나 이 요법의 시술방식을 구체적으로 보여주기 위한 것으로, 수많은 임상실적을 대표하거나 요약한 것은 아니다. 필자의 연구원을 찾는 대부분의 사람들은 흔히 말하는 난치병으로 판정받은 병력 5~30년 이상의 환자들이다. 그중에서도 각종 암환자가 30% 이상을 차지한다. 이들 대부분이 조절을 계속하며 생활하고 있다. 물론 그간 사망한 환자도 있으나 그런 경우에도 병원에서 예견했던 시한을 훨씬 넘겨 생존했고 환자의 고통도 크게 덜어졌다.

사례 1

환자명   성○○ 씨(가정주부)

생년월일   양력 1937년 11월 5일

내원일자   1993년 7월 12일

증상   고혈압(240/180)

내원 당시 상황   대전 모 종합병원에서 고혈압 진단을 받고 20여년간 혈압강하제를 복용했다. 조금이라도 높은 온도에 노출되면 어지러워서 견디기 힘들어했다. 잠시 시장이라도 다녀오면 가슴이 답답하고 숨이 차며 어지러워 몇시간씩 누워 있어야 하고, 견딜 수 없을 만큼 두통이 심했다. 한서체질진단법에 따라 분류하여 다음과 같은 체질로 판명되었다.

체질

우측: 목목불급(木木不及)

허증(虛症)장부   간·심포·대장·위장/실증(實症)장부   폐·비장·삼초(三焦)·담/중립장부   신장·방광

좌측: 금금불급(金金不及)

허증장부   폐·신·소장·담/실증장부   심·간·대장·방광/중립장부   비장·위장

이 환자는 우측 심포·간 경락의 기운이 정상체온보다 냉(冷)하여 혈관이 수축되고 좌측으로 혈액이 편중된 결과 심장을 압박하여 혈압증상이 나타난 것이다. 때문에 우측의 수축된 혈관을 신축성있게 조절해주고, 좌측 폐·신장의 확장된 혈관을 수축시켜 좌측의 기혈(氣血)을 우측으로 유도하여 좌우균형을 맞춰주면 혈압이 내려가게 된다.

우측의 심포·간·대장·위와 좌측의 폐·신장·소장의 경혈에 조절기를 붙여서 하루에 2, 3회 치료한 결과 며칠이 지나자 현기증과 두통이 해소되기 시작하면서 혈압이 내려가는 것을 확인할 수 있었다. 이후 꾸준히 조절한 결과 1년 지나자 정상으로 회복되었고, 지금은 경락조절을 하면서 가사뿐만 아니라 사회생활도 활발하게 하고 있다.

사례 2

환자명 강○○ 씨(모 고등학교 교감)

생년월일 양력 1935년 4월 15일

내원일자 1997년 1월 17일

증상 B형 간염 진단(1992년)/간경화 진단(1994년 8월)/만성장염 진단(1996년 5월)/당뇨 진단(1994년)

내원 당시 상황 서울 모 대학병원에 장기간 입원치료중이었으나 병원측에서 전혀 소생할 가능성이 없으니 속히 퇴원하라 하여 집에서 가료중이었다.

체질

우측: 수수태과(水水太過)

허증장부 심포·비장·담·방광/실증장부 간·신장·삼초·위/중립장부 폐·대장

좌측: 수수(水水)불급

허증장부 폐·신·소장·위/실증장부 심·비장·대장·방광/중립장부 간·담

이 환자에 대해서는 우측의 심포와 비장기능을 보강해 체온을 높여 혈관을 확장하고, 신장과 위에 혈액공급을 원활히 하여 신장을 편안하게 하고 담경(膽經)을 보강해 간의 부담을 줄였다. 좌측은 신장과 폐경을 보강해 심장의 열을 내리고 기혈을 우측으로 유도하면서 소장과 위장경락을 보강하여 심장과 비장의 활동을 완화하는 방법을 사용했다.

이러한 방법을 매일 2,3회씩 2개월 반복했더니 회복기미를 보이기 시작했다. 그래서 필자는 3개월에 한번씩 병원 검사를 하라고 권했으나 환자 자신이 두려워 검사를 회피했다. 1998년 8월에야 병원검사를 받아 간염·간경화·장염 등의 증상은 해소되고 당뇨만 조금 남았다는 결과를 받았다. 지금도 예방 차원의 건강관리를 위해 열심히 조절하고 있다.

사례 3

환자명 신○○ 씨(회사 간부)

생년월일 양력 1950년 1월 7일

내원일자 1999년 10월 14일

증상 폐암(1999년 8월 진단) 항암주사 1회(동년 10월)

　내원 당시 상황 서울 모 대학병원에서 폐암 말기 진단을 받고 수술도 불가능해 겨우 항암주사만 1회 맞고 병원에서는 포기한 환자였다. 그러나 필자는 3개월에 한번씩 병원의 정밀검사를 받는 조건으로 경락조절을 하기로 하고 체질을 분류해보았다.

체질

우측: 금화(金火)불급

허증장부 폐·신장·삼초·담/실증장부 심포·간·대장·방광/중립장부 비장·위장

좌측: 화수(火水)불급

허증장부 심·비장·대장·방광/실증장부 폐·신장·소장·위/중립장부 간·담

　이 환자는 우측에서는 삼초와 담경을 보강해 우선 심포와 간장의 활동을 완화시켜 열을 내리고 폐와 신장기능을 보강해 제 기능을 하도록 했다. 좌측은 심장과 비장경을 보강하여 신장과 폐에 혈액공급을 원활하게 하면서 좌측 신장의 냉기를 완화하고 대장경을 보강하여 폐의 활동을 누그러뜨려 제 기능을 하도록 처방했다.

　이와같은 방법을 1일 2,3회 반복했더니 10여일이 지나면서 회복세를 보이기 시작했다. 그후 3개월이 지나 병원에서 검사한 결과 폐에 발생한 암종양이 말끔히 사라졌다는 결과가 나왔다. 지금도 계속 경락조절을 하면서 정상적인 회사생활을 하고 있다.

사례 4

환자명 반○○ 씨(회사 간부)

생년월일 양력 1966년 7월 11일

내원일자 1997년 12월 20일

증상 길이 15cm 폭 5cm의 우(右) 경부종(頸部腫) 진단, 고교시절 편도

선 수술경험 있음.

　내원 당시 상황　서울의 모 대학병원에서 경부종 진단을 받고 당장 수술하지 않으면 위험하다며 수술을 권했다. 마침 환자가 근무하는 회사의 상사가 건강이 좋지 않아 필자의 연구원에서 조절받던 중이어서 그의 권유로 필자의 연구원에 오게 되었다.

체질

우측: 화토(火土)불급

허증장부　심포·비장·대장·방광/실증장부　폐·신장·삼초·위/중립장부　간·담

좌측: 화토(火土)태과

허증장부　폐·신장·소장·위장/실증장부　심·비장·대장·방광/중립장부　간·담

　이 환자는 위장과 신장의 장애를 원인으로 보고 우측은 심포·비장·대장·방광경을 보강하고 좌측은 폐·신장·위장경을 보강하는 방법으로 약 1주일 정도 매일 조절한 결과, 종양이 작아지기 시작하여 약 3개월 후에는 거의 소멸했다. 그때 다시 검사를 받게 했더니 병원측으로서는 도저히 믿기 어렵다고 했다고 한다. 지금도 건강관리를 위해 꾸준히 조절하고 있다.

21세기 의학혁명을 위해

　21세기가 시작된 오늘날 인류의 최대 관심사는 삶의 질을 높이는 토대가 되는 건강이다. 인류의 이러한 소망을 이루기 위해서는 지금까지 당연하게 여겨오던 보편적인 상식을 과감히 뛰어넘는 새로운 생명과학의 방향을 설정해야 한다. 의학도 예외는 아니다. 흑사병과 천연두가 만연하던 시대에는 항생제와 위생학이 효력을 발휘했지만, 오늘날 각종 암과 만성퇴행성질환들 앞에서는 무력한 실정이다. 또한 수십년 동안 난치병의 치료법으로 제시되던 각종 수술과 방사선·약물 요법 등은 많은 한계와 더불어 막대한 경제적·정신적·육체적 부담을 거의 고스란히 환자와 그 가족에게

지우고 있다.

그러므로 동서의학계의 인식전환은 절대적으로 필요하다. 그런데 현재 세계 각국에서는 질병과 치료에 대한 근본적인 인식전환 없이 유전공학의 발달에만 희망을 걸고 있는 듯하다. 유전자정보를 모두 해독하여 각종 질병을 유발하는 유전자를 인위적으로 변형·조작함으로써 건강을 되찾겠다는 것이다.

개개인의 개체성(고유한 체질)과 생명체로서의 단일성 그리고 이 생명체가 가진 자기치유력을 전제하고 극히 특수한 경우에만 유전자 조작을 이용해 신중하게 치료한다면 이는 또다른 문제이다. 그러나 지금처럼 국부적 증상 위주, 대증적 치료 위주의 의학이 유전자조작을 통한 치료로 나아갈 경우 그 궁극적인 결과가 어떻게 될지는 생각하기조차 두려운 일이다. 유전자변형식품만 두고도 그 장기적인 결과가 어찌될지 몰라서 규제를 부르짖고 있는데, 눈앞의 효과만 바라고 인체 자체에 유전자변형을 가하기 시작한다면 과연 어떻게 될 것인가? 현재 인류가 겪고 있는 약물공해나 환경공해를 넘어선 상상을 초월한 재난을 초래하지 않을까 우려스럽기 짝이 없다.

필자는 일생을 바쳐 한서체질진단법과 어떤 약물을 사용하지 않고도 누구나 활용할 수 있는 한서요법, 자기경락조절기를 개발했고, 체질진단에 따라 조절기를 사용함으로써 질병을 예방할 수 있는 방법을 완성했다. 그리고 이 요법이야말로 가장 안전하고 간편한 유전자치료법이라고 확신한다. 이것은 유전자정보를 일일이 해독해서 그 하나하나를 바꿔가는 복잡하고 위험천만한 방법이 아니라, 유전자에 일어난 자기의 교란상태를 조절기의 작용을 통해 원래대로 회복시키는 방법이다. 마치 신용카드나 디스켓에 담긴 정보의 내용이나 표시방식이 강력한 자장(磁場)속에 들어가면 일거에 지워지듯이, 질병이라는 특정한 유전자의 교란상태를 생체자기의 전반적인 강화를 통해 지워서 증상이라는 정보를 더이상 담지 않게 만드는 것이다.

이것이 가능한 것은 거시적 세계인 우주운행뿐만 아니라 지극히 미시적 세계인 인체세포 및 유전자도 필자가 발견한 원천자기의 N·S극 원리에 의해 작동하고 있기 때문이다. 현재 각국에서 사용하는 전자기요법도 자기력에 의지해 치료하는 것이지만 동아시아 고래의 우주관에 입각한 과학적인 체질진단법을 모르기 때문에 지극히 한정적인 효용밖에 발휘하지 못하고 있다. 그러나 필자는 운기학을 바탕으로 한 한서체질론과 원천자기를 이용한 생체자기경락조절기를 기반으로 유전자치료방식인 한서생체자기경락요법을 연구·개발하였다. 그 결과 첫째, 극히 보편타당한 진단으로 오진을 방지하고 둘째, 약물공해로부터 해방의 길을 열었으며 셋째, 효과적이고 시행이 용이하며 비용이 거의 안들면서도 질병 예방이 가능한 3법을 완성했다고 자부한다. 21세기의 의학혁명은 바로 이 3법을 그 출발점으로 삼아야 한다고 믿는다.

5

카이로프랙틱이란 무엇인가 · 이승원
에너지 치료란 무엇인가: 동종요법과 아로마치료를 중심으로 · 오홍근
예술과 질병의 치료: 음악치료를 중심으로 · 하은경

카이로프랙틱이란 무엇인가

이승원 이승원 정형외과의원 원장.

들어가며

 수기치료(手技治療)라는 것은 치료자의 손으로 신체의 특정부위를 특별한 방법으로 조작함으로써 신체기능을 증진시키는 치료방법이다. 고대 이집트와 중국에서도 이러한 치료를 행한 기록이 있고 히포크라테스도 척추의 변형을 교정하기 위해서 견인(牽引)과 지렛대를 이용하였다. 이 치료의 특징은 약물이나 수술에 의존하지 않고 척추나 관절 혹은 근육과 건(腱)을 적절히 조작, 변화시킴으로써 신경·근(筋)·골격계의 기능을 증진시키고 인체의 자연치유력을 높인다는 점이다.
 수기치료는 고대로부터 전래되어 세계 대부분의 나라에서 고유의 수기요법으로 존재해왔지만 서양의학이 주류의학으로 자리잡는 과정에서 사이비의학으로 치부되어 현재는 그 명맥이 끊긴 경우가 대부분이다.
 오늘날 세계적으로 가장 많이 행해지는 수기치료 형태는 카이로프랙틱(chiropractic, 그리스 말로 손cheir으로 치료praktos한다는 뜻)으로, 1895년 미국의 대니얼 데이비드 파머(D.D. Palmer)에 의해 만들어졌다. 그가 세운 파머 카이로프랙틱대학을 시작으로 수십여개의 학교가 미국·캐나다·유럽·오스트레일리아 등지에 설립되어 많은 카이로프랙틱 의사를 배출했고

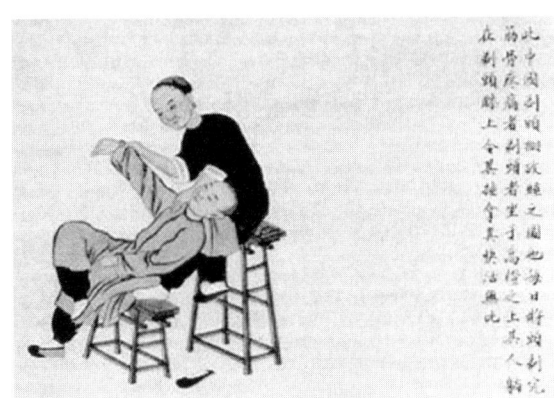

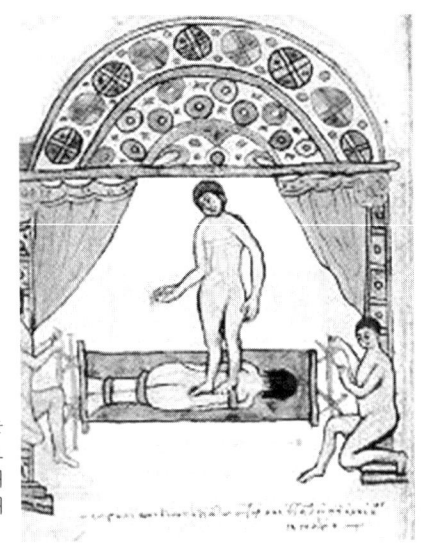

고대 중국에서 어깨 관절에 수기치료를 받는 장면(위). 히포크라테스가 사용한 수기치료법(아래). 견인을 하면서 긴 레버를 이용해 척추관절에 빠르게 힘을 가하는 방식을 통해 척추이상을 교정하고 있다.

지금은 독립적인 하나의 의료체계로 자리잡았다. 카이로프랙틱을 법적·제도적으로 인정하는 나라에서는 카이로프랙틱 치료를 받는 사람의 수가 점차 증가하고 있다. 미국에서는 현재 약 10만명의 카이로프랙틱 의사가 1년에 약 1,300만명의 환자를 치료하고 있는데, 우리나라에서는 아직 널리 알려져 있지 않다. 그러나 최근 대체의학에 대한 관심이 높아지고, 해외여행 자유화와 유학 등으로 미국과 캐나다 등지에서 카이로프랙틱 치료를 받아본 사람들이 늘어남에 따라 점차 일반인에게 알려져, 이러한 시술을 받고자 하는 사람들도 늘고 있다. 우리나라에서는 카이로프랙틱의 소개가 의료계를 통해서보다는 지압사, 운동선수와 무술인, 활법(活法)하는 사람들을 통해 의학적 지식 없이 행해졌기 때문에 일반인이나 의료계에서 카이로프랙틱에 대한 인식이 별로 좋지 않은 것도 사실이다. 미국의 카이로프랙틱대학은 의과대학과 유사한 교육과정을 갖추고 있으며, 이곳 졸업자는 정식면허를 가진 의사로서 환자를 진료하고 있다.

한편 미국에서는 카이로프랙틱이 형성되던 무렵과 비슷한 시기에 의사인 스틸(A. T. Still)이 정골요법(整骨療法, osteopathy)이라는 수기치료를 창안했다. 같은 수기치료라는 점에서, 그리고 인체를 전인적(全人的, holistic) 관점에서 보고 인체의 자연치유력을 높여준다는 점에서는 카이로프랙틱과 유사하다. 그러나 양자의 초창기 이론을 살펴보면 카이로프랙틱은 신경을 압박함으로써 질병을 치유한다는(law of nerve) 이론이고, 정골요법은 혈액 순환을 원활하게 하여 질병을 치료한다(law of artery)는 개념으로 출발하였다. 이밖에도 영국의 씨리액스(Cyriax)가 만든 정형의학(orthopedic medicine)과 드보락(Dvorak)의 수기의학(manual medicine) 등이 있다. 동양에는 중국의 추나(推拿)·안마(按摩) 등의 수기치료가 전해진다.

학문적 체계를 이룬 이러한 수기치료법들은 서로 접근방법이 상당히 유사하며 관련된 주변의학의 장점을 받아들임으로써 더욱 발전해왔다. 그 결과 다양한 치료법이 개발되고 치료영역이 넓어졌으며 각 치료방법들간의 뚜렷한 차이도 점차 사라지고 있다.

수기치료의 원리나 작용기전은 각각의 치료법에 따라 다르지만, 약물과 수술에 의하지 않는 적극적인 보존적 치료법으로서, 치료자가 손을 사용하여 척추나 사지의 관절을 조작하고 근육을 치료하거나 자세를 교정하는 방식이라는 점에서는 대동소이하다. 이러한 치료방법은 점차 척추 주위의 이상이나 근·골격계의 손상과 질환을 치료하는 것뿐 아니라 자율신경계의 이상으로 인한 내장질환 그리고 중추신경계의 기능을 호전시키는 데까지, 그 치료영역과 범위도 넓어지고 깊어지는 추세이다. 이렇게 발전을 거듭하고 기존의 의학적 치료로 잘 접근하지 못하는 부분까지 영역이 확대된 것은 감각수용체(感覺受容體)의 활동을 적절히 조절하여 신경계의 작용을 최적 상태로 만드는 수기치료 본래의 특징 때문이다.

카이로프랙틱의 기본이론

필자는 허리나 목이 아파서 찾아오는 사람들로부터 "선생님 제 허리는 왜 이렇게 아픈가요?" "제 목과 팔은 왜 이렇게 아프고 저린가요?"라는 질문을 많이 받는다. 그때마다 "허리 근육이 약해서 그래요" "퇴행성 변화 때문이에요" "디스크입니다"라고 설명은 하지만 솔직히 말해서 정말로 그 사람이 왜 그렇게 아픈지 정확하게 알 수 있는 경우는 많지 않다. 일반인들은 대개 의사들이 환자가 아픈 원인을 정확히 알고 치료하리라고 믿고 있다. 그러나 의사들 가운데는 실제로 병의 원인과는 상관없이 소염·진통제, 근육이완제 그리고 물리치료 등으로 아픈 사람의 고통이 해소되기를 기대하는 경우도 많다. 또 척추 이상으로 고생하는 사람들에게는 처방을 내리는 것 외에 의사가 직접 해주는 것은 별로 없다. 수술을 하는 경우나 특별한 주사를 놓는 경우를 제외하면 주사는 간호사가, 약은 약사가, 물리치료는 물리치료사가, 운동치료는 운동치료사가 각각 해주기 때문이다. 이러한 문제를 고민하던 끝에 필자는 우연히 카이로프랙틱을 접하게 되었다. 이것이 '고통의 원인을 모르는 경우가 많고' '의사가 직접 환자에게 해주는 것이 없다'는 필자의 두 가지 고민을 해결해주었다. 뿐만 아니라 기존 방식으로는 잘 치료되지 않던 신경학적 이상에 대해 수술과 약물에 의하지 않고 척추 주위의 감각수용체를 자극함으로써 좋은 치료결과를 가져오는 것을 많이 경험하였다. 카이로프랙틱 치료는 손으로 만져서 알 수 있는 미세한 변화까지 치료의 지표로 삼기 때문에 검사나 치료 과정에서 환자로부터 얻을 수 있는 정보가 많고 환자와 의사가 더 긴밀한 관계를 이룬다는 장점이 있다.

앞서 이야기한 바와 같이 뇌의 신경세포에서 말단 장기에 이르는 신경의 흐름에 이상이 생기면 여러가지 질병이나 기능장애가 발생할 수 있으며, 따라서 그 신경의 흐름을 정상으로 만들어주면 건강을 회복할 수 있다는 것이 카이로프랙틱이 처음 만들어질 당시의 가설이었다. 뇌와 말단 장기 사이의 많은 부분을 차지하는 것이 척추인데 이것의 미세한 이상이 질병이나 기능 이상을 초래한다는 것이다. 100여년을 거치면서 과학의 발달, 특히 신경생리학의 발달에 따라 카이로프랙틱이론의 철학적이고 경험적인 측면이 점차 과학적으로 입증할 수 있는 방향으로 나아가고 있다. 가장 하등동물에 속하는 아메바를 예로 들어보자. 이것이 잘 살아가기 위해서는 최소한 자극과 연료 두 가지가 필요하다. 연료란 포도당과 산소를 말한다. 우리 인체의 세포도 이와 마찬가지이다. 근육을 예로 들면, 근육세포가 적절한 신경자극을 받으면 그에 반응해 근육이 움직이는데, 세포는 혈관을 통해 연료 즉 산소와 포도당을 공급받아서 자체의 생명을 유지한다. 만일 근육으로 전달되는 신경이 차단되면 근육은 제 기능을 못하고 위축될 것이다. 또 혈관이 막혀서 포도당과 산소가 공급되지 못해도 비슷한 결과를 가져올 것이다. 카이로프랙틱은 쉽게 말해 신경의 기능을 향상시키고 우리 몸의 세포와 기관에 적절한 자극과 연료가 공급되게끔 여러가지 조작을 가하는 것이다.

구체적으로 설명하기에 앞서 척추의 구조를 살펴보자. 척추는 24개의 마디로 이루어져 있다. 위로는 머리를 받치고 아래로는 골반과 천추(薦椎)에 고정되어 있다. 그런데 이 척추를 옆에서 바라보면 목과 허리 부분은 앞으로 나와 있고〔前方屈曲〕등뼈와 엉덩이는 뒤로 나와서 3개의 C자형 만곡(彎曲)을 이룬다. 두 발로 서서 활동하는 인간은 네 발로 기어다니는 동물보다 큰 뇌를 가지고 있다. 네 발 동물의 경우 한 개의 C자형 척추 만곡을 갖는 데 비해, 사람의 경우 태어날 때는 한 개의 C자형 만곡을 갖

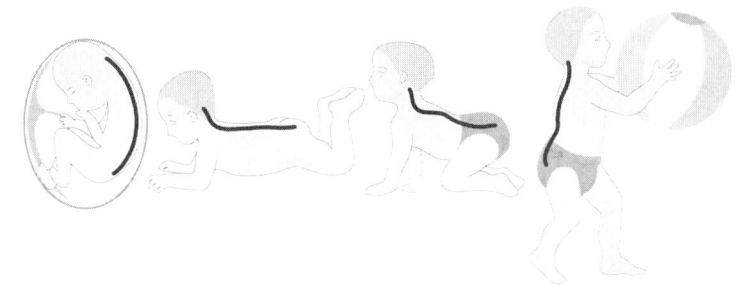

어머니 뱃속에서 사람은 1개의 C자형 척추를 갖지만 태어나 성장하면서
3개의 C자형 만곡으로 변하고 뇌의 크기와 기능도 발달하게 된다.

지만, 성장하면서 3개의 C자형 만곡으로 변하고 그에 따라 뇌의 크기와 기능도 발달하게 된다. 나이가 들면서 뇌의 기능이 떨어지는 노년기에 이르면 허리가 굽어지고 머리가 숙여져 척추 만곡이 1개인 시기와 유사한 모습이 된다.

이러한 척추의 정상적인 구부러짐과 24개 척추 뼈마디의 움직임 그리고 갈비뼈와 골반을 포함한 사지 관절의 움직임은 뇌를 포함한 중추신경계의 상태와 밀접한 관계가 있다. 다시 말하면 뇌세포에 가장 적절한 자극을 가할 수 있고 충분한 산소 공급을 하는 데 중요한 역할을 하는 것이다.

뇌로 전달되는 자극은 여러가지가 있다. 눈을 통한 시각자극, 귀를 통한 청각자극 외에도 미각·후각·촉각자극 등이 있지만 가장 큰 자극은, 우리가 지구상에서 1기압이라는 중력의 영향하에 살고 있기 때문에, 이것을 받아들이는 기계적 감각수용체(고유 감각수용체)에 의한 자극이다. 이러한 기계적 감각수용체는 근육의 근방추(筋紡錘, 가로무늬근의 수용기관)나 관절의 감각수용체에 있는데 가장 큰 자극은 머리에 가까운 척추 즉 경추(頸椎)나 악관절(顎關節) 주위에서 중추신경계로 전달되는 것이다. 그래서 척추 만곡의 이상이나 척추 분절 움직임의 미세한 이상 등은 중추신경계의 기능 이상을 일으킬 수 있고, 중추신경의 조절을 받는 자율신경과 장기의 이상을 초래하거나 통증 조절능력의 상실로 인해 통증을 느끼게 되는

척추와 뇌 기능은 밀접한 관련을 가져서,
노년기에 이르면 영아기와 유사한 형태가 된다.

경우도 있다.

 이와같이 척추의 정상적인 만곡과 각 분절의 정상적인 움직임 등은 신경의 정상적인 활동과 긴밀한 관련이 있으므로 중추신경이 최적의 상태라면 이것의 지배를 받는 우리 몸의 각 부분도 건강한 상태를 유지할 수 있다. 그래서 카이로프랙틱 치료는 이러한 원리를 바탕으로 척추 각 분절과 늑골, 골반의 운동상태를 정상으로 만들어주고 자세 이상을 교정하여 뇌로 전달되는 감각수용체의 활동을 증가시키는 것이다. 이밖에 시각·청각·후각의 자극치료를 부가적으로 활용하며 신경 상태에 따라 특별한 운동을 하도록 한다. 최근에는 손 이외의 기구를 사용한 다양한 치료법이 개발되어 성공적으로 시술되고 있다.

카이로프랙틱의 접근방법

 생리적·기능적인 평가를 통해서 단순히 병증만 살피는 것이 아니라 기능적 이상을 진단하고 병적인 상태에서도 그 기능을 최대한 증가시킬 수 있도록 치료하는 것이 카이로프랙틱의 접근방식이다.

 우리가 아파서 병원에 가면 의사의 검진 외에도 엑스레이 검사, 혈액검사, 초음파검사, MRI(자기공명검사), CT(컴퓨터 단층촬영) 등 여러가지 검사를 하고, 그 결과에 따라 진단을 받아 치료 방침이 결정되는 것이 보통이다. 그러나 많은 경우 최첨단기술을 이용한 고가의 검사장비로서도 환자가 호소하는 여러가지 이상소견의 원인을 발견하거나 설명해줄 수 없을 때가 많다. 카이로프랙틱을 포함한 수기치료에서는 이러한 문제에 관심을 갖고 다른 관점에서 설명하고 해결하기 위해 노력하고 있다. 그리고 병적인 상태로 진단되더라도 그러한 상태를 기능적으로 평가해 인체가 최대한 기능을 회복할 수 있도록 한다. 단순히 병증만 살피는 것이 아니라 생리적·기능적인 평가를 통해 인체 각 기능계통의 전체적인 상관관계를 파악하고, 이를 조절하는 중추신경계의 상태를 평가하는 것이다.

수기치료 시술자들은 의료인들 가운데 환자와 신체적인 접촉이 가장 많기 때문에 검사과정에서 환자의 미세한 반응까지 잡아내 진단자료로 이용할 수 있으며 치료시 정확한 부위에 적절한 치료방법을 선택할 수 있다. 예를 들어 일반적인 검사로는 나타나지 않는 허리의 통증을 치료할 때 그것이 국소적 근육의 긴장에 의한 것인지, 상부 신경반사 이상에 의한 과긴장(過緊張)인지, 자세 이상으로 인한 것인지에 대해 생리·기능적인 평가를 한다. 그리고 수기치료과정에서 계속적인 신체 접촉을 통해 미세한 반응의 변화를 찾아내 치료효과를 높인다.

같은 증상이라도 사람에 따라 치료방법이 달라진다

표면적으로는 같은 증상을 호소한다 하더라도 사람마다 신체의 기능과 구조에 차이가 있다. 따라서 똑같은 증상, 똑같은 병이라고 해서 똑같이 치료하는 것이 아니라 개개 인체 신경계의 미묘한 차이나 기존의 병변 등에 따라 그 사람에게 가장 적절한 치료형태를 적용한다. 이것이 기존 의료의 획일적이고 전형적인 치료방식과 카이로프랙틱의 차이점이다. 예컨대 골다공증환자의 척추 통증을 치료할 때는 강하고 빠른 속도의 척추관절 치료는 골절의 위험이 있으므로 힘의 강도는 약하면서도 속도는 빠른 특수

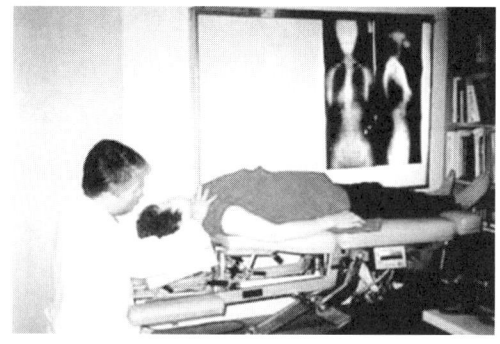

척추나 관절에 긴장을 유발한 후 특정 부위에 빠르게 힘을 가하는 가장 흔한 수기치료법. 이를 시행하면 수동적 관절운동 범위를 넘어서 '뚝' 하는 소리(염발음捻髮音)를 내는데, 관절이 손상받지 않도록 숙련된 기술을 요한다.

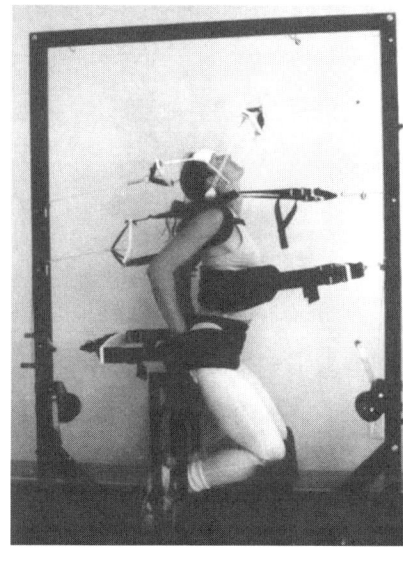

자세 교정치료의 한 방법으로 카이로프랙틱 생체물리학(CBP)에서 흔히 사용된다.

한 기구(activator, 상부경추 치료기구) 등을 이용하거나 연부조직 치료법을 사용하는 식이다.

국소부위뿐 아니라 그곳에 영향을 주는 여러가지 요소들을 함께 고려한다

인체는 각 조직과 기관들이 서로 밀접히 연결되어 하나의 생명체로서 활동하는 것이다. 이러한 상호연락체계의 중심이 바로 신경계이다. 따라서 우리 몸의 한 부분에 문제가 발생했을 때에도 그 부분이 다른 부분, 혹은 중추신경계의 상태와 어떤 관계를 이루는지를 살펴보고 전인적인 관점에

서 치료방법을 강구해야 한다. 허리가 아픈 사람의 경우 물론 허리 자체에 문제가 있을 수도 있지만, 골반의 이상이나 양 다리 길이의 차이, 자세 이상, 소뇌를 포함한 중추신경계나 내장기관의 이상으로 인한 비정상적인 반사작용 등 여러가지 문제들이 영향을 주거나 원인이 될 수 있다. 따라서 증상이 나타나는 국소부위뿐만 아니라 그와 관련 가능성이 있는 모든 요인들을 평가해 치료의 방향을 결정한다.

세포 내의 변화, 특히 신경세포의 세포학적 개념을 검사와 치료에 응용한다

인체를 이루는 가장 작은 단위는 세포이다. 세포들이 모여서 각 장기를 형성하며, 신경도 세포와 세포의 연결이고, 근육도 근육세포들이 모여 형성되며, 뼈도 골화(骨化)세포와 조골(造骨)세포, 그밖에 지지(支持)조직으로 이루어져 있다. 모든 세포는 외부의 자극에 따라 반응하는데, 그 반응 유무나 정도를 환자의 상태를 평가하는 자료로 이용한다. 인체 내의 어떤 세포에 자극이 가해지면 세포의 핵에서는 유전자반응(cIEG)이 일어나 특정한 단백질 합성이 이루어지며 그 세포의 대사가 증가되고 에너지 효율이 높아진다. 즉 세포의 활성이 높아지는 것이다. 그러면 각 장기의 활동도 활발해지고 인체 내 모든 장기의 상태가 좋아져 건강한 상태를 유지하게 된다. 수기치료 혹은 카이로프랙틱 치료는 이 원리를 이용하여 적절한 부위에 필요한 자극을 주는 방법이다.

주로 감각수용체를 통해 중추신경계에 영향을 미치며, 그 치료효과를 과학적으로 설명하고 재현할 수 있다

초기의 수기치료이론은 대체로 미세하게 삐뚤어진 척추를 손으로 바로잡아 병을 치료하는 데 중점을 두었다. 이는 현재까지도 상부경추(頸椎)의 치료와 척추의 이상만곡 교정, 자세 교정 등의 형태로 남아 있다. 그러나 대부분의 경우 엑스레이 사진상 삐뚤어진 척추를 손으로 몇번 치료한다고 해서 바로잡아지는 것은 아니다. 그러면 이러한 이론에 바탕을 둔 카이로프랙틱이 어떻게 100여년 이상 지속되어 오늘날 미국정부 공인하에 의료보험·자동차보험의 혜택을 받게 되었으며, 1년에 1,300만명이 치료를 받을 정도로 발전할 수 있었을까? 이는 수기치료(카이로프랙틱에서는 특별히 어저스트먼트adjustment라고 한다)가 단순히 뼈를 교정하는 것을 넘어서 각 관절 주위 감각수용체 내의 전기활성도를 증가시켜 중추신경계가 적절히 활동하도록 돕고 인체 특정부위의 저하된 기능을 향상시키기 때문이다. 우리 인체의 근골격계·관절·내장기관·분비선·피부의 상태까지 모든 것이 신경의 영향을 받는다. 이러한 신경계를 적절히 조절함으로써 최적의 상태로 만든다면 인체의 자연치유력을 극대화할 수 있을 것이다.

카이로프랙틱의 적용

최근에는 척추질환뿐만 아니라 신경계를 조절하는 방법과 그 기전(機轉)·효과 등에 대한 연구를 통해 자율신경계 조절을 통한 심장혈관계 등 내장질환의 치료, 중추신경계의 중풍 후유증에 대한 재활치료, 신경정신과적 질환의 치료에 이르기까지 카이로프랙틱 치료의 적용범위가 넓어지고 있다. 카이로프랙틱 치료는 적극적인 보존적 치료라 할 수 있다. 즉 수술이나 약물처럼 외부에서 조작을 가해 신체의 생리활동에 직접 개입함으로써 치료를 도모하기보다는 신체가 본래 갖고 있는 감각수용체, 근육 혹은 관절에 대해 생리적인 활동범위 내에서 반사작용을 이용해 자극을 줌으로써 신체의 기능을 정상으로 회복시킨다. 카이로프랙틱 치료의 이러한 특성은 장단점을 갖는다. 좀더 자연적이고 전인적이며 예방적인 치료법으로 기능할 수 있다는 것이 장점이라면, 단점은 종양이나 감염성질환처럼 반사·조절작용에 대한 자극으로 치료하기 어려운 경우에는 주된 치료법으로 활용할 수 없다는 것이다. 카이로프랙틱 치료에 특히 유효한 질환과 증상들을 소개하면 다음과 같다.

요통

요통의 원인은 아주 많아서, 그 원인에 따른 치료를 여기서 일일이 기술하기는 어렵다. 그러나 여러가지 의학적 검사상으로 특별한 이상 소견이 없는데도 불구하고 장기간 요통이 지속될 때의 원인은 크게 두 가지로 생각해볼 수 있다.

하나는 허리나 골반 자체의 운동성 이상이나 허리 부위에 역학적 스트레스가 많이 가해지는 자세 이상이다. 이런 경우는 허리나 골반의 동작촉진 검사와 각 분절의 운동상태를 보기 위한 굴곡 방사선촬영으로 이상을 찾아낸다. 그리고 수기치료로 각 분절의 운동성을 정상으로 회복시키고 자세 이상을 고쳐준다.

카이로프랙틱을 포함한 수기치료의 치료자들은 주로 촉진(觸診)을 통해 근육·관절·신경의 상태를 잘 감지해낼 수 있도록 교육을 받고 매일 환자를 치료할 때 손으로 만져서 환자의 상태를 파악하기 때문에 미세한 이상까지 잘 포착할 수 있다. 이를 치료에 가장 효과적으로 적용할 수 있는 것이 바로 요통 치료이다.

둘째는 소뇌의 활동 감소로 인한 요통이다. 소뇌의 여러가지 기능 가운데는 우리 몸의 평형을 유지하고 근육 긴장도를 조절하는 기능이 있다. 24개의 척추뼈는 인대와 근육으로 연결되어 있는데 이 가운데 우리의 의지와 관계없이 반사적으로 움직이는 근육은 소뇌의 지배를 받고 평형과 척추 만곡의 유지에 관계한다. 이 기능이 떨어지면 척추의 불안정성이 증가해 요통이 생기는 것이다. 이때 소뇌의 기능을 향상시키는 여러가지 자극치료와 운동치료를 하면 증상이 호전될 수 있다. 목과 허리의 통증도 유사한 기전으로 이해되고 치료방법도 이와 비슷하다.

척추 디스크(추간판 탈출증)

디스크에 대해 최근에는 점차 수술을 통한 치료보다 물리치료나 카이로프랙틱 등의 보존적 치료를 최우선으로 하는 경향이 확대되었다. 캐나다

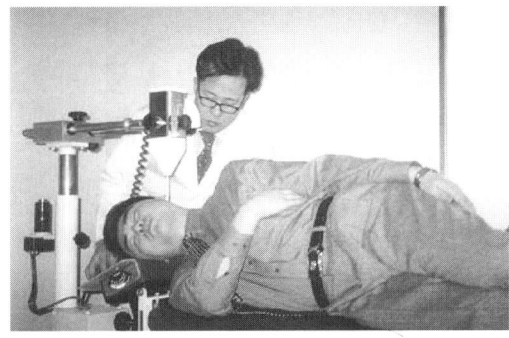

상부경추의 미세한 변위(變位)를 특수 방사선촬영으로 진단하고 기구를 이용하여 치료한다. 방사선 사진으로 치료 전후의 변화를 측정할 수 있다.

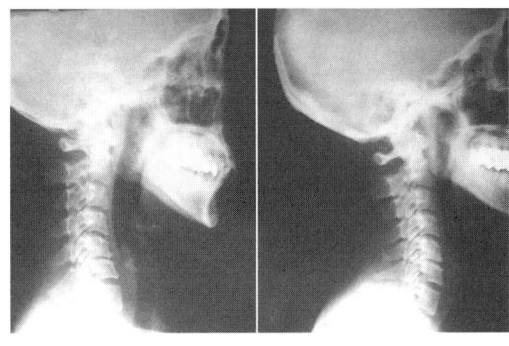

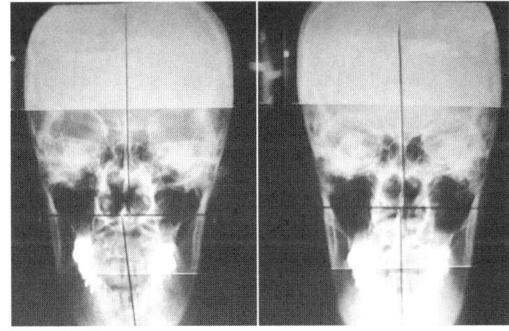

치료 전과 치료 후 상부경추의 변화를 보여주는 측면·전면 사진. 척추 교정이 적절히 이루어지면 해묵은 증상도 빠른 시간 내에 호전될 수 있다. 위 사진의 치료기구를 이용해 사진에 보이는 것처럼 교정하는 특이한 치료법이다.

의 경우에는 카이로프랙틱 의사의 수술의뢰서가 있어야 디스크 수술을 받을 수 있다고 한다. 그만큼 보존적 치료를 우선시한다는 뜻이다. 척추 디스크의 경우 카이로프랙틱에서는 크게 치료용 침대를 이용해 디스크가 발생한 분절간의 간격을 넓혀주는 방법, 수기치료를 통해 척추 분절 사이의 운동 이상을 정상적인 생역학적인 상태로 되돌리는 것, 소뇌를 통한 반사적인 척추근육 강화 등을 이용한다. 디스크를 구성하는 수핵(髓核)은 약 70

~90% 정도의 수분을 함유하고 있는데, 이것이 손상된 섬유륜(纖維輪)을 통해서 후방으로 돌출되면 시간이 지남에 따라 수분 함량이 줄어든다는 보고가 있다. 수분의 함량이 줄어 돌출된 부분이 작아지면 자연적으로 신경의 압박도 줄어들 것이다. 이와 더불어 골반 견인을 포함한 기존의 물리치료를 함께 적용하면 치료 효과가 높아지고 기간도 단축될 것이다.

두통

두통의 직접적인 원인은 제5 뇌신경인 3차 신경의 자극으로 인한 것이 대부분이다. 3차 신경을 자극하는 원인에 따라 다시 혈관성 두통·긴장성 두통·경추성(頸椎性) 두통으로 나눌 수 있다. 혈관성 두통은 혈관을 수축시키는 교감신경의 활동을 조절함으로써, 긴장성 두통은 두부나 경부의 경직된 근육을 풀어줌으로써 해소할 수 있다. 이 가운데 카이로프랙틱으로 효과적으로 치료할 수 있는 것은 경추성 두통이다. 3차 신경의 신경핵은 중뇌(中腦)에서 뇌간(腦幹)을 거쳐 아래로 2번 경추까지 내려온다. 그래서 교통사고 등으로 상부경추에 이상이 생기면 두통, 특히 후두부(後頭部) 두통이 생기게 된다. 카이로프랙틱 치료는 이 두통을 빠른 시간 내에 해소할 수 있으며 때로는 이것만이 유일한 치료법인 경우도 있다.

MRI·CT·뇌파검사 등을 통해서도 특별한 이상이 나타나지 않는데, 두통이 오랫동안 지속되며 다른 치료를 해도 반응이 없을 때는 상부경추의 이상을 검사하고 카이로프랙틱을 이용한 상부경추 치료를 받아볼 필요가 있다.

자세 이상

우리의 일상활동은 대부분 머리를 숙이고 허리를 구부려서 일하는 자세가 많아서 흔히 척추의 정상적인 만곡이 소실되고 자세 이상이 생긴다. 가장 흔한 자세 이상은 옆에서 보았을 때 머리가 기준선보다 앞으로 나오고 어깨가 돌출되어 있으며 등이 뒤로 튀어나온 자세이다. 이러한 자세 이상

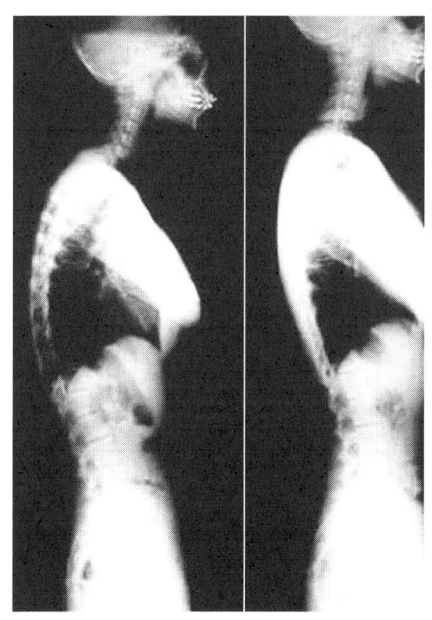

자세 교정치료 전(왼쪽)과 치료 후(오른쪽)의 방사선 사진. 변화된 척추의 모습을 뚜렷이 구분할 수 있다.

으로 인해 생길 수 있는 문제는 목이나 허리에 스트레스가 많이 가해진다는 것이다. 이것이 오랫동안 지속되거나 교통사고와 같은 손상을 입으면 척추 주위에 통증이 생기고 치료를 해도 잘 반응하지 않는다. 또한 등이 뒤로 휘어지고 어깨가 앞으로 나옴에 따라 폐활량이 감소하여 인체 조직 속의 산소 포화도가 떨어진다. 특히 뇌는 인체에서 산소요구량이 가장 높은 부위인데 그중에서도 산소요구량이 가장 높은 시상하부나 소뇌의 기능이 떨어지기 쉽다. 허리뼈의 전만 굴곡이 소실되면 횡경막의 활동이 약화되며 여기에 근골(肋骨)의 움직임이 감소하면 이러한 증세는 더 악화된다.

초기의 자세 이상은 대부분 특별한 증상을 유발하지 않지만 시간이 갈수록 요통, 목의 통증 등 척추의 이상과 호흡과 관련한 증상 그리고 각종 신경증상을 유발할 수 있으므로 조기에 바른 자세를 유지하도록 교육하거나 자세 교정치료와 운동을 하는 것이 좋다. 전통적으로 카이로프랙틱은 척추를 바르게 하는 것이 치료의 목적이었으므로 자세 이상의 치료에 많은 관심을 갖고 있다. 특히 카이로프랙틱에서는 자세 이상을 다양하게 구분하고 그에 따른 여러가지 교정치료와 운동방법을 제시하고 있다.

기능적인 신경증상

MRI·CT 등의 첨단의료장비에도 나타나지 않는데, 여러가지 신경증상을 호소하는 환자에게 카이로프랙틱 방식을 이용한 검사로 기능적인 문제를 진단하고 수기치료와 자극치료를 통해 신경기능을 증진시키면 증상이 호전되는 사례가 많다. 앞으로 기능적 자기공명사진(functional MRI)이나 뇌의 활동과 혈류량을 측정할 수 있는 진단기기가 발전되고 보편화되면 카이로프랙틱 치료가 신경계에 미치는 영향을 객관적으로 검증할 수 있을 것이다. 지금까지 카이로프랙틱 의사들은 이러한 신경증상이 있는 환자들의 검사·치료과정을 비디오로 촬영하여 치료효과를 증명하고 설명해왔다. 예를 들어 두 발을 모으고 눈을 감았을 때 평형을 유지하지 못하고 넘어지는 소뇌의 기능저하 환자의 경우, MRI상에 기질적인 병변이 나타나지 않으면 카이로프랙틱 치료를 통해 환자가 바로 평형을 되찾는 것을 볼 수 있다.

교통사고로 인한 경추 손상 후 생긴 신경장애

교통사고로 목을 다치면 근육과 인대의 손상이 회복되고 난 후 수개월이 지나도 통증이 남아 있고 점차 두통, 기억력 감퇴, 계산과 인식 장애, 이해력 감소, 현기증, 내장기능 이상을 동반한 자율신경 이상 심지어는 빈뇨, 발기부전 등의 비뇨생식기의 기능장애까지 초래할 수도 있다. 이러한 여러가지 신경증상이 생겨도 검사상으로는 특별한 이상이 나타나지 않는 것이 대부분이어서 정신과 치료까지 받는 경우도 있다. 이러한 신경증상이 초래되는 원인은 대부분 척추관절이 정상적인 생역학적인 운동을 하지 못해 척추관절 주위의 감각수용체의 활동이 떨어지고, 척추 소뇌로(小腦路) 쪽으로 가는 신경의 활동이 줄어들어 결국 소뇌나 기타 여러 중추신경계 전반의 활동이 저하됨으로써 생기는 증상이나 증후들이다. 척추 수기치료는 중추신경의 활동상태에 따라 치료의 부위와 방향을 결정한다. 척추관

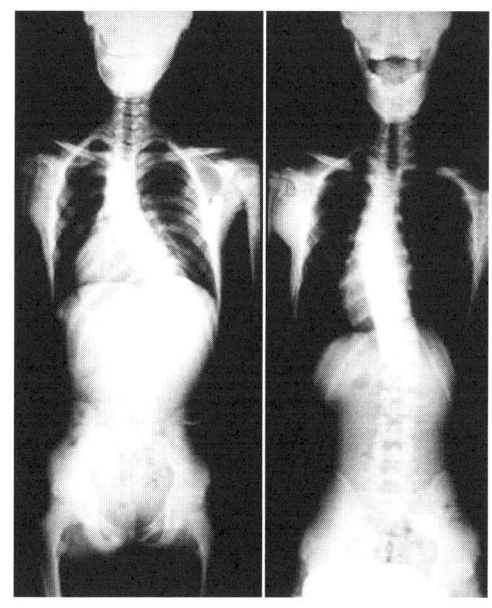

성공적으로 치료된 척추 측만증의 치료 전(왼쪽)과 치료 후(오른쪽)의 방사선 사진.

절을 생역학적으로 정상상태로 회복시켜 감각수용체의 활동을 최적의 상태로 만듦으로써 통증을 감소시키고 신경계의 기능을 증진시키는 치료효과를 가져올 수 있다.

척추 측만증

척추 측만증은 척추가 10도 이상 옆으로 휘어진 상태를 말한다. 구조적인 측만증은 카이로프랙틱만으로는 성공적인 치료가 어렵고 보조기를 포함한 다른 치료법을 병행해야 더 효과적이다. 척추 측만증을 계속 방치할 경우에는 미관상의 문제뿐만 아니라 요통 및 척추의 조기퇴행성 변화, 드물게는 심폐기능의 저하까지 초래할 수 있다. 그만큼 조기발견, 조기치료가 최선의 예방법이다. 10대 초반의 성장기의 딸을 둔 부모들은 자녀의 신체변화를 세심히 관찰할 필요가 있고 6개월에 한번 정도 정기검진을 받는 것도 큰 도움이 될 것이다.

뇌졸중 후유증

우리나라에서 보통 뇌경색을 포함한 뇌혈관질환은 급성기에는 신경과 혹은 신경외과에서 치료하고 어느정도 안정된 이후에는 남은 장애를 재활의학과나 한방에서 치료한다. 카이로프랙틱 신경학은 이러한 뇌혈관질환을 주요 치료대상으로 한다. 카이로프랙틱 신경학에서는 카이로프랙틱 치료가 신경계에 미치는 영향을 정립하고 수기치료·자극치료·운동치료를 이용한 뇌혈관질환의 치료 특히 후유장애에 대한 기능증진에 많은 관심을 갖고 좋은 치료효과를 발표하고 있다.

악관절 장애

악관절(顎關節)은 상부경추와 마찬가지로 머리에서 가까운 관절로, 음식을 씹을 때나 말을 할 때 계속적으로 움직이기 때문에 이곳의 이상은 우리 몸 전체에 많은 영향을 미친다.

부정교합에 의한 악관절 장애는 치과적 치료를 받아야 하지만 그외에는 카이로프랙틱에 의한 수기치료와 근육치료로 교정할 수 있다. 우리 몸 대부분의 관절의 축은 그 관절 자체에 있지만 악관절만은 독특하게 관절 축이 악관절에 있지 않고 1번 경추와 2번 경추 사이에 있다. 그래서 악관절 장애는 상부경추의 이상을 초래할 수 있고 역으로 상부경추의 이상이 악관절의 장애를 가져올 수도 있다. 따라서 진료실에서는 악관절을 전문적으로 치료하는 치과의사와 협진하는 경우가 많다.

앞에서 기술한 여러가지 증상과 질환들 외에도 카이로프랙틱 혹은 수기치료를 이용해 다양한 방법으로 인체의 이상을 치료하려는 시도가 있고 또 좋은 치료효과에 대한 보고도 많지만 여기서는 일일이 거론할 수 없어 아쉽다.

글을 맺으며

　정통의학적 접근으로는 카이로프랙틱을 비롯한 수기치료를 수용할 수 없을 정도로 수기치료와 정통의학은 서로 다른 길을 걸어왔다. 그러나 최근에는 수기치료에 대한 기존 의학계와 일반인들의 인식이 확대되었고 미국의 경우에는 종합병원 내에 카이로프랙틱 진료분야를 포함시켜 협진하는 병원이 점차 늘고 있다. 좀더 많은 연구가 이루어져야겠지만 카이로프랙틱 치료에 주력해온 필자의 경험으로 볼 때 이러한 치료는 자연적·전인적·예방적이며 미래지향적인 치료방법이라고 생각한다. 기질적인 병변이 생기기 전에 인체의 기능적인 면을 분석하여 최적 상태를 이루도록 하고, 병적인 상태일지라도 그 인체의 기능이 최대한 호전될 수 있도록 자연치유력을 높여주기 때문이다. 따라서 카이로프랙틱은 정통의학적 치료와 상호보완적인 관계로 발전하여 국민들에게 양질의 의료혜택을 줄 뿐만 아니라 정통의학적 치료에 실패하고 다른 치료방법을 찾고 있는 많은 사람들에게 희망을 주어야 할 것이다.

참고문헌

兪大方 (1985) 『椎拿學』, 上海科學技術出版社.
이승원 (1997) 「카이로프랙틱 손으로 통증을 다스린다」, 『과학동아』 7월호.
Bannister, R. and Rathias, C. J. (1992) *Autonomic Failure*. Oxford University Press.
Carrick, F. R. (1997) "Changes in brain function after manipulation of the cervical spine". *JMPT*, vol. 20. number 8. Oct.
Cherkin, D. C. and Phillips, R. B. (1997) *Chiropractic in the United States: Training, Practice, and Research*. Agency for Health Care Policy and Research.
Dvorak. (1990) "Manual medicine". *Diagnostics & Therapy*. New York: Thieme Medical Publishers, Inc.
Fuhr, A. (1997) *Activator methods chiropractic technique*. Mosby.
Gatterman, M. I. (1995) *Foundations of Chiropractic subluxation*. Mosby.
Greenman, P. E. (1898) *Principles of manual medicine*. Baltimore: Williams &

Wilkins.

Kandel, E. R., Schwartz, J. H. and Jessell, T. M. (1991) *Principles of Neural Science.* 3rd edition. Appleton & Lange.

Nimmo, R. L. "The receptor and tonus control method defined". *Receptor*, self-published (updated) 1.

Peterson, D. and Wiese, G. (1995) *Chiropractic an illustrated history.* Mosby.

Schneider, M. J. and Cohen, J. H. (1992) "Nimmo receptor tonus technique: A chiropractic approach to trigger point therapy". Sweere, J. J. ed. *Chiropractic family practice.* Gaithersburg, Maryland: Aspen Publishers.

Travell, J. G. Simons, D. G. (1983) *Myofascial pain and dysfunction: The trigger point manual.* Baltimore: Williams & Wilkins.

Wyke, B. (1981) "The neurology of joints: A review of general principles". *Clin Rheum Dis.* 7 (1).

⎯⎯⎯ (1980) "The neurology of low back pain". Jayson, M. ed. *The lumbar spine and low back pain.* 2nd edition. New York: Pitman Medical Publisher.

York, C. (1992) "A manual incorporating Hand & Instrument Adjusting Based on the John F. Grostic Model & Procedure". *Society of Chiropractic Orthospinology.*

에너지 치료란 무엇인가
동종요법과 아로마치료를 중심으로

오홍근 오홍근 신경과의원 원장.

　현대의학은 지난 수세기 동안 인간의 질병에 대한 생화학적인 치료방법을 눈부시게 발전시켜왔다. 이것은 인체의 상태를 숫자로 측정하고 무게로 재서 정량화하는 것으로, 이러한 방식을 취해야만 과학적인 것으로 인정한다. 즉 모든 것을 수치화·계량화해 진단한 뒤 그에 따른 치료를 행하는 것이다. 그러나 인체는 눈으로 확인하고 양으로 판단할 수 있는 단순한 물질적 조직체가 아니라 에너지를 가지고 살아 움직이는 기능적 창조물이다. 그렇기 때문에 우리는 생각하고, 느끼고, 영적인 생활을 해나갈 수 있는 것이다.
　그러나 현대의학이 이러한 전인적 인격체의 모든 요소를 정량화해 파악하기란 불가능하다. 과학기술로는 이를 따라잡을 수 없기 때문이다. 그러나 눈에 보이지 않고 양으로 측정할 수 없다고 해서 우리 몸안의 에너지와 기의 세계를 무시하거나 계속 관심권 밖에 놓아둘 수만은 없다. 에너지의학은 바로 이러한 생체 내의 힘의 흐름을 의학적 진단과 치료에 이용하는 방식이다.
　인류가 생체에너지의 존재와 기능에 관심을 가진 것은 어제오늘의 일이 아니다. 동양에서도 중국에서는 이를 경혈(經穴)과 기(氣)로, 인도에서는 기를 차크라(chakra)와 프라나(prana)라는 용어로 표현했고, 서양에서는 바이탈포스(vital-force), 생체 전자기장(bioelectromagnetic field) 등의 이론체계로 존립해왔다. 건강이란 에너지의 흐름이 막힘없이 조화롭게 순환하는 상태이며 만약 막히거나 부족하거나 넘치면 불협화음이 일어나 병이 생긴다고 보았던 것이다.

현대의학이 한계를 드러내는 여러가지 이유 가운데 가장 주요한 것은 인체에 접근하는 방식에 있다. 의학은 수학과 통계학을 주로 사용함으로써 생체물리학적 존재인 인간을 무생물이나 물건과 같은 상태로 보는 결과를 초래했다. 그러나 인체는 극도로 정밀한 정보전달체계와 이를 조절하는 기능을 가지고 있다. 인체에 어떤 자극을 가하면 생체물리학적 효과에 의해 어떤 반응을 보이게 되어 있다.

또다른 이유는 인체를 다루는 데 있어 시간적 요인을 무시해왔다는 점이다. 실험을 통해 이루어지는 의학적 진단은 스냅촬영과 같은 것이어서 순간을 포착하게 마련이다. 그러나 인체의 어떤 기능을 알아내기 위해서는 찰나적 상태만 보아서는 곤란하다. 또한 지금까지의 의학연구는 대부분 구조적인 측면에 머물러 있었다. 그러나 질병 발생의 원인 규명과 치료에서는 두말할 나위없이 기능적 측면을 파악하는 것이 필수적이다. 에너지의학은 이러한 인체의 생물학적 근본을 파악하여 그에 작용하는 시간적·기능적 차이를 무시하지 않고 이를 이용해 질병을 진단, 치료하는 특성을 갖는다.

여기서는 간단하게 동종요법과 아로마 치료의 원리와 임상적 치료방법을 소개함으로써 에너지 치료를 이해하는 데 도움이 되고자 한다.

동종요법

인간에게 발생하는 병은 참으로 다양하고 복잡하다. 그 증상과 병든 부위의 소견들만 열거해도 병명이나 원인들이 수백 페이지에 이를 것이다.

이런 통증과 병은 왜 생겨나는 것일까. 흔히 병이 나면 아프고 증상이 있는 게 당연하지 않느냐고 대수롭지 않게 생각한다. 증상이나 통증을 없애 주면 병도 나을 것이라고 여기는 것이다. 그러나 몸에 나타나는 증세는 우리 몸에 침입한 병을 우리 몸이 물리치려고 저항하는 과정에서 생기는 중요한 신호들이다. 따라서 병의 치유에 있어 우리 몸이 보내는 신호를 잘 관찰하는 것이 무엇보다 중요하다.

지금으로부터 약 250년 전 독일의 하네만(Friedrich S. Hahnemann)이 이에 착안해 만든 것이 동종요법(同種療法, homeopathy)이다. 그는 당시 의학계에 만연해 있던, 일부러 피를 흘려 병의 증상을 완화시키는 방혈요법(防血療法, venesection)에 대해 강력히 반대하면서 이러한 치료법은 아무런 의학적 근거가 없으며 많은 부작용을 일으킬 수 있다고 경고했다. 그러나 당시는 그것이 거의 유일한 치료법이었기 때문에 많은 의사들로부터 비난을 받을 수밖에 없었다.

실험정신이 강했던 그는 스코틀랜드의 컬린(W. Cullen)이 씽코나(cinchona)라는 약용식물에 말라리아 치료효과가 있다고 발표하자 이를 확인하기 위해 자신이 직접 그것을 먹어보았다. 그런데 건강한 자신의 몸에 말라리아와 똑같은 증상이 나타났다. 그는 이것이 정상적인 몸에 병이 생긴 것이 아니라 몸이 자신에게 침입한 병균에 대항해 싸우는 과정에서 나타나는 현상이라는 것을 알아냈다. 즉, 질병이 나타내는 증상을 부정적으로만 볼 것이 아니라 오히려 우리 몸이 병을 이겨내려는 반응으로 받아들여야 한다는 것이다.

이로써 그는 자연에 존재하는 다양한 물질들을 건강한 사람이 복용함으로써 나타나는 증상들을 수집하여 그 증상과 유사한 질병에 사용하면 병을 치유할 수 있다는 '동종(同種)의 법칙'을 발견하였다. 즉 어떤 물질이 인체에 일으키는 증상과 비슷한 증상을 가진 성분이 있을 경우 그것으로 질병을 치료할 수 있다는 이론이다. 예를 들면 감기에 걸렸을 때 재채기와 콧물, 눈물이 나오는 증세는 마치 인체가 양파를 썰 때 보이는 현상과 유사하므로 감기에 양파를 희석해서 사용하면 치유효과를 볼 수 있다는 것이다.

여기서 문제는 천연물질을 그대로 인체에 투여했을 때 나타나는 부작용과 독성반응을 어떻게 해결하느냐 하는 것이었다. 그는 이를 해결하기 위해 고도의 희석법을 사용하였다. 본래의 물질을 거의 탐지할 수 없을 정도로 희석해 사용하면 부작용을 제거하는 것은 물론 치료효과도 더욱 강력해지는 것을 발견했던 것이다. 이러한 희석과정을 통해 물질은 에너지 입자 상태로 변하여 신체증상에 대해서뿐 아니라 정신기능에까지 영향을 미치게 된다. 동종치료 약물은 인체의 면역기능을 자극하여 인체가 스스로 치유할 수 있는 단계로 이끌어주는 작용을 한다. 희석과 함께 강한 진탕(震盪, 흔들어주는 것)도 물질의 치유력을 촉진시킨다는 사실을 발견했다.

이런 물질은 물이나 알콜에 백배, 만배 등으로 희석하는데 여기서 1C(centecimal, 1:100으로 희석한 상태) 등의 단위로 기준을 잡았다. 이렇게 해서 만든 동종약물들이 지금까지 약 3천종 이상에 이른다. 일반적으로 가벼운 증상에 대한 처방은 보통 6C의 희석량으로 하루 세 번씩 5일까지 복용한다. 증상이 없어지면 이미 몸에 방어능력이 생긴 것이기 때문에 더이상 약을 먹을 필요가 없다. 급성이거나 또는 체질적인 치료를 할 때는 30C 정도의 고도로 희석한 용량에서 시작하며 30분에서 3시간 간격으로 복용한다. 만약 5일 이내에 별다른 반응이 나타나지 않으면 다른 약을 찾아서 재시도해야 한다.

동종약물을 투여해 치료하는 순서는 '치유의 법칙'에 따라 증상이 나타난 순서와 반대가 된다. 즉 맨 마지막에 나타난 증상부터 좋아지기 시작하고, 몸의 윗부분에서부터 작용해 아래로 내려오며 내부의 이상에서부터 치유되기 시작해 바깥쪽으로 나아간다. 내부 장기도 큰 기관에서부터 효과가 나타나 작은 기관으로 옮겨가며 작용한다.

동종의학 치료는 많은 연구논문을 통해 과학적 근거가 입증되었다. 특히 프랑스에서는 동종약물의 에너지 방출을 실험했는데, 물에 동종약물의 에너지를 방출하면 그 에너지가 물에 전사(轉寫, transfer)되어 기억된다는 것을 밝혀냈다. 데일리(D. Daley)는 알러지·천식 등에 동종약물이 일반 화학약물보다 치료효과가 빠르고 부작용이 없다는 연구결과를 발표했다. 의학적 검증방법과 각종 실험기법이 발전하면서 그동안 신비의 베일에 쌓여 있던 동종의학의 원리와 치유방법이 점차 과학적 근거를 획득하고 있는 것이다. 동종요법은 천연물질에 대한 고도의 희석과 진탕 과정을 통해 그 물질이 가진 에너지를 활성화하여 생물에너지로서 인체에 전달한다는 점에서, 기존의 화학약물을 이용한 치료와는 다른 차원의 접근방법을 갖고 있다. 동양의학적으로는 기(氣)를 전달하는 약물이라고 표현할 수도 있다.

일반적인 의학은 동일한 진단이 내려진 환자들에게는 모두 같은 종류의 약물을 써서 치료하지만 동종의학에서는 같은 증세라 하더라도 각 환자의 상태에 따라 전혀 다른 동종약물을 처방한다. 불안증이 있을 때는 아코나이트(aconite), 아르세니쿰(arsenicum), 겔세미움(gelsemium), 포스포러스(phosphorus)와 같은 동종약물을 사용하는데 환자의 증세에 따라 사용하는 약물은 각기 다르다. 같은 불안증세라 하더라도 아코나이트의 경우는 놀람이나 비행기 공포로 인한 불안증에 사용하고 아세니쿰은 혼자 있지 못하고 안절부절못하며 특히 밤시간에 그런 현상이 심할 때 사용한다. 겔세미움은 예측불안(불안상황을 상상해 안절부절 못하는 병증)이 있거나 쉽게 피로감을 느끼는 허약증세, 온몸이 떨릴 때 사용한다. 이에 비해 포스포러스는 신경이 예민할 때, 예컨대 동료가 있으면 안심하고 해질녘이나 그림자에 깊은 불안을 느끼며 천둥·번개 등에 크게 놀라는 경우에 사용한다.

동종의학적 방법으로 치료할 수 있는 질병에는 어떤 것들이 있을까? 이 부분은 기존 의학에 대해 가장 중요한 문제이기도 하다. 앞서 얘기한 바와 같이 동종요법은 관절염이나 기관지염 같이 진단된 병명에 따라서만 치료방법이 정해지는 것이 아니다. 즉, 통증이 있는 관절부위, 염증이 있는 기관지부위, 악성 종양세포가 있는 부위만을 국한해서 치료하는 것이 아니라, 정신·감정·신체를 포함한 환자의 모든 부분을 대상으로 치료한다. 따라서 같은 병명이라 하더라도 사람에 따라 전혀 다른 동종약물을 처방할 수 있다.

동종약물로 치료할 수 있는 범위는 각종 응급처치에서부터 급성·만성 질환에 이르기까지 광범위하다. 정신과 감정의 장애를 치료하는 데 있어서는 그 사람이 가진 모든 증상을 수집, 분류하고 심지어 날씨나 기온, 음식에 대한 반응까지도 검토해 참조한다. 여성 질환이나 소아의 질병도 동종치료가 효과적으로 적용되는 분야이다. 아이의 소화장애, 설사, 눈·귀·코의 이상, 오줌싸개 또는 여성의 출산 후유증과 유방 염증 등을 치료할 수 있다. 특히 폐경기증후군의 경우는 확실히 치료할 수 있는 동종약물들이 많이 있어 얼굴의 화끈거림, 두통과 피로 등의 증상을 총합하여 정확한 약물을 선택, 사용한다. 방광염과 같은 박테리아 감염증도 항생제를 쓰지 않고 동종치료로 효과를 볼 수 있다. 이러한 효능은 19세기 유럽과 북미를 휩쓴 콜레라의 경우 대증요법(對症療法) 치료로는 40% 이상의 사망률을 보인 데 반해 동종요법 치료로는 9%라는 낮은 사망률을 보인 것을 보아도 알 수 있다. 박테리아성 구강염이나 인후염 등에도 좋은 효과를 보인다.

동종요법은 교통사고 등에 따른 각종 부상과 불구로 인해 몇년간 건강을 회복하지 못하고 있는 사람에게도 사용된다. 50대 주부인 K씨는 5년 전 자동차 전복사고로 남편을 잃고 분노와 실의에 빠져 악몽과 두통, 심장 두근거림 등에 시달려왔다. 그러나 병원에서는 특별한 이상 소견을 보이지 않았는데, 증세는 계속되어 동종약물로 치료한 결과 그러한 증세들이 사라졌다. 소량의 동종약물을 간단히 혀 밑에 넣고 녹여서 복용함으로써 자살하기 쉬운 우울증 환자, 분노·적개심 등에 사로잡힌 심한 정서 및 행동 장애 환자들에게도 도움을 줄 수 있다. 또한 사랑하는 사람을 잃었거나 정신적인 쇼크를 받아서 헤어나지 못하는 사람에게도 효과적이다. 동종치료는 반드시 수술을 요하는 경우나 선천성 질환에는 별다른 치료효과가 없다. 그러나 수술 후의 회복, 골절 후의 봉합교정 등을 촉진하며 회복기간을 단축시키고 저항력을 강화한다.

　동종의학이 다른 의학과 구별되는 또다른 특징은 한 환자에게는 한 종류의 약만 쓴다는 점이다. 일반의학은 질병의 원인을 한 가지 기관이나 조직에 국한해서 본다. 즉, 고혈압은 심장·혈관 계통, 장염은 위장계통, 방광염은 비뇨·생식기관의 고장으로 보는 것이다. 따라서 한 가지 이상의 장기에 병이 생기면 한 가지 이상의 약을 써야 한다. 예컨대 고혈압과 불면증과 심부전증이 있으면 이뇨제와 수면제, 디기탈리스(digitalis, 심장병 치료약물) 등 세 가지 이상의 약을 복합처방해야 한다. 그러나 동종의학에서는 정신적·정서적·육체적인 부분들을 모두 합쳐 한 인간을 전체로서 보기 때문에 환자의 모든 증세를 정확하고 자세하게 듣고 관찰하여 이들 증상에 복합적으로 작용하는 동종약물을 선택한다.

　동종약물은 특정 부위에만 국한해서 작용하는 약물이 아니기 때문에 신체의 다른 부위에 부작용이나 손상을 주지 않는 장점을 가지고 있다. 반면에 일반의약품은 문제가 되는 한 부위에만 치료작용을 나타내도록 개발되어 나머지 부위에는 부작용이 생길 수 있다.

　동종치료를 해보면 급성질환일수록 효과가 빨리 나타나고 만성질환에는 서서히 작용하는 것을 관찰할 수 있다. 예를 들어 아이가 갑자기 귀에 통증이 발생해 붓고 염증이 생긴 경우에는 벨라도나(belladonna)라는 동종약물을 사용하여 1,2분 이내에 증상을 멎게 할 수 있다. 한편 갑상선종(갑상선에 생긴 종양) 같은 만성질환은 약물효과가 수개월에 걸쳐 서서히 나타난다.

　동종약물을 복용할 때는 비타민제·영양제를 비롯해 일체의 다른 약물을 금해야 하며, 식사 전후 30분에 물 없이 입 안에서 녹여서 복용한다. 또한 커피·홍차·인스턴트음료·알콜·니코틴·마리화나 등 자극성 식음료를 피해야 좋은 치료효과를 기대할 수 있다.

아로마치료법

아로마(aroma)는 향냄새를 의미하는 전문용어이다. 따라서 아로마 치료란 향을 가지고 인간의 질병을 치료하는 것을 말한다. 우리가 일상생활에서 사용하는 향수는 물질의 화학적 구조를 조작해서 만든 인공향으로 아로마 치료에 쓰이는 향과는 전혀 다른 것이다. 또한 향수는 남에게 좋은 냄새를 풍기는 데 목적이 있는 반면 아로마향은 100% 천연식물성 향으로 코를 통해 인체의 내부기관에 기능적인 효력을 발생시켜 특정 증상을 치유하는 것을 목적으로 한다. 아로마 치료에 쓰이는 향은 향을 발산하는 식물에서 얻어지며 꽃·잎·줄기·뿌리 등에서 추출한 에쎈셜 오일(휘발성정유)을 치료제로 사용한다. 이러한 치료법은 최근에 새롭게 등장한 특이한 방법이 결코 아니며, 이미 5천년 전부터 이집트·그리스·로마·인도·중국 등지에서 시작된 전통적인 치료법이다. 고대이집트에서는 아로마 오일을 미라를 만드는 데 방부제로 사용했으며, 그리스에서는 영적인 세계로 쉽게 접근하게 하는 종교의식의 예물로 쓰였다. 그 탁월한 살균·피부미용 효과로 인해 위생약품이나 화장품의 재료로도 사용되었으며, 중세에 페스트와 콜레라 같은 전염병이 창궐했을 때도 아로마향이 뛰어난 예방적·치료적 효력을 발휘했다. 클레오파트라가 재스민향을 이용해 미용과 최음효과를 극대화했다는 역사적 사실도 기록으로 남아 있다.

17세기 후반부터는 약리작용에 근거한 효능을 알게 되었고, 19세기에는 아로마 오일의 화학성분과 분자구조를 연구하여 그 치료효과를 분석했다. '아로마 치료법'(aromatherapy)이란 용어는 1928년 프랑스의 화학자 가뜨포쓰(R. M. Gateffosse)에 의해 처음 사용되었다. 장 발네(Jean Valnet)는 2차대전 당시 아로마 오일로 부상병을 치료한 경험을 바탕으로 아로마 치료법이 프랑스에서 정식 치료법으로 채택되는 데 공헌했다. 영국에서는 마거릿 모리(Margarette Maurey)에 의해 아로마 마사지 치료법이 피부미용에 활용되기 시작했다. 현재는 각 대학 및 병원에서 아로마향의 연구 및 치료에 적극적으로 나서고 있는 추세이다. 아로마 치료법은 특히 신경정신과적 질병으로 불안증·우울증·불면증에서부터 피부과 질환인 여드름·습진·노화성 피부, 여성질환, 순환기 장애에 이르기까지 다양하게 사용되고 있다.

아로마 오일은 독특한 향과 치료효능을 지니고 있다. 정신기능을 진정·이완시키는 오일이 있는가 하면, 정신기능을 자극하거나 활성화하는 오일도 있다. 예컨대 재스민과 네롤리(neroli) 향은 우울증을 개선하고, 마조람(marjoram)은 불안증을 해소하며 페퍼민트는 정신집중력을 향상시킨다. 신체기능에 있어서도 앞서 언급한 바와 같이 살균효과·방부작용·항염작용 등이 있어 일반적인 감염증이나 감기, 인플루엔자 등에 치료효과를 나타낸다.

오늘날에는 과학적이고 체계적인 연구가 축적됨에 따라 점차 아로마 치료법의 작용기전이 밝혀지고 있는 중이다. 그 가운데 하나가 신체의 후각신경의 생리화학적 기능과 아로마 오일의 약리학적 작용에 대한 정보들이다. 향 입자는 우리의 코끝에 분포한 씰리아(cilia)라는 말초후각신경에 접촉해 3단계를 거쳐 뇌의 중추신경계에까지 영향을 미친다. 3단계 중 첫번째는 후각신경에 존재하는 약 1천개의 수용체들이 향입자들과 접촉하는 '수용'의 단계이다. 두번째 '전달' 단계에서는 대뇌 깊숙이 자리잡은 변연계(邊緣系, limbic system)에 연결되어 신호를 전달한다. 세번째는 '인식'의 단계로, 전달된 신호가 시상하부를 거쳐 뇌하수체에서 명령으로 해석되어 신체 각 부위에 치료적 영향을 주는 것이다.

미국 시카고의 후각기능연구소의 실험에 따르면 아로마 치료는 학습능력과 계산능력을 높여주며 기억력을 증대시키고 감정을 안정시켜준다고 한다. 아로마향 입자가 후각신경을 통해 대뇌 변연계까지 전달되면 인간의 감정과 생리기능을 관장하는 중추기관에 직접적인 영향을 미쳐 정신기능·성기능·기억장치·학습능력·좌우뇌의 통합기능 등에 효과를 발휘하는 것이다.

실제로 1991년에는 후각수용체를 분리하는 데 성공하였고 최근에는 코 점막에서 P450S라는 효소를 발견하여 이것이 있어야만 사람이 냄새를 맡을 수 있다는 사실을 알아냈다. 이렇게 보면 무취증(無臭症) 환자는 이 효소가 절대적으로 부족한 경우이다.

한편 피부 마사지를 통해 흡수되는 아로마 오일은 극소량이어서 흡수된 지 5분 이내에 혈액에 반응이 나타나고 20분이 되면 최고치에 달하며 90분이 지나면 소멸한다고 한다. 이것은 아로마 오일이 그만큼 빠른 속도로 흡수되고, 효과를 발휘한 다음에는 곧바로 휘발되어 체내에 잔존물을 남기지 않기 때문에 그만큼 부작용을 일으키지 않는다는 뜻이다. 특히 캐리어 오일(carrier oil, 에쎈셜 오일을 운반해 마사지에 도움을 주는 오일) 같은 식물성 마사지 오일과 혼합하면 아로마 오일은 피부에 더 빨리 흡수된다.

이러한 특성 외에도 아로마 오일은 양극과 음극의 전기적 성질을 갖고 하나의 에너지덩어리로 작용하는 특성이 있다. 또한 아로마향 분자들이 원적외선을 방사하거나 흡수해서 먼 거리까지 향이 퍼져나갈 수 있다. 아로마 오일은 물에 섞이지 않지만 분자의 진동을 통해 물속에 정보가 각인되기 때문에 70%가 물로 이루어져 있는 인체에 그 향과 에너지가 전달된다는 해석도 있다.

치료는 증상에 따라 가장 좋은 효과를 발휘할 수 있는 아로마 오일을 선택하여 이루어지는데 이때 두세 가지 오일을 혼합해 씨너지 오일(synergy oil) 형태로 사용하면 치료효과를 극대화할 수 있다. 이때 휘발성이 강한 상향(上香, top note)과 향을 오랫동안 은근히 지속시키는 하향(下香, base note) 그리고 이 두 가지를 잘 조화시켜주는 중향(中香, middle note)을 적절하게 블렌딩해 치료효과를 높이는 기술이 바로 전문치료자의 노하우이다. 특히 피부에 사용할 때는, 에쎈셜 오일이 고도로 농축된 용액이므로 반드시 캐리어 오일이라는 식물성 오일로 희석해서 사용해야 한다. 1~3방울의 아로마 오일에 1티스푼의 비율로 캐리어 오일을 섞는데, 캐리어 오일의 원료로는 아몬드·포도씨·아보카도·맥아 등이 쓰인다.

대표적인 아로마 오일의 종류와 치료효과

종류	효과	적용
케모마일(camomile)	진정효과	생리 전 증후군·소화장애·비염 등의 알레르기증상·여드름·습진·기타 피부질환
유칼립투스(eucalyptus)	방부효과	생리 전 증후군·소화불량·알레르기증상·피부질환 등
제라니움(geranium)	수렴효과 이뇨작용	상처나고 멍든 데, 무좀 등의 곰팡이균 감염, 벌레 물린 데, 습진 등의 피부질환, 우울증, 부종 등
라벤더(lavender)	진통효과 방부효과	두통과 기타 통증, 벌레 물린 데, 지성 피부·여드름·불면증·우울증·부종 등
로즈(rose)	방부효과 진정효과	목감기·부비강염·충혈·눈과 얼굴 부종·혈액순환 장애·모세혈관 확장증·불면증·생리 전 증후군·공황발작·우울증·폐경기 장애·성기능 장애·식욕부진 등
로즈마리(rosemary)	자극효과	심신피로증·기억력 장애·호흡기질환·류머티즘·운동 후 통증 및 기타 통증
쌘들우드(sandalwood)	방부효과 이완진정작용	건조하고 갈라진 피부·여드름·불면증·명상 유도, 성기능 개선 등
마조람(marjoram)	진통효과 안정작용	생리통·두통·목감기·불면증·혈액순환·무좀·여드름 등
재스민(jasmine)	항우울효과	우울증(특히 산후 우울증), 성기능 개선, 출산시 수축작용 강화
네롤리(neroli)	안정효과 진통효과	불면증·불안증·우울증·혈액순환·여드름·생리 장애·요통 등

아로마 오일은 변질되기 쉬우므로 오랫동안 보관하려면 빛의 투과를 막는 갈색 유리병에 담아 서늘한 곳에 두어야 한다. 사용할 때는 그릇에 뜨거운 물을 붓고 아로마 오일을 두세 방울 떨어뜨려 거기서 발산되는 향을 흡입하거나 아로마 램프를 이용하는 방법이 있다. 또는 거즈나 수건, 티슈에 한두 방울 떨어뜨려 코에 대고 흡입하거나 솜뭉치에 오일을 적셔 라디에이터 위에 올려놓고 자연스럽게 공기중에 퍼져나가게 하기도 한다. 스프레이에 1컵(약 250ml)의 물을 채우고 거기에 5방울의 아로마 오일을 섞어 방안에 뿌리는 방법도 있다. 이러한 방법은 방안 공기를 바꾸고 편안한 분위기를 만들며 수험생에게는 효과적으로 정신집중도를 높여주고, 사무

실에서는 살균과 공기청정 효과를 기대할 수 있다. 목욕에도 이용하는데 욕조에 5~10방울의 오일을 떨어뜨리고 온몸을 담그고 있으면 증발되는 오일이 코와 피부를 통해 스며들어 효과를 발휘한다.

아로마 치료법은 다양한 질병과 증상에 보조적으로 또는 단독으로 사용할 수 있다. 가장 중요하고 많이 사용하는 10가지의 아로마 오일을 소개하면 앞의 표와 같다.

아로마향은 성기능과도 밀접한 관계가 있다. 서로의 냄새를 싫어하면 부부가 되지 못한다는 통계가 있으며, 사춘기 때는 성기능을 유발하는 페로몬(pheromone)이라는 향호르몬이 땀샘에서 왕성하게 분비되어 이성을 성적으로 자극한다. 아로마향을 이용해 이러한 기능을 활성화할 수 있다. 또한 인체의 냄새유전자는 면역력과 비례한다. 이밖에도 아로마향은 생활환경에 영향을 미치는데, 아로마향을 발산시킴으로써 사무실의 업무능력이 향상되고 백화점의 판매량이 늘어나는 사례들이 그것이다.

아로마 치료의 뛰어난 성과는 각종 논문과 임상사례로 발표되었으며, 특히 시험능력 향상, 항우울작용, 진통효과, 기억력 증진, 불면증 해소, 편두통과 거식증 치료, 스트레스 관리 측면에서 뚜렷한 효과를 보인다고 보고되고 있다. 뉴욕의 슬로운 케이터링(Sloan Katering) 암쎈터에서는 MRI 진단시 환자들에게 바닐라향을 맡게 하면 환자들이 심리적으로 안정된 상태에서 검사를 받을 수 있으며 항암제 복용으로 생기는 부작용도 감소시킬 수 있었다고 보고한 바 있다. 필자도 아로마 치료를 통해 뇌파검사에서 안정된 파가 나타나고 체열검사에서 순환기능이 향상되며 뇌혈류검사와 생체에너지 공명검사에서 치료적 변화가 나타나는 것을 경험한 바 있다.

한가지 일러둘 점은 임산부의 경우, 특히 임신 초기 3개월 동안은 아로마 치료에 주의를 요한다는 것이다. 그리고 간질환자의 경우는 절대 치료를 삼가야 한다. 입으로 복용하는 것은 법적으로도 금지되어 있다. 또한 버거못(bergamot)이나 오렌지 같은 감귤류향은 피부에 바르고 난 뒤 곧바로 햇빛에 노출하면 감광독성을 일으키므로 조심해야 한다. 알레르기반응과

중독증상이 우려되는 경우에는 치료 전 아로마 오일을 귀 뒤나 팔꿈치 안쪽에 묻혀 24시간 관찰한 뒤에 사용해야 한다. 중요한 증상 및 질병에는 반드시 전문의사의 정확한 혼합씨너지 처방이 필요하다.

이외에도 우리 몸의 후각기관을 자극해 질병과 증상을 치료하는 오감(五感)요법이나 천연물질이 가진 미세한 전자기장적 에너지원을 이용하는 양자역학적 요법들은 모두 에너지요법에 속하는 원리를 이용한 방법들이다. 에너지요법들은 그 치료방법이 간편하고 특별한 위험요소가 없으며 즐겁게 시행할 수 있는 것이 특징이며, 다른 주요 치료수단에 보조적으로 이용할 수 있다는 것이 큰 장점이다.

21세기의 의학치료는 이처럼 복잡하지 않고 일상생활 속에서 쉽게 실행할 수 있는 '부드럽고 유쾌한' 방법이 더욱 많이 개발, 사용될 것이 틀림없다. 아름다운 음악을 들으면서 향기로운 냄새를 맡고 부드러운 색조로 장식된 공간에서 화학약물이 아닌 에너지로 충만한 동종약제로 편안하게 치료를 받고 건강을 회복할 수 있게 되는 것이다. 다양한 에너지요법들의 전망은 아주 밝다. 이제 필요한 것은 연구와 개발이다.

예술과 질병의 치료

음악치료를 중심으로

하은경 하은경 음악치료임상연구소 소장.

들어가며

예술치료란 음악·미술·무용 등의 예술활동을 적극적인 치료수단으로 활용하는 것이다. 여기서 치료수단이란 치료의 모든 과정, 즉 환자를 충분히 이해하고, 이를 바탕으로 행하는 적절한 치료법의 고찰과 선택, 실행을 말한다. 예술치료는 그 치료의 대상에 있어 지금 당장 그러한 치료를 받지 않으면 죽을 만큼 긴급한 환자를 다루지 않는다는 점에서 2차적인 치료법이다. 그러나 20세기에 이르러 고도 경제성장의 풍요로운 혜택을 받고 있는 선진국에서는, 의료대상으로서의 인간을 보는 데 있어 생존을 우선시하던 데서 삶의 질을 고려하는 쪽으로 변화했다. 정신적·육체적 질병에 시달리는 환자들을 좀더 인격적인 존재로 인정하게 된 것이다. 이 과정에서 환자들의 질병에 따른 과학적 치료는 물론, 그들의 정신적인 부담까지도 병원에서 도와 보살피는 다양한 예술치료방식을 개발해 적극적으로 개입하게 되었다. 일차적인 의료행위의 발달은 물론, 예술치료의 발달도 이와 더불어 이루어졌다. 지난 20세기는 음악·미술·무용 치료가 과학적으로 연구되어 의학적 처치의 또다른 방법으로서 적극적인 역할을 시작한 시기이다.

인간은 장구한 발달과정을 거치면서 언어라는 매체를 활용해 자신의 의사를 전달해왔다. 그러므로 상식적인 언어를 사용해 다양한 정신적·육체적 질병의 고통을 적극적으로 호소하는 사람은 문제해결에 있어 적절한 의학적 도움을 용이하게 받을 수 있었다. 그러나 여러가지 이유로 인해 언어를 사용하지 못하거나 사용하지 않으려는 사람들이 병원을 찾게 되면 참으로 막막할 수밖에 없다. 이런 환자들을 돕는 길은 언어 이외에 그들을 이해할 수 있는 다른 방도를 찾아야 하는 것이다. 다행히도 인류에게는 예술을 통해 서로를 이해할 수 있는 다른 길이 열려 있다. 언어를 사용하지 않는 표현예술 자체만을 두고 '치료'라는 단어를 사용하기에는 무리가 따른다. 하지만 언어표현 이전의 단계에서 사용되는 예술의 여러 방법들은 환자들이 자신을 자연스럽고 안전하게 표현할 수 있는 좋은 수단일 뿐만 아니라, 그들을 충분히 이해해야 하는 치료자들에게도 많은 도움이 된다. 미술치료는 시각매체를 사용하여 환자의 내면을 표현하도록 함으로써 무의식을 활성화하여 창조적인 자가치료능력을 자극하고 향상시키는 치료법이다. 무용치료는 신체의 움직임을 통해 병적인 정신을 변화시킨다. 음악치료는 청각을 자극하는 동시에 시각과 촉각의 협응력을 자극해 활성화하고, 음악을 통한 감정이입의 경험으로 무의식 속에 숨겨진 여러가지 병인을 표면화할 수 있는 기회를 만들어 치료에 도움을 준다.

  이러한 예술치료의 공통된 특징은 이들 모두가 20세기 들어 급속히 연구되고 발전한 것이며, 처음에는 정신치료적인 목적에서 비언어적 의사소통수단인 예술활동을 이용했다는 것이다. 그러나 최근 들어 예술치료의 개입범위는 비단 정신치료에만 한정되지 않고 점차 확대되는 추세이다. 여기서는 음악치료를 구체적으로 소개함으로써 예술치료에 대한 전반적인 이해를 돕고자 한다.

음악치료의 이해

음악치료의 역사

　음악·미술·무용을 활용한 예술치료는 원시시대부터 인류와 밀착해 통합적인 치료형태로 행해져왔다. 특히 원시인들은 인간을 육체와 영혼이 결합된 존재라고 생각했고 모든 질병을 주술적인 행위로 해결하였다. 언어가 미분화된 시대의 이러한 주술적 치료행위는 음악(소리)과 무용(움직임)이 통합된 제의형식을 빌려 이루어졌다. 우리나라에 현존하는 무속신앙을 빌린 치료형태인 '굿'이 그 좋은 예이다. 굿에서는 굿판을 이끄는 무당의 역할도 중요하지만, 굿판의 주역으로서의 무당의 역할을 지지해주는 악사들이 반드시 함께 참여하게 되어 있다. 이들은 타악기를 연주함으로써 굿이 시작될 때의 산만한 분위기를 집중시키는 역할을 할 뿐만 아니라 무당이 접신상태에 이르기까지의 분위기를 한층 고조시키는 장단과 빠르기로 굿판의 구경꾼과 환자와 무당을 삼위일체로 몰입시켜 환자에게 황홀경을 경험하게 한다. 눈으로 볼 수 있는 사물이든 눈으로 확인하지 못하는 존재든 구분하지 않고 믿었던 원시시대 이래 인류는 실재적인 존재를 검증할 수 있는 여러가지 과학적인 도구와 기술을 발전시켰다. 이에 힘입어 오감으로 확인할 수 없는 불투명한 이론들은 서서히 자취를 감추었고, 과학기술을 통해 결과를 정확히 확인할 수 있는 것들만이 진실로 자리를 잡았다. 이러한 움직임에 따라 예술행위가 인간에게 미치는 구체적인 영향에 대한 연구가 이루어졌으며 그것의 치료적 도구로서의 가치를 인정받게 되었다. 음악치료의 경우에는 2차대전을 계기로 관심이 급속히 고조되었다. 참전을 앞둔 병사들의 사기를 북돋우며, 육체적 부상과 정신적 충격을 입은 병사들의 병상에 배경음악을 도입해 긍정적인 치료결과를 인정받은 것이다. 이를 바탕으로 미국에서는 1950년대부터 대학에서 음악치료를 연구하고 전문인을 양성하는 과정이 생겼다. 유럽에서는 이보다 20년 늦은 1970년대부터 전문가를 양성하는 전공학과가 생겼으며, 우리나라에서는

1970년대 들어 몇몇 정신과 의사들에 의해 서서히 소개되기 시작했다.

음악치료는 인류문명의 초창기부터 있어온 오래된 치료형태지만, 음악이라는 매체를 의학적 치료행위에 접목하여 체계적인 치료계획에 따라 진행하는 과학적인 방법으로 연구하게 된 것은 20세기에 들어서였다. 다른 학문과 마찬가지로 음악치료도 여러 학자들에 의해 다양한 치료기법과 이론을 갖고 발전해왔다. 이러한 음악치료의 여러 이론의 발전은 심리학의 영향을 가장 많이 받았는데, 이는 음악이라는 비언어적 의사소통매체를 정신치료영역에서 가장 먼저 도입했기 때문이다. 즉, 정신과질환 치료에서 환자를 이해하고 질병의 원인을 발견하기 위한 수단으로서 음악을 활용했던 것이다.

음악치료의 종류

정신치료에 활용된 초기의 음악치료는 주로 재생음악을 사용하여 환자에게 음악을 들려주는 '수동적' 치료형태였다. 그때만 해도 지금처럼 음악을 들을 수 있는 다양한 기구들이 발달하지 않았고 손쉽게 구입할 수도 없었으므로, 음악을 듣는다는 것은 지금처럼 흔한 일이 아니었다. 그러므로 음악치료사들이 선곡하여 편집한 음악들은 환자들을 쉽게 몰입시킬 수 있었고, 환자들은 이러한 재생음악을 통해 깊은 감동의 경험이나 대립감정의 해소, 카타르시스 등의 효과를 얻음으로써 정신치료에 도움을 받았다.

'음악 듣기의 효과'는 음악의 치료적 효능에 주목하는 음악치료학의 성립과 더불어 본격적으로 연구되기 시작해 미국에서는 음악치료학 전문지 『음악치료 저널』(*Journal of Music Therapy*) 『음악치료』(*Music Therapy*) 등을 통해 지난 10여년간 '임상에서의 음악 듣기 효과'에 대한 연구결과가 꾸준히 발표되고 있다. 이런 연구들은 주로 배경음악(background music)을 기능적으로 이용하는 경우를 대상으로 한다. 예를 들어 심신의 이완작용, 고통의 완화, 용기를 북돋워주는 기능으로써의 음악 등이 주요 연구대상이다. 초기의 음악치료는 재생음악을 이용해 정신과 질환에 대한 치료수단으로 활용되던 수동적 음악치료형태였으나 현대에 와서는 특정계층의 환자들이 아닌 일반인들로 대상을 넓혔고, 활용범위도 치료적인 목적에서 음악효과를 이용하는 기능음악(functional music)으로 확대하였다.

인간의 능력은 크게 세 가지로 분류된다. 첫째는 생각하는 능력 즉 지성이고, 둘째는 느낄 수 있는 능력 즉 감성이며, 셋째는 행동하는 능력 즉 추진력이다. 정상적으로 성숙한 인간은 이 세 가지 능력을 조화로운 상태로 골고루 갖추게 된다. 그러나 현실생활에서 이 세 가지 능력을 균형있게 고루 갖춘 성인을 만나기란 쉽지 않다. 우리가 음악을 들을 때나 혹은 적극적으로 음악활동을 할 때, 음악적 자극은 인간이 가진 이 세 가지 능력의 에너지 흐름을 변화시킨다. 음악으로 인해 흥분상태가 된다거나 충동적, 또는 활동적인 사람으로 변화하기도 하고, 반대로 안정되고 사려 깊은 사람으로 바뀌기도 한다.

잘 살펴보면 우리의 일상생활에 알게 모르게 숨어 있는 수동적 음악치료의 예는 많다. 백화점이나 슈퍼마켓에서 소비자들의 구매를 촉진할 목적으로 배경음악을 사용하는 것은 흔한 경우이다. 이러한 구매촉진과 충동구매를 부추기기 위해 4박자 리듬을 아주 적극적으로 활용하는 대표적인 곳이 남대문 시장이다. 그곳에 들어서면 들리는 4박자 장단의 손뼉소리와 "골라, 골라"의 노랫말은 지나가는 쇼핑객들의 시선을 소리나는 곳으로 집중시켜 (충동)구매를 유발하기 위한 것이다. 패스트푸드 음식점들도 박리다매의 이익을 노리기 위해 템포가 빠른 댄스곡을 튼다. 소비자들의 생리적 리듬이 무의식적으로 그 음악에 맞춰지게 함으로써 식사시간을 단축시키는 것이다. 4박자 계열의 장단은 인간의 에너지 흐름을 지성, 즉 생각하는 능력에서 추진력, 즉 행동하는 능력으로 변화시킨다. 그러므로 이러한 음악을 듣는 소비자는 충동구매의 가능성이 높아지게 된다. 이와 반대로 고급 레스토랑의 음악은 조용하고 차분하다. 고객들이 그 식당의 우아한 분위기를 즐기고 기억함으로써 다시 이곳을 찾게 하려는 목적에서이다. 음식이 고가이기 때문에 박리다매와는 상반되는 목적을 갖고 있는 것이다.

또다른 수동적 음악치료의 예는 치과나 통증클리닉, 수술회복실 등에서 통증 차폐(遮蔽, gate control theory)의 목적으로 배경음악을 활용하는 경우이다. 환자들에게 안정감을 주는 음악을 들려줌으로써 아픔을 느끼는 신경을 음악의 흐름으로 흡수해 통증을 덜 느끼게 하는 것이다. 물리치료실에서도 배경음악을 사용하여 환자가 근육 재활훈련에서 느끼는 통증을 덜어주고, 생체리듬을 자연스럽게 음악에 맞춰지도록 함으로써 좀더 즐겁게 근육훈련을 할 수 있도록 한다.

한편 음악치료는 예술치료의 다른 영역인 미술치료나 무용치료에서도 많이 활용하고 있다. 이는 음악을 이용해 상상력을 자극함으로써 좀더 적극적으로 시각적·신체적 표현을 할 수 있도록 유도하려는 것이다.

그러나 현대사회에서 음악치료는 환자를 대상으로 하는 정신치료의 영역을 넘어서 좀더 광범위한 기능음악으로서의 역할을 훌륭히 해내고 있다. 과학기술의 발전에 힘입은 전자매체의 발달로 이제 어느 지역과 국가를 막론하고 거의 모든 삶의 형태에서 손쉽게 접할 수 있게 된 '음악'은 우리에게 더이상 특별한 의미가 없다. 끊이지 않고 들려오는 음악의 홍수가 더 일상적인 상태이며, 현대를 사는 우리에게 더 낯선 것은 오히려 '정적'이다. 현대사회에서 음악의 과잉공급은 우리의 미세한 청각능력을 마비시켜 음악을 감상할 때도 점차 음량을 높이게끔 되었고, 우리의 귀는 지속적인 음악의 존재에 둔감해졌다. 이는 수동적 음악치료의 역할 변화가 이루어진 또다른 원인이기도 하다. 상시적인 음악의 존재로 인해 그 수용방식이 불가피하게 습관적이고 표피적인 형태(흘려듣기)로 이어짐으로써, 음악치료의 필수전제조건인 음악의 깊이있는 체험이 점차 사라지고 있기 때문이다.

1980년대 들어 음악치료는 정신과질환뿐 아니라 다양한 분야의 환자들에게로 대상을 넓혔다. 음악을 직접 연주할 때와 감상할 때의 효과와 그 차이에 관한 연구가 이루어지면서 현대사회의 음악치료는 '능동적' 음악치료로 발전하였다. 환자가 직접 음악활동에 참여하는 좀더 적극적인 방법들을 활용하기 시작한 것이다. 이런 능동적인 음악치료법은 환자들이 사

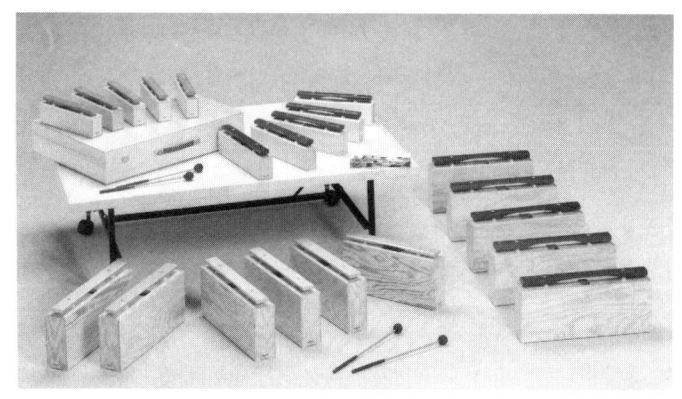

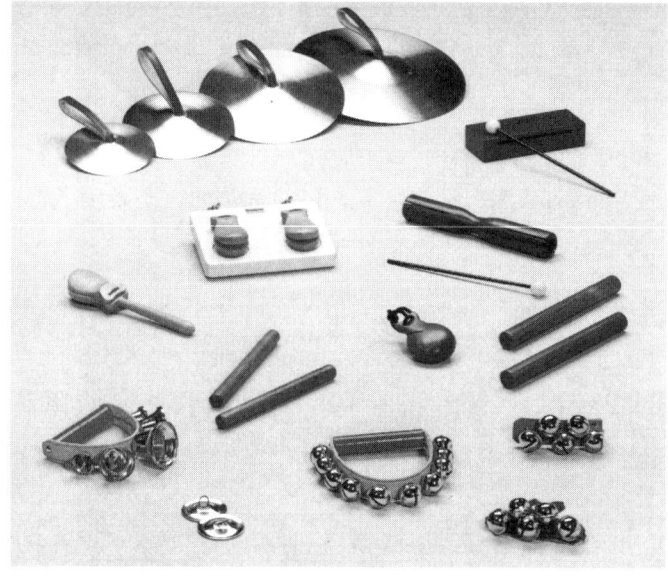

위 기존 실로폰보다 훨씬 적은 음을 내게 고안된 음악치료용 실로폰. 낱개로나 몇개를 조합하여 쓸 수 있게 고안되어 특히 어린이들에게 불필요한 많은 음을 제한하여 선택적으로 쓸 수 있는 장점이 있다.
아래 고리가 달린 방울과 발로 연주하는 캐스터네츠, 손가락 심벌즈. 방울은 몸을 자유롭게 움직일 수 없는 뇌성마비 아동들의 몸에 부착하여 작은 몸동작으로도 악기의 소리를 들을 수 있게 한 것이며, 캐스터네츠는 손의 움직임이 자유롭지 못한 환자들의 경우에 활용한다.

전에 음악적인 지식을 갖추고 있어야 가능할 것으로 생각하기 쉽지만 그렇지 않다. 질병은 남녀노소 누구에게나 찾아올 수 있기 때문에 음악치료의 기법 역시 음악적인 소양과 조건을 지닌 환자들에게만 적용되는 것이

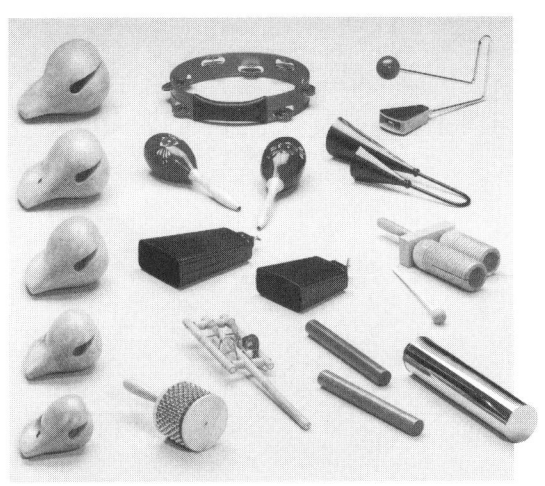

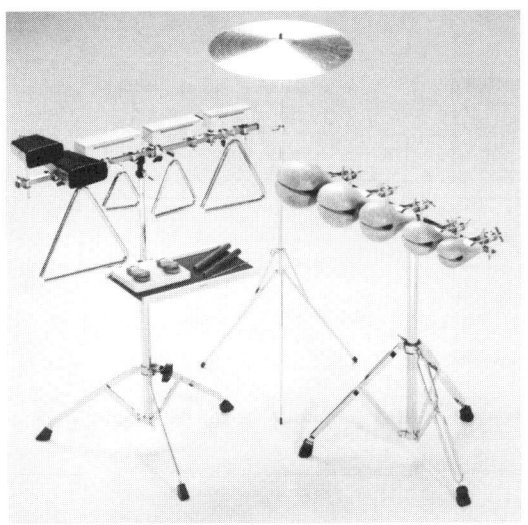

위 다양한 소리와 모양의 채들. 손근육 조절이 잘 되지 않는 뇌기능 손상자들이 원활히 사용할 수 있도록 배려하여 채 손잡이의 굵기와 소리를 여러가지로 고안했다.
아래 스탠드가 부착된 악기. 양손을 모두 사용하여 소리를 낼 수 있도록 돕는 역할을 한다.

아닌 훨씬 다양한 방법들이 개발되었다. 따라서 능동적 음악치료에서 주로 쓰이는 악기는 누구나 사용할 수 있고 소리를 낼 수 있는 타악기이다.

음악치료 시간에 타악기를 이용해 연주하는 음악형태를 '즉흥연주'라고 한다. 이 즉흥연주는 말 그대로 미리 만들어진 악보에 따라 연주하는 것이 아니라, 지금 여기에서 환자와 치료자에 의해 또는 환자들 상호간에 새로이 창조되는 음악이다. 음악치료사가 선택한 곡을 연주하는 것이 아닌, 환자 자신의 내적 경험을 음악으로 표현하는 것이다. 이렇게 함으로써 참여자는 연주시 자신의 내면으로 또는 외부로(함께 연주하는 연주자에게로) 관심을 기울일 수 있다. 이때 음악은 그 관심의 안전한 표현의 장이 된다. 이 음악은 경우에 따라 일반적으로 생각하는 음악의 조화로움이나 아름다움과는 거리가 먼 소음처럼 들릴 수도 있다. 그러나 음악치료에서 추구하는 것은 음악적인 아름다움이 아니라 환자가 의식적으로든 무의식적으로든 언어로 표현할 수 없는 부분을 음악으로 표현해내는 새로운 장(場)을 만들어주는 것이다.

음악치료의 사례

능동적인 음악치료 중 재활치료를 목적으로 음악이 활용된 경우를 소개하겠다.

50세인 김○○씨는 평소 두통이 심해 진통제로 통증을 다스려오다가, 병원을 찾아 의사의 진단을 받았는데 뇌종양으로 밝혀졌다. 이에 서둘러 종양 제거수술과 방사선 치료를 받고, 상태가 호전되어 다시 직장생활을 할 정도가 되었다. 그러나 다시 종양이 발견되어 재수술하게 되었고 그후에도 계속되는 감염으로 몇차례의 재수술을 받아야만 했다.

그가 부인과 함께 처음 음악치료실을 찾았을 때는 여러 차례의 수술로 인해 오른쪽 두개골을 다시 봉합할 수 없게 되어 이마 윗부분이 푹 내려앉아 있었다. 또한 지남력(orientation) 장애, 즉 시간·장소·사람에 대한 인식 장애가 있는 상태였다. 그래서 오늘이 며칠이냐고 물으면 아무 숫자나 생각나는 대로 대답하곤 했으며, 자신이 두터운 스웨터를 입고 있으면서도 날씨가 추운지 더운지, 무슨 계절인지 전혀 알지 못했다. 아주 어릴 적의 기억은 그런 대로 남아 있었으나 최근의 일이나 지금 일어나고 있는 일들에 대해서는 전혀 기억하지도 인식하지도 못했다. 오른쪽 뇌수술을 받앉기 때문에 왼쪽 손과 발을 움직일 수 없어서 일어나고 앉을 때마다 부인의 부축을 받아야만 했다. 대소변을 가리지 못했으며, 배가 고픈지 부른지에 대한 감각도 없어서 누군가가 먹을 것을 챙겨주지 않으면 굶어죽을 수도 있었다. 또한 그만 먹으라고 말해주지 않으면 배가 터질 때까지도 배부른 것을 인식하지 못하는 지경이었다.

그는 3개월간 주 2회 45분씩 음악치료를 받았고 마지막 한달은 주 1회씩 받았다. 필자는 소리의 진동을 이용한 체계적인 음악활동을 중심으로 그의 손상된 뇌세포로 인한 신체적·정신적 장애를 극복하고 근육재활을 돕는 것을 음악치료의 주요 목표로 삼았다. 감각이 없고 움직일 수 없는 그의 팔에 악기의 떨림을 전해 직접 자극하는 방법을 사용하였다. 노래로는 그가 두 아들을 키우며 불러준 것 가운데 비교적 기억이 뚜렷한 곡인 만화영화「황금박쥐」의 주제가를 선택해 치료를 시작했다.

그는 여러 음들의 진동을 거의 느끼지 못했으나 어느 특정 음 하나에 대해서는 마비된 팔에 심한 통증을 표현했다. 그래서 그 음을 중심으로 한 음계와 조성(調聲)으로 노래를 부르며 그 음의 진동을 느끼는 팔과 다리 부분에 직접 악기의 진동이 전달되도록 하였다.

음악치료를 받는 과정에서 그는 차츰 감각기능을 되찾아갔다. 우선 화장실에 가고 싶다는 욕구를 느낄 수 있게 되어 가족에게 도움을 구하게 되었고, 배고픔을 느끼고 식당으로 혼자 걸어나와 차려진 음식을 적당히 먹을 수 있을 정도가 되었다. 음악치료와 운동을 통한 재활치료를 병행한 그는 차츰 혼자 힘으로 의자에 앉고 설 수도 있게 되었다. 그리고 기억력도 일부 회복하여 모두는 아니라 해도 치료시간에 사용하는 악기의 이름은 어느정도 기억하기도 했다. 이렇게 그의 장애는 음악치료를 통해 상당히 호전되고 있었으나 중도에 더이상 그를 치료실에 데려다줄 사람이 없어 치료를 중단하고 말았다. 필자에게도 큰 아쉬움이 남았다. 그후 그는 재활치료도 그만두어 사용할 수 있게 된 근육마저 다시 굳어져버렸다고 한다. 그러나 음악치료로 일깨워진 감각기능은 그대로 유지된다고 하니 그나마

다행한 일이 아닐 수 없다.

한번 다쳐 제 기능을 상실한 뇌세포는 절대로 재생될 수 없다고 한다. 그럼에도 불구하고 이 환자의 경우처럼 상실한 기능을 다시 활용할 수 있게 된 것은 음악이 미처 사용하지 않던 뇌 속의 다른 세포들을 자극해 어느정도의 기능을 일깨운 것이라고 볼 수 있다. 음악을 통해 이런 뇌기능 장애를 어느 정도까지 극복할 수 있는지는 아직 미지수이다. 그러나 음악치료로 의식을 잃은 코마(coma, 혼수상태) 환자를 깨울 수 있다는 보고가 있는 걸 보면 음악과 뇌의 활동 사이에 밝혀지지 않은 긴밀한 연관성이 있는 것이 틀림없다. 그러나 아직 우리의 과학기술로는 명쾌하게 그 과정을 설명할 수 없다.

이번에는 유사자폐(반응성 애착장애)아동의 사례를 소개한다. 2.5세의 쌔미(가명)는 미국에서 태어났다. 이 아이의 아빠는 결혼 전부터 미국에서 유학중이었는데, 엄마는 비자문제로 결혼식을 올린 후 곧바로 미국생활을 시작하지 못했다. 신혼여행 후 헤어졌던 부부가 미국에서 다시 만나 생소한 외국생활에 채 적응하기도 전에 부인의 입덧이 시작되었다. 그때부터 그녀는 유학생 부인의 처지에 회의를 느꼈으며, 출산 후에도 계속되는 우울한 기분은 회복되지 않았다. 이런 상황에서 이 엄마가 아이를 위해 한 일이라곤 영어라도 배우라며 한 돌도 안된 아기에게 만화영화 비디오를 틀어주고, 시간에 맞춰 우유를 먹이고, 기저귀를 갈아준 것뿐이었다. 다행스럽게도, 이런 엄마에게 쌔미는 같이 놀아달라고 보채지도 않는 착하고 얌전한 아이였다. 특히 쌔미는 비디오에 집중을 잘해 비디오만 틀어주면 몇시간이고 반복해서 시청하며 조용히 지냈다고 한다. 이렇게 쌔미는 출생 후부터 2년 반이 넘도록 놀이의 즐거움을 모르고 자랐다.

서울의 시댁에 다니러 온 쌔미 엄마는 자기 딸과 몇개월밖에 차이가 나지 않는 쌔미의 사촌을 보고서야 쌔미에게서 뭔가 이상한 점을 발견했다고 한다. 특히 두드러진 차이점은 사촌의 말솜씨였다. 이중언어라는 환경과 문화적 차이를 고려하더라도 쌔미는 언어 표현이 전혀 되지 않았고, 사촌은 문장을 말하는 수준이었다. 그리고 더욱 특이한 점은 쌔미가 절대 누구와 어울리지 않으며, 그저 얌전하게 혼자서만 논다는 것이었다. 그전까지 쌔미의 부모는 이런 쌔미에게 문제가 있다고는 생각도 못했고, 그저 좀 늦되는 아이려니 여겼다고 한다.

이런 이유로 쌔미 엄마는 음악치료실의 문을 두드리게 되었다. 상담온 첫날 필자는 치료실의 문을 열면서 마주한 그 아이의 특별한 얼굴 표정을 지금도 잊을 수 없다. 이제 겨우 세상에서의 2년여를 어떻게 보냈는지 아이의 얼굴은 예쁘고 미운 것을 떠나 이 세상의 희노애락을 넘어선 '무(無)' 그 자체였다. 천진하고 해맑아야 할 아이의 얼굴은 간데 없고, 세상을 포기한 듯한 꼬마 어른의 표정으로 엄마의 손을 잡고 서 있었던 것이다. 상담을 통해 그간의 상황을 추측해보니 쌔미는 인간을 통해 받아야 할 생동감 있는 자극을 거의 받지 못하고 자라온 것이었다. 당시 아이의 문제를 제대로 인식하지 못하고 있던 쌔미의 가족은 원래는 한달 반 정도 서울에 머물다 미국으로 돌아갈 계획이었다. 이 가족의 미국생활은 아빠가 공부를 마치고 한국에서 직장을 얻을 때까지 한시적인 것이라고 했다. 필자는 어차피 쌔미가 한국에서 성장할 거라면 쌔미에게 지금이 얼마나 중요한 시기인지를 엄마가 먼저 알아야 한다고 설득했고, 쌔미의 상태가 호전될 때까지 일단 미국생활을 포기하라고 권유했다. 한국에서의 체류가 한시적이었으므로 다른 어떤 경우보다 집중적인 음악치료가 이루어졌다. 쌔미 엄마는 아이와 어떻게 시간을 보내야 하는지 전혀 몰랐기 때문에 엄마도 함께 음악치료를 하도록 했다. 음악치료의 목적은 오감을 통해 생동감있는 자극을 줌으로써 아직 열리지 않은 감각기관을 활성화하고, 지각할 수 있는 능력을 개발함과 동시에 인지능력을 일깨울 수 있도록 돕는 것이었다. 음악치료 시간에 가장 많이 쓰이는 감각은 청각이다. 청각은 다른 어떤 감각보다도 훨씬 예민하기 때문에 작은 자극만으로도 뇌를 활성화할 수 있다. 그러나 음악치료에서 청각만 활용하는 것은 아니다. 악기 사용을 통해 촉각과 시각의 협응력을 유도하기도 한다. 이러한 감각기관들을 자극하기 위해 쎄미를 위해 특별히 만든 아주 단순한 노래들이 사용되었다.

정말 드라마틱하게도 2회의 음악치료 수업 후 쎄미는 치료실의 현관문 밖에 서서 문을 열어주는 필자에게 살짝 미소를 보내주었다. 그깟 미소가 뭐 그리 드라마틱하냐는 생각을 할지도 모르지만 그 금쪽 같은 미소는 쎄미가 맑고 천진하고 사랑스러운 여느 아이들과 같은 표정을 갖게 되었다는 변화의 신호였다. 미국에서 많이 들었던 때문인지, 엄마의 영향인지, 쎄미가 발한 첫 단어는 "하이(hi)"였다. 이렇게 인사하는 것을 시작으로 쎄미의 얼굴엔 미소가 어리기 시작했고, 내 귀에 들리는 쎄미의 목소리는 천사의 소리처럼 깨끗하고 사랑스러웠다. 쎄미의 음악치료는 2개월 후에 종결되었고 쎄미와 가족은 미국으로 돌아갔다.

쎄미의 서울 생활은 음악치료가 전부는 아니었다. 엄마와의 애착심을 형성시키기 위해 엄마와 함께 하는 운동 프로그램에도 열심히 다니도록 추천했으며, 엄마에게는 주말이면 체력이 닿는 한 쎄미와 함께 열심히 산과 들로 놀러 다니도록 종용했다. 엄마는 쎄미와 함께 있는 동안은 수다쟁이가 되겠다고 다짐했다. 아이가 말을 알아듣건 못 알아듣건 항상 쉬운 말로 많은 얘기를 해주는 것은 아이의 정상적인 성장과 양육에 있어 아주 중요하다. 쎄미 엄마는 치료자를 절대적으로 신뢰하였고 아이의 치료에 아주 적극적이었으며, 음악치료실에서 추천하는 모든 것을 한번도 거르지 않고 최선을 다해 실천했다. 아마도 아이에 대한 뒤늦은 책임감과 사랑의 힘이었으리라 생각한다.

쎄미가 모방학습을 시작하게 될 무렵부터 규모가 작은 놀이방에 다니도록 했다. 처음엔 엄마와 함께 놀이방에 갔고, 나중에는 쉬운 단어를 써서 되풀이 설명함으로써 놀이방에서의 시간이 엄마와 한시적으로 떨어져 있는 것임을 납득시켜 점차 조금씩 엄마와 떨어져 지내는 훈련을 하였다. 음악치료 역시 이보다 조금 앞선 무렵부터 쎄미 혼자 치료를 받도록 했다.

음악이라는 매체를 통해 오감의 생기를 자극하면 지각능력이 활성화되는 것은 물론 인지능력도 향상된다. 유사자폐아의 경우에는 특수교육을 통해 보통아이들과 차이가 나는 인지적인 측면을 보강해야만 한다. 아이의 인지능력에 따라 교육기간이 각기 달라지며, 특수교육을 거친 후의 일반아이들과의 통합교육과정도 유사자폐아동들이 반드시 거쳐야 하는 중요한 교육과정이다. 다시 말해서 음악치료 하나만으로 아이를 완전히 건강하게 변화시킬 수는 없다는 뜻이다.

필자가 음악치료사로 일하면서 갖는 기쁨과 동시에 안타까움을 든다면, 유사자폐아의 경우 치료가 잘되어 아이가 정상적인 발달과정으로 들어서게 되면 부모들은 음악치료실이나 도움을 받은 기관과의 관계를 끊는다는 것이다. 여기에는 이런 정신적·정서적 질병에 관한 우리 사회의 인식이 큰몫을 차지한다. 이러한 질병은 되도록 빨리 잊고 싶은 과거사로 치부하기 때문이다. 물론 어느 부모가 자신들의 아이가 예전에 어떤 병에 걸렸노라고 자랑스럽게 얘기하랴만, 이러한 통념 때문에 우리나라에서는 특별한 경우를 제외하고는 음악치료 후 아이들이 얼마나 잘 자라고 있는지에 대한 치료결과의 지속적인 연구가 거의 불가능한 실정이다. 필자가 존경하는 정신과 전문의의 이야기가 생각난다. 외과나 내과 전문의 같은 경우 길에서 옛 환자와 마주치면 의사는 그를 알아보지 못해도 환자는 멀리서부터 뛰어와 반갑게 손을 잡으며 '생명의 은인'이라고 무척 고마워한다. 그러나 정신과 의사들은 대부분 환자들이 원치 않기 때문에, 혹시 예전 환자를 마주칠 것 같으면 미리 피해 주어야 한다는 얘기에 필자는 유사자폐아동들의 얼굴을 떠올리지 않을 수 없었다.

음악치료의 효과와 임상형태

앞에서도 잠시 언급했지만, 음악에 의한 치료효과를 기대하는 것은 음악이 인간을 자극(stimulate)할 수 있는 매체이기 때문이다. 여기서 중요한 것은 다양한 음악적 요소들이 어떻게 어우러지느냐에 따라 상반되는 자극을 미칠 수 있다는 점이다. 즉, 음악은 인간을 안정시킬 수도, 반대로 흥분시킬 수도 있다. 이런 자극들은 첫째로 신체적·생리적인 반응을 일으키는 데 음악의 종류에 따라 인체의 혈압·호흡·맥박·근전도·동공의 크기·피부 저항도·뇌파 등에 변화를 가져온다. 둘째, 음악으로 인해 사람들은 다양한 감정의 변화를 경험한다. 어떤 음악은 사람을 슬프게 하고 어떤 음악은 사람을 기쁘게 하며, 때로는 용기와 힘이 솟아나게도 하고, 때로는 아무런 의욕도 없이 우울하게도 만든다. 셋째, 음악을 치료적으로 사용하는 과정에서 사람들은 서로에 대해 관심을 갖고 상호관계를 형성하게 됨으로써 환자들의 사회성을 높여주기도 한다.

이러한 음악치료의 효과가 모든 환자에게서 똑같이 나타나는 것은 아니다. 환자의 신체기능과 정서상태에 따라 개인차를 고려하여 효과를 기대할 수 있는 만큼의 목적을 정하게 된다. 예를 들어 중증 정신지체아동일 경우 음악치료의 목적은 아이가 교육받을 수 있는 조건을 갖추도록 지각 능력을 키우는 것이 된다. 이를 위해 음악을 통해 청각·시각·촉각을 자극하는 방식으로 음악치료가 진행되어야 할 것이다.

음악치료의 대상은 크게 성인과 어린이로 구분할 수 있다. 성인의 경우 1회에 45분 정도, 어린이의 경우 1회 30분 정도의 치료시간이 소요된다. 경우에 따라 음악치료는 개별적으로도 집단적으로도 이루어질 수 있다. 집단치료의 경우 하나의 성인집단은 10명 내외로 구성하며 한두 사람의 치료보조자가 필요하다. 어린이는 3~10명까지 공간과 보조자의 여건에 따라 유동적이다.

음악치료의 범위와 대상은 종합병원을 떠올려보면 쉽게 알 수 있다. 즉 음악치료는 어느 특정 질환을 대상으로 하기도 하지만, 어느 음악치료사가 종합병원에서 일하고 있다면 치료대상은 그 병원을 찾는 모든이가 될 것이다. 왜냐하면 병의 치료는 결국 자기자신, 자아와의 싸움이고 음악치료는 이 자아를 움직일 수 있기 때문이다. 그러나 전문 음악치료사가 너무나 부족한 현실을 고려해 크게 나누어보면, 먼저 특수교육의 대상이 되는 특수질환 아동들과 신경정신과 환자들, 치매 등의 기질성 정신장애 환자들 그리고 재활의학과 환자들을 꼽을 수 있다. 그러나 최근에 음악치료의 활용범위가 점차 확대되면서 말기 암환자, 의식불명상태의 중환자들에서도 좋은 반응을 얻었다는 임상사례가 보고되고 있다.

음악치료로 이렇게 다양한 병들을 호전시키려면 환자 개개인에 따라 각기 다른 처방이 필요하다. 예를 들어 어떤 환자에게는 어떤 악기를 제공하고 어떤 노래를 선곡해야 하는지, 완전히 자유로운 즉흥연주인지 아니면 같은 즉흥연주라 해도 주제를 부여해 어느정도 제한성을 갖는 방식으로 할 것인지를 결정하는 것은 음악치료사의 몫이다.

여기서 한가지 강조하고 싶은 것은 이제 음악치료를 단지 처방된 재생음반을 감상하는 것만으로 잘못 알고 있는 고정관념을 버려야 한다는 것이다. 이런 음반들의 대부분은 서양의 고전음악을 중심으로 편집되어 있기 때문에 다양한 질병과 증상에 대처하기에는 많은 한계를 갖고 있다. 물론 우리나라 사람들도 서양의 고전음악을 즐겨 듣지만 그렇다고 해서 이것이 누구에게나 친숙하고 좋은 음악이 될 수는 없다. 각 개인의 사회문화적 배경을 전혀 고려하지 않은 이런 음반들로는 진정한 '음악치료'가 이루어질 수 없다. 또한 이런 배경음악을 이용한 치료는 그 치료대상이 반드시 두 가지 조건을 갖추고 있어야 가능하다는 제약이 있다. 첫째, 환자가 혼자 힘으로 일상생활을 할 수 있는 사람이어야 하며, 둘째, 그 환자가 평소에 음악을 즐겨 듣는 사람이어야 한다는 것이다. 예컨대 병원을 찾아야 할 정도의 불면증 환자가 이런 종류의 음악을 듣고 나아지기를 기대하는 것은 큰 오산이다. 수면장애의 원인은 사람마다 다르기 때문에 불면증에 시달리는 환자에 대해서도 개별 사례에 맞는 적극적이고 개별적인 음악치료사의 개입이 필수적이다.

나아가 음악치료는 서양의 고전음악으로 한다는 고정관념도 바뀌어야 한다. 음악은 무엇보다 '듣기' 훈련이다. 음악을 즐겨 듣는 사람이라면 자신이 좋아하는 어떤 종류의 음악으로도 육체적·정신적으로 긍정적인 도움을 받을 수 있다. 즉, 트로트나 랩, 종교적인 곡들도 훌륭한 태교음악이 될 수 있으며, 스트레스를 조절하는 데 뛰어난 효과를 발휘할 수 있다.

글을 맺으며

예술치료의 각 분야가 뚜렷한 개성을 가지고 있기 때문에 음악치료 한 분야만으로 모든 것을 이해할 수 있으리라고는 생각지 않는다. 그러나 처음에 언급한 대로 예술은 언어를 사용하지 않고 자신을 표현할 수 있으며 상대방을 이해할 수 있는 좋은 방법이다. 그러나 아무리 좋은 치료법도 그것 하나만으로 완전한 치료가 가능하다는 주장은 억지이다. 의료써비스에 있어서 상호협진은 의료의 대상인 환자들을 진정으로 배려한다는 차원에서 질병치료만이 아니라 환자의 삶의 질을 동시에 고려하는 선진화된 의료체계이다. 예술치료 역시 다양한 의료분야의 협진체계 안에 포함되는 하나의 영역이다.

예술치료는 국가의 경제력과 그에 비례하는 복지수준과 깊은 연관을 가지고 있다. 그리고 이에 못지않게 중요한 것은 예술치료의 대상이 되는 폭 넓은 의미의 '장애인'에 대한 시민의식이다. 우리에게는 예술치료의 대상이 되는 심신장애인들을 사회가 함께 책임지려는 성숙한 시민의식이 절실하다. 많이 개선되었다고는 해도 우리나라에서 국가가 보장하는 장애인들을 위한 여러가지 의료써비스는 아직도 태부족하다. 21세기를 맞이한 지금도 정부차원에서 예술치료사들에 대한 관심과 지원을 전혀 기대하기 힘든 현실이고 보면, 우리 사회는 아직도 평범한 삶의 혜택을 누리지 못하는 장애인들의 삶의 가치와 그 질적 향상을 위해 준비되지 않은 점들이 너무나 많다고 할 수 있다. 질적인 측면을 고려한 의료써비스의 획기적인 발전을 위해 우리 사회에서 예술치료가 감당할 몫은 너무나 크다.

글쓴이 소개

구한서(具翰書) 1933년 경북 문경 출생. 1957년 건국대 법학과를 졸업한 뒤 사업체를 운영하는 한편 자기경락요법을 연구하여 독자적인 체계를 세웠다. 1982년부터는 한서생체자기연구원을 운영하면서 한서생체자기경락요법의 보급과 시술에 힘쓰고 있다. 1995년부터 중국 사천성 중의약연구원 객좌교수로 있으며 『생명의학』『운기체질속견집』 등의 책을 썼다. 1996년 중국 중의약학회가 주최한 제1회 세계전통생명과학대회에서 「한서생체자기경락요법」으로 금상을 수상했다.

김광기(金光起) 1957년 강원도 정선 출생. 충남대 사회학과를 졸업하고 서울대 보건대학원에서 석사학위를 받았으며, 미국 유타주립대에서 사회학으로 석사학위를, 켄터키대에서 박사학위를 받았다. 1993년부터 인제대 보건대학원 부교수(의료사회학)로 있으며, 우리나라에 유일한 인제대 음주연구소의 간사이기도 하다. 『건전한 음주문화』『생활과 건강증진』『보건교육』『보건학원론』(공저) 등의 책을 썼다.

김영치(金英治) 1944년 출생. 서울대 의대 대학원을 졸업하고 1970~79년까지 중앙일보 기자와 과학부장으로 있었다. 1996년 미국 존스홉킨스대에서 의료정책관리학으로 박사학위를 받고 귀국하여 1997~99년 한국보건관리연구원 연구위원을 역임했고 현재 방송위원회 광고 심의위원이자 한국소비자연맹 이사로 있다. 1998년부터 서울대 의대 의료관리학교실 초빙교수로 있으며 여러 매체에 국민건강증진과 현대인의 건강관리에 관한 글을 기고하는 등 의료평론가로서 활발한 활동을 펴고 있다. 『넘치는 정보 잃어버린 정보』『붕괴위기의 북한 보건의료』『건강 365일』『식품과 영양』등 여러 권의 책을 썼다.

김혜경(金惠璟) 1960년 서울 출생. 고려대 의대를 졸업하고 서울대 보건대학원을 마쳤으며 한림대 의대 박사과정에 재학중이다. 1988년부터 경기도 구리시 보건소장으로 있으며 1993년부터는 고려대 의대 가정의학과의 외래교수이기도 하다. 보건복지부 통계위원회 위원, 한국건강증진학회·대한지역사회영양학회·대한공공의학회 등의 이사로도 활동하고 있다. 보건정책과 지역의료에 많은 관심을 갖고 꾸준히 연구해왔으며, 「건강증진의 개념과 역사」「보건소 중심의 뇌졸중 예방사업」「보건소와 지역사회 영양사업」「운동처방사제도 도입의 필요성과 제도의 발전방안」등의 글을 썼다.

방건웅(方建雄) 1952년 강원도 원주 출생. 서울대 공대 금속공학과를 졸업하고 1982년 미국 노스웨스턴대학에서 박사학위를 받았다(재료공학). 1984년부터 한국표준과학연구원 책임연구원으로 있으며 한국정신과학학회 이사이기도 하다. 과학기술분야뿐 아니라 다방면에 관심을 갖고 좀더 나은 세상, 더불어 사는 세상을 만들기 위해 활발히 활동하고 있다. 『신과학이 세상을 바꾼다』『기와 21세기』(공저) 등의 책을 썼으며, 『나는 티벳의 라마승이었다』『성서 밖의 예수』『신비의 쿤달리니』 등의 책을 번역했다.

오홍근(吳洪根) 1950년 전남 순천 출생. 경희대 의대를 졸업하고 동 대학원에서 박사학위를 받았다(신경정신과). 1998년부터 한서대학 대체요법학과 교수로 있으며, 서울에서 오홍근 신경과의원을 운영하고 있다. 한국대체의학회 초대 회장을 지냈고 현재 한국 아로마테라피협회와 한국심신스트레스학회 회장이며, 국제 아로마테라피협회인 영국의 IFA·ISPA 전문위원이기도 하다. 저서로 『향기요법』『약 먹기 싫은 당신을 위한 아로마 건강법』『신비의 자연치료의학』 등이 있다.

이승원(李承遠) 1958년 출생. 부산대 의대를 졸업하고 동 대학원에서 박사학위를 받았다(해부학). 1989~90년 해운대 성심병원 정형외과 과장으로 있었고 1990~94년에는 통영에서 한양정형외과의원을 열어 개업의로 일했다. 이때의 경험을 바탕으로 외과적 처치의 범주를 확장하고자 미국으로 건너가 파커 카이로프랙틱 칼리지(Parker Chiropractic College)에서 카이로프랙틱 박사학위를 받고 카이로프랙틱 신경과 전문의 자격을 취득했다. 1997년 귀국하여 이승원 정형외과의원을 개원한 이래 카이로프랙틱적 치료법을 적용하여 환자들을 돌보고 있다. 대한정형외과학회 정회원이자 미국카이로프랙틱협회의 정회원이며, 대한카이로프랙틱협회 회장과 아시아 카이로프랙틱연합(AFA)의 한국대표로도 활동하고 있다.

이종찬(李宗燦) 서울대 치대와 보건대학원을 졸업한 뒤 미국 존스홉킨스대에서 의학사상·보건정책·의료인류학·의료사회학·생태지리학 등을 공부하고 박사학위를 받았다. 1994년 3월, 아주대 의대에 당시 전국 어느 의과대학에도 없던 의사학(醫史學)교실이 개설되면서 부임하여 지금까지 교수로 재직하고 있다. 1997년에 현곡상을 수상하였다. 『서양의학의 두 얼굴』 『서양의학과 보건의 역사』 『한국에서 醫를 論한다』 등의 저서와 『의학철학』 『푸코와 치아』 『미국의료의 사회사』 등 여러 권의 번역서를 기획, 출간하였다. 이메일주소는 medphil@hanmail.net이다.

임준규(林準圭) 1932년 경북 김해 출생. 경희대 한의학과를 졸업하고 동 대학원에서 박사학위를 받았다. 같은 학교 동서의학연구소에 몸담았으며 1974년 경희의료원 한방병원 진료교수를 시작으로 이후 대전대·경산대·우석대의 한의과대학 교수로 있으면서 각 학교부설 한방병원장을 지냈다. 1998년부터 분당 차 한방병원장으로 일하다 지금은 남원의 호성한방병원장으로 있다. 자연요법을 지속적으로 연구해 독특한 치료체계를 시술해왔으며, 풍부한 임상경험을 바탕으로 『동의자연요법대전』 『건강한 장수 바라기만 하시나요』 『동서의학협진과 임상실제』 『신동의 자연요법』 『난치병의 극복과 단식요법』 등 여러 권의 책을 펴냈다.

장현갑(張鉉甲) 1942년 경북 칠곡 출생. 서울대 심리학과를 졸업하고 동 대학원에서 박사학위를 받았으며 서울대 심리학과 조교수와 의과대학 약리학교실 외래 조교수를 지냈다. 1986년에는 뉴욕주립 발달장애연구소의 객원연구원으로, 1997년에는 애리조나대 심리학과 객원교수로 있었다. 1979년부터 지금까지 영남대 심리학과 교수(생물심리학)로 있으며, 건강심리학과 명상에 깊은 관심을 갖고 연구를 계속하고 있다. 한국심리학회 연구위원장, 한국신경생물학회 부회장을 지냈고 한국심리학회 차기회장에 피선되었다. 미국신경과학회(Society for Neuroscience)·미국고등과학협회(American Association for the Advancement of Science) 등의 회원이다. 『스트레스와 정신건강』 『생물심리학』 등의 책을 썼고, 『명상과 자기치유』 『약 안 쓰고 수술 않고 심장병 고치는 법』 등의 책을 편역했다.

전세일(全世一) 1936년 출생. 연세대 의대를 졸업하고 1967년 미국으로 건너가 쎄인트 애그니스 의료원 가정의학 전공과정과 펜실베이니어 의대 재활의학 전공의 과정을 마쳤다. 1973~88년까지 펜실베이니어 의대 재활의학과 교수, 델러웨어 재활원 원장, 펜실베이니어대학병원 침술클리닉 실장, 쎄인트 애그니스 의료원 재활의학과 과장으로 있었다. 미국에 체류하는 동안 국제적인 명성을 쌓았고 세계 침술학술대회 의장, 국제 침술학회 회장 등을 지냈다. 1988년 귀국한 이래 연세대 의대 재활의학과에 있으면서 재활병원장과 대한재활의학회 회장을 지냈고, 현재는 동서의학연구소장이자 동서의학 비교연구회장, 한국정신과학학회장, 그리고 한국대체의학회 회장으로 활동하고 있다. 저서로 『뇌졸중백과』 『한방으로 갈까 양방으로 가야 할까』 편서로 『재활치료학』 등이 있다.

전홍준(全洪俊) 1946년 전남 나주 출생. 조선대 의대를 졸업하고 동 대학원 박사과정을 수료했다(예방의학). 1991~92년에는 미국 위스콘신대학 의과학쎈터 연구교수(의학사 및 의학철학)로 있었다. 1989~98년까지 조선대 의대 교수로 있다가 1999년부터는 한서대 자연요양복지학과 겸임교수이자 광주한방병원·자애병원 원장으로 있다. 외과 전문의이면서도 지난 15년간 전체의학·심신의학을 연구, 응용하여 많은 임상경험을 쌓아왔다. 현재 광주에서 '의식과 생명아카데미'를 열어 전인치유 프로그램을 소개하고 있다. 저서로『완전한 몸, 완전한 마음, 완전한 생명』, 편역서로『경이의 超소식요법』『새로 찾는 생명, 21세기 건강의 길』등이 있다.

정우열(鄭遇悅) 1938년 경기도 연천 출생. 경희대 한의과대학과 동 대학원을 졸업하고 1985년 원광대 대학원 한의학과 박사과정을 수료했다(내과). 1990~94년 원광대 한의학연구소 소장을, 1994~96년 원광대 한의과대학장을 지냈고 현재는 원광대 한의과대학 병리학교실 주임교수로 있다. 대한동의병리학회 회장, 대한한의학회 이사장, 한국과학사학회 이사 등을 지냈고 현재도 대한의학사학회 이사, 국제어혈학회 부회장, 한국정신과학학회 부회장, 한국과학철학회 이사 등으로 여러 단체에서 활발한 활동을 하고 있다.『한방병리학』『동의철학사상강의』『한방임상병리학』등의 책을 썼다.

하은경(河恩卿) 1961년 서울 출생. 1985년 이화여대 음대 피아노과를 졸업하고 당시로는 불모지나 다름없던 음악치료에 뜻을 두어 서울대 의대 부속병원 등에서 음악교육 자원봉사를 실시했다. 1990년 독일 함부르크 예술치료연구소 음악치료학과에 입학, 석사학위와 음악치료사 자격을 취득했으며 1996년 유럽연합의학협회의 음악치료사 자격을 취득했다. 이 기간 동안 국내 음악치료활동에도 적극적으로 참여하여 서울 백병원 신경정신과 입원환자를 위한 집단 음악치료, 이화여대 언어청각쎈터와 장애아동 조기교실의 음악치료를 담당했고 베를린과 도르트문트 등지에서 음악치료 실습과 쎄미나 등에 참가했다. 귀국하여 1994년 하은경 음악치료 임상연구소를 개설한 이래 음악치료사로 활발히 활동하고 있다. 1998년부터 인제대 의대 정신과 외래교수로 있다.

황상익(黃尙翼) 1952년에 태어나 서울대 의대를 졸업하고 동 대학원에서 박사학위를 받았다. 현재는 서울대 의과대학 의사학교실 주임교수(의사학·의료윤리)이자 동 대학원 과학사 및 과학철학 협동과정 겸임교수로 있다. 한국과학사학회 부회장, 대한의사학회 학술이사로도 활동하고 있으며 미국·영국·일본 의사학회 회원으로 있다.『재미있는 의학의 역사』『문명과 질병으로 보는 의학의 역사』『역사와 사회 속의 의학』등의 책을 썼고 신문·잡지에 다양한 글을 발표하여 의학과 대중의 거리를 좁히는 작업에 힘쓰고 있다.

ⓒ (주)창작과비평사 2000

새로운 의학, 새로운 삶
이제 건강에 대한 생각을 바꿔라

초판 1쇄 발행/2000년 12월 15일
초판 4쇄 발행/2010년 12월 30일

엮은이/전세일·전홍준·오홍근
펴낸이/고세현
편집/장철문·김정혜·김미정·김민경
펴낸곳/(주)창작과비평사

등록/1986년 8월 5일 제85호
주소/413-756 경기도 파주시 교하읍 문발리 513-11
전화/031-955-3333
팩시밀리/영업 031-955-3399 편집 031-955-3400
홈페이지/www.changbi.com
전자우편/human@changbi.com

ⓒ (주)창비 2000
ISBN 978-89-364-7061-6 03510

* 이 책 내용의 전부 또는 일부를 재사용하려면
  반드시 창작과비평사의 동의를 얻어야 합니다.
* 책값은 뒤표지에 표시되어 있습니다.